Hippokrates

Die Autorin

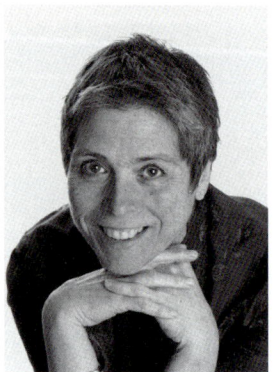

Dr. med. Vera Anna Breuer, geb. 1955 in Kreuztal/Siegerland, studierte zunächst Chemie in Bonn, anschließend Medizin in Lüttich (Belgien) und Erlangen. 1985 Approbation und Promotion. Bereits gegen Ende des Medizinstudiums interessierte sich die Autorin für Akupunktur. Nach dem Studium widmete sie sich einer anthroposophischen Ausbildung bei Dr. Berthold Peipers in Bonn. Dann zahlreiche Weiterbildungen in Naturheilverfahren. 1993 belegte sie Kurse in Peking am Akupunkturzentrum der Weltgesundheitsorganisation. Seit 1993 in eigener Praxis in Solingen mit Schwerpunkt Akupunktur niedergelassen, seit 1996 als Dozentin für Akupunktur in verschiedenen Ärztegesellschaften tätig. 2001 übernahm die Autorin die ärztliche Leitung des Colleg Akupunktur und Naturheilkunde (CAN). Diese Gesellschaft bildet bundesweit Ärzte, Hebammen und Heilpraktiker in Akupunktur aus.

Akupunkturwissen in Fällen und Fragen

Vera Breuer

4 Abbildungen
2 Tabellen

Hippokrates Verlag · Stuttgart

Bibliografische Information
der Deutschen Bibliothek

Die Deutsche Bibliothek verzeichnet diese Publikation
in der Deutschen Nationalbibliografie;
detaillierte bibliografische Daten sind im Internet
über http://dnb.ddb.de abrufbar.

Anschrift der Autorin:

Dr. med. Vera Breuer
Hochstraße 55
42697 Solingen-Ohligs
E-Mail: VeraBreuer@aol.com

Wichtiger Hinweis: Wie jede Wissenschaft ist die Medizin ständigen Entwicklungen unterworfen. Forschung und klinische Erfahrung erweitern unsere Erkenntnisse, insbesondere was Behandlung und medikamentöse Therapie anbelangt. Soweit in diesem Werk eine Dosierung oder eine Applikation erwähnt wird, darf der Leser zwar darauf vertrauen, dass Autoren, Herausgeber und Verlag große Sorgfalt darauf verwandt haben, dass diese Angabe **dem Wissensstand bei Fertigstellung des Werkes** entspricht.
Für Angaben über Dosierungsanweisungen und Applikationsformen kann vom Verlag jedoch keine Gewähr übernommen werden. **Jeder Benutzer ist angehalten,** durch sorgfältige Prüfung der Beipackzettel der verwendeten Präparate und gegebenenfalls nach Konsultation eines Spezialisten festzustellen, ob die dort gegebene Empfehlung für Dosierungen oder die Beachtung von Kontraindikationen gegenüber der Angabe in diesem Buch abweicht. Eine solche Prüfung ist besonders wichtig bei selten verwendeten Präparaten oder solchen, die neu auf den Markt gebracht worden sind. **Jede Dosierung oder Applikation erfolgt auf eigene Gefahr des Benutzers.** Autoren und Verlag appellieren an jeden Benutzer, ihm etwa auffallende Ungenauigkeiten dem Verlag mitzuteilen.

© 2006 Hippokrates Verlag in
MVS Medizinverlage Stuttgart GmbH & Co. KG
Oswald-Hesse-Straße 50, 70469 Stuttgart

Unsere Homepage: www.hippokrates.de

Printed in Germany

Zeichnungen: Christiane und Michael von Solodkoff, Neckargemünd
Foto: Annette Kuhn, Solingen
Umschlaggestaltung: Thieme Verlagsgruppe
Satz: Druckerei Sommer, Feuchtwangen,
gesetzt in: 3B2, Vers. 7.51f/W
Druck: Grafisches Centrum Cuno, Calbe

ISBN 3-8304-5357-4
ISBN 978-3-8304-5357-4   1 2 3 4 5 6

Danksagung

Meinem geistigen Akupunkturvater, Lehrer und Freund, Sanitätsrat Dr. med. Otfried Perschke, von dessen reichem Erfahrungsschatz ich so viel lernen durfte,

meinem Mann Karl-Heinz Breuer, der unermüdlich verständnisvoll mir Zeit und Raum ermöglicht hat, um an diesem Buch zu arbeiten,

meinem Freund Peter Nawrot, der mir immer wieder Mut gemacht und mich mit Rat und Tat unterstützt hat, damit dieses Buch zustande kommen konnte,

dem Hippokrates Verlag, der mir durch Frau Alessandra Kreibaum und Frau Monika Grübener so kompetent und zügig alle Hilfe gegeben hat, um dieses Buch in die jetzige Fassung zu bringen.

Vorwort

Seit mehr als 20 Jahren habe ich mich mit Leib und Seele der Traditionellen Chinesischen Medizin (TCM) verschrieben. Seit etwa 15 Jahren gebe ich in Kursen meine Erfahrungen weiter; meine Praxis ist schwerpunktmäßig der TCM gewidmet. Seit einigen Jahren bin ich ärztliche Leiterin der Gesellschaft Colleg Akupunktur und Naturheilverfahren (CAN), die schon viele Ärzte und Therapeuten in Akupunktur ausgebildet hat. Im Laufe der Jahre habe ich immer wieder von Seiten der Patienten, der Kollegen und v. a. von Seiten unserer Schüler erfahren, dass es sehr schwierig ist, die Zusammenhänge dieser Therapierichtung zu verstehen.

Die chinesische Mentalität neigt dazu, Erklärungen in Bildsprache zu verdeutlichen. Nicht jeder hat bei demselben Bild auch dieselben Vorstellungen. Dadurch fällt es schwer, sich in der TCM, insbesondere in Akupunktur, fortzubilden. Schon seit sehr langer Zeit wurde mir bewusst, dass an Fallbeispielen die Zusammenhänge in dieser Materie am besten vermittelt werden können. Für dieses vorliegende Buch habe ich Fragen aus meiner langjährigen Prüfungserfahrung genutzt. Zahlreiche dieser Fragen stelle ich auch immer wieder im Unterricht.

Die Fallbeispiele sollen helfen, sich mehr an der Praxis und an den sich dort stellenden Anforderungen orientieren zu können. Die Fälle sind weitestgehend aus meiner Praxis entnommen. Die Fragen, die sich um einen Fall gruppieren, sind geeignet, die Problemstellung von vielen Seiten zu beleuchten und nach und nach das Dunkel zu erhellen, das uns in dieser Materie noch begegnet. Die Akupunktur anhand von Fallbeispielen durchzuarbeiten, kann ebenso zur Prüfungsvorbereitung genutzt werden wie auch zu wachsender Freude, die Zusammenhänge immer besser zu verstehen.

Viele dieser Fragen sind schon im Unterricht und auch in Prüfungen erfolgreich erprobt worden. Seit einigen Jahren ist bekannt, dass ich an einem Buch mit Fragen und Fallbeispielen arbeite. Immer wieder wurde danach gefragt. Ich hoffe, dass mit dem jetzt vorliegenden Werk die Erwartungen erfüllt werden können.

Allen, die sich mit der Akupunktur beschäftigen, und auch Ihnen, die Sie sich entschieden haben, dieses Buch durchzuarbeiten, wünsche ich gute Erfahrungen mit dieser segensreichen Therapiemethode.

Solingen, im März 2006   *Dr. med. Vera Breuer*

Inhalt

Antworten

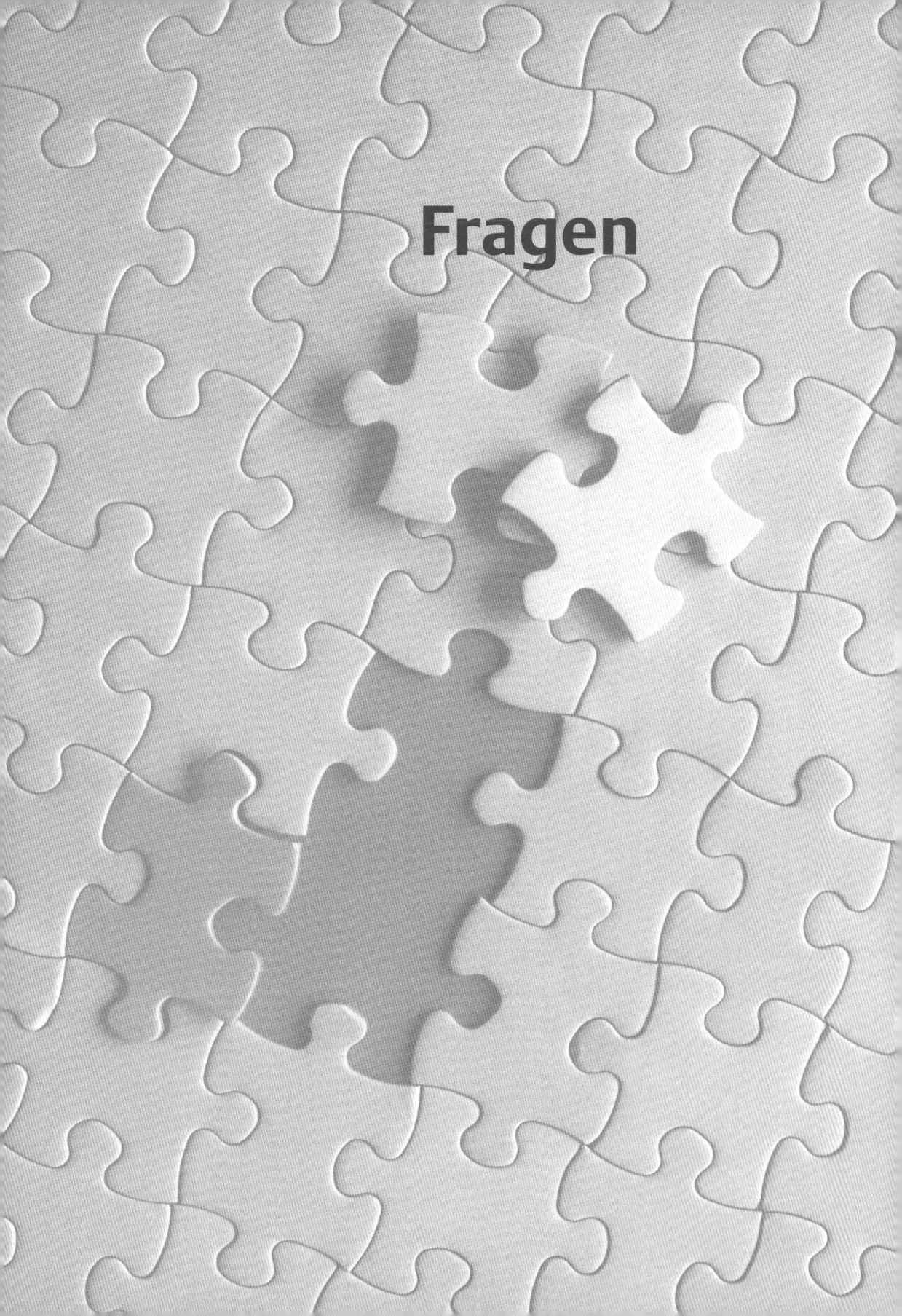

Fragen

Teil 1: Indikationen

Erkrankungen des Stütz- und Bewegungssystems

Fall 1: Pseudoradikulärsyndrom

Ein 33-jähriger Mann kommt zu Ihnen und klagt über rechts seitlich am Bein ausstrahlende Schmerzen. Die bildgebenden Verfahren haben keinen Befund gezeigt, und ein Bandscheibenvorfall konnte ausgeschlossen werden. Sie diagnostizieren ein Pseudoradikulärsyndrom.

► Antworten s. S. 52

❓ Fragen

1 ▪ Beschreiben Sie die therapeutischen Prinzipien für die Behandlung der pseudoradikulären Syndrome mit den Steuerungspunkten.

2 ▪ Gehen Sie auf das obige Beispiel ein und definieren Sie die betroffene Leitbahn.

3 ▪ Erarbeiten Sie für den o. g. Patienten ein Akupunkturprogramm mit den Steuerungspunkten.

4 ▪ Erklären Sie das energetische Prinzip bei der Behandlung von Pseudoradikulärsyndromen.

❓ Weiterführende Fragen

5 ▪ Welcher Fernpunkt ist bei Schulterschmerzen fast immer wirksam?

6 ▪ Was versteht man unter der Nadelung als sog. „grande piqûre"?

7 ▪ Welche Akupunkturpunkte kommen bei Knieschmerzen in Frage, die sich vorn und außen am Knie zeigen?

8 ▪ Kann man eine Kniegelenksarthrose durch Ohrakupunktur heilen?

9 ▪ Welche Nahpunkte liegen den Umläufen zugeordnet an der Schulter? Nennen Sie auch die Indikationen.

10 ▪ Welche drei Punkte liegen im Yang-Bereich des Beines in Kniehöhe? Nennen Sie auch die Indikationen.

11 ▪ Welche drei Punkte liegen im Yin-Bereich des Beines in Kniehöhe? Nennen Sie auch die Indikationen.

12 ▪ Welche drei Punkte liegen im Yang-Bereich des Armes in Höhe des Ellbogengelenks? Nennen Sie auch die Indikationen.

13 ▪ Welche drei Punkte liegen im Yin-Bereich des Armes auf Höhe des Ellbogengelenks? Nennen Sie auch die Indikationen.

14 ▪ Welcher Schlüsselpunkt wird für welche außerordentliche Leitbahn beim beidseitigen Pseudoradikulärsyndrom von L 3/L 4 gestochen?

15 ▪ Welche Leitbahnen sind bei Rotationsproblemen im Bewegungsapparat geeignet?
a) Magen-Leitbahn
b) Blasen-Leitbahn
c) Dünndarm-Leitbahn
d) 3 Erwärmer-Leitbahn
e) Gallenblasen-Leitbahn
f) Leber-Leitbahn

16 ▪ Welcher Akupunkturpunkt liegt am distalen Tibia-Ende in der Querfalte des oberen Sprunggelenks mitten über dem Gelenk und besitzt eine gute Wirkung auf die gesamte untere Extremität?

17 ▪ Nennen Sie den metameren Fernpunkt bei Knieschmerzen in der Nähe von Mi 9.

18 ▪ Nennen Sie den metameren Fernpunkt bei Knieschmerzen in der Nähe von Le 8.

19 ▪ Nennen Sie den metameren Fernpunkt bei Knieschmerzen in der Nähe von Ni 10.

20 ▪ Nennen Sie den metameren Fernpunkt bei Knieschmerzen in der Nähe von Ma 36.

21 ▪ Nennen Sie den metameren Fernpunkt bei Knieschmerzen in der Nähe von Gb 34.

22 ▪ Nennen Sie den metameren Fernpunkt bei Knieschmerzen in der Nähe von Bl 40.

23 ▪ Ist LG 26 als Fernpunkt bei Rückenschmerzen geeignet?

24 ▪ Ordnen Sie die folgenden Punkte den Schmerzmustern zu:
  a) Schmerzen in der Leiste und solche, die von der Hüfte ausgehend in den Oberschenkel ausstrahlen.
  b) Schmerzen im gesamten Bein, die entlang der Magen-Leitbahn ausstrahlen.
  c) Schmerzen am Unterschenkel oder am oberen Sprunggelenk.
   A) Ma 31
   B) Ma 36
   C) Ma 41

25 ▪ Darf Ma 38 auch bei akuten Schulterschmerzen genadelt werden?

26 ▪ Ein Patient berichtet in seiner Anamneseerhebung, dass seine Rückenschmerzen in der BWS bevorzugt nachts auftreten, meist gegen 4.00 Uhr morgens. Welches Organ ist nach der Organuhr hier möglicherweise beteiligt?

27 ▪ Welche Leitbahn wird beteiligt sein, wenn ein Patient in seiner Familienanamnese berichtet, dass viele Menschen unter Knochenproblemen leiden, einige auch unter Schwerhörigkeit?

28 ▪ Bewegungsmangel schädigt bevorzugt die Wandlungsphase von
  a) Holz
  b) Feuer
  c) Erde
  d) Metall
  e) Wasser

Fall 2: Arthritis

Eine Patientin kommt mit einer akuten Arthritis des rechten Kniegelenkes in Ihre Praxis. Die Frau ist 57 Jahre alt und leidet seit etwa fünf Jahren immer mal wieder an leichten bis maximal mittelschweren Gelenkschmerzen. Es wurde vor drei Jahren eine leichte Gonarthrose diagnostiziert, die bisher nicht behandlungsbedürftig war. Vor einer Woche hat die Frau an einer Wanderung von über vier Stunden teilgenommen. Seither hat sie rechtsseitig Kniegelenksschmerzen. Das rechte Kniegelenk ist lateral etwas angeschwollen und gerötet. Sie wünscht eine Behandlung mit Naturheilverfahren. Sie finden eine passive und aktive Bewegungseinschränkung. Die Patientin hat das Knie bereits mit kalten Umschlägen und Quarkwickeln behandelt und dadurch immer wieder eine Schmerzlinderung erzielen können. In ihrem Beruf als Verkäuferin mit der Notwendigkeit viel zu stehen und herumzulaufen ist sie momentan sehr eingeschränkt. Sie finden bei der Untersuchung die Pulse beschleunigt, sonst eher unauffällig. Die kräftigste Pulstaststelle befindet sich oberflächlich an der linken Pulstaststelle von Lu 8. Sonst sind die Pulse alle ausgeglichen. Die Zunge hat einen normalen leichten Belag, der nicht gefärbt ist, der Zungenkörper ist etwas gerötet. Am Knie ist der Patientin der Druck auf der Außenseite des Gelenks unangenehm.

► Antworten s. S. 56

? Fragen

29 ▪ Welche Leitbahn ist bei dieser Patientin betroffen?

30 ▪ Welches sind in diesem Fall Fülle-Symptome?

31 ▪ Welches sind in diesem Fall Hitze-Symptome?

32 ▪ Ist bei dieser Patientin eher eine Außen- oder eine Innen-Symptomatik zu erkennen?

33 ▪ Können Sie diese Erkrankung eher Yin oder Yang zuordnen?

34 ▪ Sollten Sie bei der Akupunktur therapeutisch eher sedierend oder tonisierend nadeln?

35 ▪ Werden Sie zu Beginn der Therapie Nahpunkte oder Fernpunkte bevorzugen?

36 ▪ Welche Fernpunkte eignen sich für die Therapie einer akuten Gonarthritis?

37 ▪ Welche Nahpunkte sind bei der Gonarthritis geeignet?

38 ▪ Sollten Sie bei dieser Patientin auch Nahpunkte stechen?

Fall 3: Schulter-Arm-Syndrom

Ein 32-jähriger Sportlehrer kommt in Ihre Praxis. Er leidet unter Verspannungen im Schulter-Nacken-Bereich mit ausstrahlenden Schmerzen in den linken Arm bis zum kleinen Finger. Er hat große Angst, eine Herzerkrankung zu haben. Sein Vater ist vor einem Jahr mit erst 59 Jahren an einem Herzinfarkt gestorben. Internistisch ist er schon untersucht worden. Nach Auskunft des internistischen Kollegen sind die EKG-Aufzeichnungen ohne krankhaften Befund. Der Patient hat ein Mittel gegen psychische Anspannung verschrieben bekommen, das ihm aber nicht bekommen ist. Er war dadurch ständig müde und musste viel mehr schlafen. Er war auch viel weniger aufmerksam und „stand in gewisser Weise neben sich". Das Mittel hat er vor etwa einer Woche wieder abgesetzt. An den Schulterschmerzen hat sich dadurch nichts geändert. Er macht sich große Sorgen und sucht nach einem Arzt, der mit Naturheilverfahren Hilfe bieten kann. Der Akupunktur steht er sehr aufgeschlossen gegenüber. Ganz und gar kann er zwar nicht daran glauben, dass Nadelstiche im Körper Schmerzen lindern können, aber er will es dennoch gern auf einen Versuch ankommen lassen.

▶ Antworten s. S. 58

❓ Fragen

39 ▪ Welche Leitbahn ist bei diesem Patienten hauptsächlich betroffen?

40 ▪ Welches Wirbelsäulensegment ist bei diesem Patienten betroffen?

41 ▪ Welche Leitbahnen versorgen am Arm die Segmente von C 7 und C 6?

42 ▪ Welche Leitbahn versorgt energetisch im vorderen Bereich der Schulter die Region der kurzen Bizepssehne mit ihrem Ansatz am Processus coracoideus des Schulterblattes?

43 ▪ Welche Leitbahnen liefern im hinteren oberen Rückenbereich beim Schulter-Arm-Syndrom neben der Dünndarm-Leitbahn weitere Nahpunkte?

44 ▪ Welche Fernpunkte an der Hand sind für den Sportlehrer in dem Fallbeispiel besonders geeignet?

45 ▪ Welcher chinesische Ohrpunkt ist ein topografischer Fernpunkt für die Halswirbelsäule und hilft beim Schulter-Arm-Syndrom?

46 ▪ Mit welchen Leitbahnen sind die drei Yang-Leitbahnen verbunden, die die Schulter versorgen?

47 ▪ Welche Wandlungsphasen sind in den drei Yang-Leitbahnen, die die Schulter versorgen, und in deren Kopplungen vertreten?

48 ▪ Welche emotionalen Faktoren bezogen auf die Elemente können den Schulter-Arm-Bereich energetisch belasten?

49 ▪ Welcher Fernpunkt am Bein gilt als moderner Meisterpunkt der Schulter?

50 ▪ Wie tief sollte Ma 38 gestochen werden und wie lang sollte die Nadel dort belassen werden?

Fall 4: Verspannungen im Nacken

Ein Patient kommt in Ihre Sprechstunde. Er ist Kleingärtner und hat am Vortag einen Apfelbaum abgeerntet. Dabei war er für etwa zwei Stunden Zugluft und Wind als äußeren Witterungseinflüssen ausgesetzt. Schon abends bemerkte er schmerzhafte Verspannungen im Nacken. Er hat ein heißes Bad genommen und etwas Linderung verspürt. Heute sind die Schmerzen wieder schlimmer und er befürchtet in der Folge Kopfschmerzattacken, unter denen er von Zeit zu Zeit leidet. Sie fühlen bei der Untersuchung des Patienten Muskelverspannungen im Bereich der Dünndarm- und der 3 Erwärmer-Leitbahn in der Nackenregion.

▶ Antworten s. S. 58

❓ Fragen

51 ▪ Können Sie diesem Patienten mit Akupunktur helfen?

52 ▪ Wo verlaufen die tendinomuskulären Leitbahnen?

Fall 5: Fersensporn

Eine 65-jährige Patientin kommt in Ihre Praxis. Sie ist in einem Restaurant als Servicekraft bis vor einem Jahr tätig gewesen und musste zeitlebens viel laufen. Sie leidet seit dem Ausscheiden aus dem Berufsleben zunehmend an beidseitigen Fersenschmerzen, die bis unter den Fuß ausstrahlen. Der rechte Fuß schmerzt mehr als der linke. Ein Orthopäde hatte ihr schon Einlagen verschrieben, die ein wenig Linderung brachten. An den schmerzhaften Stellen unter den Füßen sind Polsterungen mit Aussparungen der Einlegsohlen. An den Achillessehnen finden Sie schmerzhafte Schwellungen.

► Antworten s. S. 59

? Fragen

53 ▪ Welche Leitbahnen sind bei dieser Patientin betroffen?

54 ▪ Welche Akupunkturpunkte öffnen diese außerordentlichen Leitbahnen?

55 ▪ Wo befinden sich diese Schlüsselpunkte?

56 ▪ Welche weiteren Nahpunkte sind beim Fersensporn einsetzbar?

57 ▪ Wo repräsentiert sich in der koreanischen Handakupunktur (Sooji chim) der Bereich der Ferse und des Sprunggelenkes?

58 ▪ Welche Akupunkturpunkte verbessern die Durchblutung der unteren Extremität?

59 ▪ Welcher Akupunkturpunkt wird als moderner Meisterpunkt des Beines bezeichnet?

60 ▪ In welchem Bereich müssen Sie für die Ferse die metameren Fernpunkte suchen?

61 ▪ Welche Leitbahnen liefern die metameren Fernpunkte des Fersenbereiches?

62 ▪ In welchem Bereich befindet sich die Reflexzone der Ferse in der Ohrakupunktur?

63 ▪ Welcher Ohrpunkt ist der chinesische Punkt der Ferse am Ohr?

Neurologische Erkrankungen

Fall 6: Chronische Kopfschmerzen

Ein Patient mit chronischen Kopfschmerzen beschreibt heute folgende Symptome, nachdem die Schmerzen nachts gegen 1.00 Uhr begonnen hatten:
– akute Druckschmerzen über dem rechten Auge, die vom Hinterkopf ausstrahlen,
– an- und abschwellender Schmerzcharakter,
– Bewegung verschlechtert,
– Auslöser war Zugluft,
– schlechte Stimmung.

► Antworten s. S. 60

? Fragen

64 ▪ Welche Leitbahnen sind bei Kopfschmerzen meist betroffen?

65 ▪ Welcher Funktionskreis scheint bei diesem Patienten betroffen zu sein?

66 ▪ Welche Fernpunkte sind generell bei Kopfschmerzen geeignet, ohne Berücksichtigung der Achsenzuordnung?

67 ▪ Welche Fern- und Nahpunkte empfehlen Sie bei Kopfschmerzen in Bezug auf die drei Behandlungsachsen (Yang-Achsen)?

68 ▪ Welches gute Standardprogramm ist für alle Kopfschmerzen mit Beteiligung einer vertebragenen Komponente geeignet?

69 ▪ Welche dieser Punkte sind für Dauernadeln geeignet?

? Weiterführende Fragen

70 ▪ Ein Patient berichtet von plötzlich auftretenden Schmerzen der Augen. Die Konjunktiven sind entzündlich gerötet. Am Vortag hatte er eine Bootsfahrt auf dem Freideck eines Rheinschiffes unternommen. Ihm war der Windzug allerdings sehr angenehm. Zu wel-

chem Funktionskreis rechnen Sie diese Erkrankung?
a) Lunge – Dickdarm
b) Milz – Magen
c) Herz – Dünndarm
d) Blase – Niere
e) Perikard – 3 Erwärmer
f) Gallenblase – Leber

71 ▪ Wo lokalisiert sich der Yang-Ming-Kopfschmerz?

72 ▪ Eine Patientin leidet unter Kopfschmerzen, die besonders mitten im Kopf projiziert sind. Sie ist nervös und unruhig. Hitzegefühl ist eines ihrer Hauptsymptome. Sie empfindet diese Hitze als zum Kopf aufsteigend. Sie ist reizbar und sehr empfindlich gegenüber allen Sinneseindrücken. Sie leidet unter Mundtrockenheit und viel Durst. Die Augen sind teilweise gerötet und schmerzen. Nach dem Essen hat sie oft Völlegefühl. Welche TCM-Diagnose (Traditionelle Chinesische Medizin) stellen Sie?

73 ▪ Ein Patient klagt über Kopfschmerzen in der Scheitelmitte. Die Schmerzen treten oft plötzlich auf oder sie kündigen sich durch Übelkeit an. Welcher Funktionskreis scheint gestört zu sein?

74 ▪ Welcher Akupunkturpunkt hilft am besten bei akuten Zahnschmerzen im Bereich des oberen Eckzahnes rechts?

75 ▪ Über welche Achse werden Kopfschmerzen behandelt, die folgende Lokalisation haben?
a) vorn
b) seitlich
c) hinten

76 ▪ Die „vier klugen Götter" sticht man um welchen Punkt herum?

77 ▪ Welcher Punkt ist in der Yang-Achse der beste Fernpunkt bei frontalen Kopfschmerzen in etwa bei Ma 8?
a) Ma 36
b) Ma 44
c) Di 4
d) Bl 60
e) Gb 41

78 ▪ Welcher Punkt ist ein guter Fernpunkt bei akuten Kopfschmerzen, die sich hautsächlich in der Scheitelmitte darstellen? Der Patient hat das Gefühl, sein Kopf sei viel größer als sonst, richtiggehend angeschwollen, Druck ist ihm unangenehm.
a) LG 20
b) Le 3
c) Gb 41
d) Di 4

Fall 7: Epilepsie

Ein Kind mit epileptischen Anfällen soll Ihr Patient werden. Das Kind ist 12 Jahre alt und hat diese Anfälle seit dem 5. Lebensjahr nach einer starken fieberhaften Erkältung mit Fieberkrämpfen zurückbehalten.

▶ Antworten s. S. 61

❓ Fragen

79 ▪ Haben Sie Möglichkeiten, mit Akupunktur dieses Kind mitzubehandeln?

80 ▪ Was können Sie tun, wenn ein Kinobesucher neben Ihnen plötzlich einen epileptischen Anfall bekommt? Sie haben keine Akupunkturnadeln und auch sonst kein medizinisches Equipment dabei.

Fall 8: Postzosterische Neuralgie

Ein Patient leidet unter leichter postzosterischer Neuralgie paraorbital nach einer Herpes-zoster-Erkrankung rechtseitig im Bereich des mittleren Trigeminusastes. Die akute Zostererkrankung ist schon vor 6 Monaten mit antiviralen schulmedizinischen Mitteln erfolgreich behandelt worden.

▶ Antworten s. S. 62

❓ Fragen

81 ▪ Müssen Sie bei diesem Patienten Infektionskrankheiten als Kontraindikation zur Akupunktur ansehen?

82 ▪ Ein 47-jähriger Kollege leidet unter Muskelverspannungen, besonders der unteren Extremität. Vor zwei Jahren brach eine alte Zostererkrankung im Verlauf von L 2 bis L 3 wieder auf. Die Schmerzen sind noch nicht

ganz abgeklungen. Der Patient klagt über ständig kalte Füße. Welche außerordentliche Leitbahn ist bei diesem Patient indiziert?

83 ▪ Welche Leitbahn ist mit dem Dai Mai gekoppelt?

84 ▪ Kann man mit Akupunkturnadeln akzidentiell bis zum Liquorraum gelangen, wenn Sie den Patienten gegen Herpes zoster mit Punkten des Lenkergefäßes therapieren?

85 ▪ Welche Aussage/n ist/sind für die Erkrankung des Herpes zoster richtig?

a) Wandernder Schmerz, der mehr Spannungsgefühl als Schmerz hinterlässt, ist ein Zeichen für Qi-Stagnation.
b) Stechender und lokal fixierter Schmerz ist ein Zeichen für Blut-Stase.
c) Bläschenerkrankungen sind ein Zeichen von Trockenheit.
d) Wind gehört nicht zu den äußeren pathogenen Faktoren.

86 ▪ Ist es möglich und sinnvoll, in Akupunkturpunkte z. B. zur Verbesserung des Immunsystems auch Eigenblutinjektionen vorzunehmen?

Psychische Erkrankungen

Fall 9: Befindlichkeitsstörungen

Ein Oberschullehrer kommt als Patient zu Ihnen. Er ist 53 Jahre alt, liebt seinen Beruf sehr, kommt mit Kollegen und Schülern immer gut zurecht und macht einen sehr ausgeglichenen Eindruck. Sie behandeln und kennen ihn schon seit vielen Jahren. Es waren immer nur kurze Behandlungen von kleineren Befindlichkeitsstörungen nötig. Der Patient war nie ernsthaft krank. Vor einem halben Jahr ist seine Ehefrau bei einem Flugzeugabsturz ums Leben gekommen. Er vermisst sie sehr und hat seither des öfteren Ihre Hilfe in Anspruch nehmen müssen, weil die Trauerarbeit ihn oft sehr belastet hat. Heute berichtet er von Schlafstörungen und Albträumen, die ihn für den Schuldienst schwächen und zermürben. Er bevorzugt Naturheilverfahren und möchte keine schulmedizinischen Medikamente schlucken.

► Antworten s. S. 62

? Fragen

87 ▪ Welche Akupunkturpunkte werden Sie versuchsweise einsetzen?

88 ▪ Shen, der Geist, die Beseelung des Menschen, wird welchem Organ zugeordnet?

89 ▪ Welche Aussage/n ist/sind richtig?
a) Hektik wird dem Funktionskreis des Herzens zugeordnet.

b) Trauer wird dem Funktionskreis der Lunge zugeordnet.
c) Angst wird dem Funktionskreis der Niere zugeordnet.
d) Zorn wird dem Funktionskreis der Milz zugeordnet.

90 ▪ Der Patient kommt mit einer Erkältung und unerklärlichem Unruhegefühl zu Ihnen. Er bevorzugt auf der Bettdecke die kühlen Stellen, er hat eine Aversion gegen Wärme. Seine Zunge ist trocken, er hat viel Durst. Er fühlt sich unruhig und nervös. Sein Puls beträgt etwa 84 Schläge pro Minute bei einer Atemfrequenz von 16 pro Minute. Welches Symptom der diagnostischen Leitkriterien wird hier beschrieben?

91 ▪ Psychosomatische Erkrankungen durch Trauer und Trennung haben eine mögliche Ursache in der Disharmonie im
a) Lungenfunktionskreis
b) Milzfunktionskreis
c) Magenfunktionskreis
d) Leberfunktionskreis

92 ▪ Die psychischen Symptome von Stottern, Aphasie und Redehemmung werden welchem Disharmoniemuster zugeordnet?
a) Lunge
b) Leber
c) Milz
d) Herz
e) Niere

93 ■ Wie nennt man allgemein die psychische Komponente einer Erkrankung wie z. B. Schlafstörungen in der Fachsprache der TCM?
a) Li-Komponente
b) Biao-Komponente
c) Xu-Komponente
d) Shi-Komponente

94 ■ Welcher Bereich am Rücken hat großen Einfluss auf psychogene Ursachen von Rückenschmerzen?

Fall 10: Rauchentwöhnung

Ein 28-jähriger Mann kommt zu Ihnen. Er ist Nachrichtensprecher bei einem lokalen Radiosender. Seit fast 15 Jahren ist er Raucher. Mit etwa 13 Jahren hat er zum ersten Mal eine Zigarette geraucht, danach gelegentlich. Seit fast zehn Jahren ist das zur Sucht geworden. Er hat mehrmals vergeblich versucht, mit dem Rauchen aufzuhören. Bislang hat er immer nur für einige Stunden bis maximal bis zu zwei Tagen nikotinfrei leben können. Er hat sowohl Hypnose als auch schon Nikotinpflaster ausprobiert. Jeder Versuch war bisher ohne Erfolg. Er ist nun hochmotiviert und hat sich ein Herz gefasst. Er ist zu Ihnen in die Sprechstunde gekommen und will unbedingt ganz mit dem Rauchen aufhören. Er vertraut den Möglichkeiten der Akupunktur sehr und sucht nun bei Ihnen Hilfe.

► Antworten s. S. 63

? Fragen

95 ■ Gibt es Kontraindikationen für eine Rauchentwöhnungsakupunktur?

96 ■ Muss der Patient vor einer Rauchentwöhnungsakupunktur auf etwas Besonderes achten? Bis wie lange vorher darf er noch rauchen?

97 ■ Bevorzugen Sie für die Rauchentwöhnungsakupunktur Körperakupunkturpunkte oder Ohrpunkte?

98 ■ Welche Ohrpunkte eignen sich in der Ohrakupunktur für die Rauchentwöhnung?

99 ■ Wie viele Dauernadeln darf man bei der Rauchentwöhnung in einer Sitzung als Ohrakupunktur setzen?

100 ■ Welche Körperakupunkturpunkte unterstützen die Therapie bei der Rauchentwöhnung?

101 ■ Muss man mit Gewichtszunahme rechnen, wenn man durch Akupunktur zum Nichtraucher wird?

102 ■ Wie lange sollte ein Raucher betreut und begleitet werden, wenn er mithilfe der Akupunktur zum Nichtraucher wird?

103 ■ Darf man die Akupunkturtherapie bei der Rauchentwöhnung mit homöopathischer Therapie kombinieren?

104 ■ Kann man einem Patienten erfolgreich gegen das Rauchen Nadeln setzen, ohne dass er von diesem beabsichtigten Ziel etwas weiß?

Fall 11: Adipositas

Eine 35-jährige Patientin kommt zu Ihnen. Sie ist von Beruf Köchin in einem Sportstudio und leidet unter Übergewicht. Zurzeit hat sie ein Gewicht von 112 kg bei einer Körpergröße von 170 cm. Sie hat schon sehr oft in ihrem Leben Diäten durchgehalten und auch immer sehr gut dabei abgenommen. Das reduzierte Gewicht hat sie aber nie halten können. Es ist durch den Jojo-Effekt immer mehr als zuvor geworden. Sie hat starken Süßhunger, leidet unter Fressanfällen und hat auch schon versucht, die Nahrung wieder zu erbrechen. Das war aber zu unangenehm und hat starke Halsschmerzen hinterlassen, sodass sie es wieder aufgegeben hat, weil es ohnehin nichts genutzt hat. Nun sucht Sie dringend Hilfe. Sie will keine Diäten mehr machen, sondern ihre Essgewohnheiten ändern. In ihrer Familie sind viele an Diabetes mellitus erkrankt. Die Patientin selbst hatte bisher immer noch Normwerte für Blutzucker und HbA1c. Dennoch befürchtet sie, dass sie die Veranlagung zur Blutzuckerkrankheit geerbt haben könnte.

► Antworten s. S. 65

? Fragen

105 ■ Genügt die Akupunkturtherapie, um das Ziel veränderter Essgewohnheiten zu erreichen?

106 ■ Welche Leitbahn ist bei Übergewicht meist betroffen?

107 ▪ Welche Akupunkturpunkte stärken die Milz-Leitbahn?

108 ▪ Mit welchen Punkten können Sie das Element Erde bei dieser Patientin stärken?

109 ▪ Wie nennt man den Erdenpunkt der Erden-Leitbahn?

110 ▪ Welches Element oder welche Wandlungsphase vertritt der Tonisierungspunkt der Milz?

111 ▪ Welche Ohrpunkte können bei der Esslust helfen?

112 ▪ Wie groß sollte das ungefähre Ziel der Gewichtsreduktion mithilfe der Akupunktur monatlich sein?

113 ▪ Welche Nahrungsmittel stärken die Milz?

114 ▪ Welche Geschmacksrichtung tonisiert die Milz?

115 ▪ Welche Körperakupunkturpunkte sind gute Ergänzungspunkte beim Abspecken?

116 ▪ Welche Leitbahn ist geschwächt, wenn der Patient zu Suchterkrankungen neigt?

Fall 12: Ess-Sucht

Ein Patient wünscht sich Hilfe bei gesteigerter Ess-Sucht mit Hyperphagieanfällen. Er möchte nicht die gute Laune beim Abspecken verlieren und auch gegen Frust und Aggressionstendenzen geschützt werden.

▶ Antworten s. S.67

❓ Fragen

117 ▪ Welcher Akupunkturpunkt ist besonders zur Injektonsakupunktur zum Abnehmen geeignet?

118 ▪ Mit welchem Programm in der Ohrakupunktur können Sie mit Dauernadeln eine Kur zur Gewichtsreduktion begleiten?

119 ▪ Welche adjuvante Therapie aus dem Bereich der Homöopathie mit Komplexmitteln und/oder mit Einzelmitteln kommt bei der Begleitung eines Patienten außerdem in Frage, wenn er abnehmen will?

120 ▪ Bei welchen Punkten kommt es zur stärksten Ausschüttung der folgenden Neurotransmitter?
a) Endorphin
b) Serotonin

Bronchopulmonale Erkrankungen

Fall 13: Asthma

Eine Patientin kommt mit Atemnot zu Ihnen in die Praxis. Sie kennen diese Frau schon lange und behandeln die gesamte Familie. Die Frau ist Asthmapatientin, nimmt regelmäßig ihre Medikamente und hatte innerhalb des vergangenen Jahres keinen Asthmaanfall. Nun steht sie mit hochrotem Kopf vor Ihnen. Sie hören die angestrengte Atmung, das pfeifende Geräusch bei jeder Exspiration und wollen schnell helfen.

▶ Antworten s. S. 67

❓ Fragen

121 ▪ Sollte man bei einem akuten Asthmaanfall überhaupt Akupunktur einsetzen?

122 ▪ Welcher ist der Meisterpunkt der Atemwege und kann dieser Patientin helfen?

123 ▪ Welches Atemwegsgrundprogramm sollte außerdem gestochen werden?

124 ▪ Ist bei dieser Patientin die Moxatherapie Erfolg versprechend?

125 ▪ Muss die Patientin bei der Akupunkturtherapie eines Asthmaanfalles liegen?

126 ▪ Kann man nach einer erfolglosen Akupunktur beim Asthmaanfall noch Kortison oder andere Medikamente verabreichen?

127 ▪ Ist ein Asthmaanfall eher eine energetische Fülle- oder eine Leere-Situation?

128 ▪ Hat der Asthmapatient im Intervall eher eine energetische Fülle- oder eine Leere-Situation im Lungenfunktionskreis?

129 ▪ Welche Punkte werden bei einem Asthma-Patienten im Intervall gestochen?

130 ▪ Wie ist es zu verstehen, dass ein Asthmapatient mit einer energetischen Schwäche des Lungenfunktionskreises bei einem Asthmaanfall plötzlich zu einer Fülle-Situation im Lungenfunktionskreis kommt?

131 ▪ Welche Ohrpunkte können das allergische Asthma mitbehandeln?

Kardiovaskuläre Erkrankungen

Fall 14: Herz-Kreislauf

Sie stellen bei einem Patienten anlässlich einer Routineuntersuchung folgende Befunde fest: Sein Puls ist immer wieder mal unregelmäßig. Episoden mit Tachykardien wechseln mit arrhythmischen Phasen. Der EKG-Befund ist soweit normal, die Arrhythmien sind in einer Langzeitaufzeichnung sichtbar, ebenso die Tachykardien. Bisher war keine Herzerkrankung bekannt. An der Brustwirbelsäule sind paravertebral Verquellungszonen sichtbar, besonders bei Th 4 und Th 5. Schmerzen sind ab und an zwischen den Schulterblättern vorhanden. Dort wurde er auch schon oft eingerenkt. Auch im Moment finden Sie eine Facettengelenksblockade bei Th 4.

▶ Antworten s. S. 69

? Fragen

132 ▪ Der Patient wünscht bei fehlendem Leidensdruck keine Behandlung, möchte aber eine Aufklärung über die Zusammenhänge von Rücken und Herz.

133 ▪ Beschreiben Sie die allgemeinen Aspekte bei der Therapie von Herz-Kreislauf-Erkrankungen mit TCM.

134 ▪ Welche Punkte stechen Sie für die Shu-Mu-Technik der Herzbeschwerden?

135 ▪ Welche Punkte stechen Sie für die Yuan-Shu-Technik der Herzbeschwerden?

136 ▪ Wie wird die Herzaktion beruhigt?

137 ▪ Was ist die Zangentechnik an der Sehne des M. flexor carpi ulnaris?

138 ▪ Was beachten Sie am zerviko-thorakalen Übergang?

139 ▪ Welche Akupunkturpunkte können mit welcher Technik für die nachlassende Herzleistungsfähigkeit eingesetzt werden?

140 ▪ Welche Akupunkturpunkte können bei paroxysmalen Tachykardien helfen?

141 ▪ Welche Akupunkturpunkte können bei supra- oder ventrikulären Herzrhythmusstörungen helfen?

142 ▪ Mit welchen Akupunkturpunkten verbessern Sie die energetische Versorgung im Gebiet der oberen kostosternalen Gelenke?

143 ▪ Durch welche Punktekombination können Sie dem Patienten mit funktionellen Herzbeschwerden bei allgemeiner Schwäche helfen?

? Weiterführende Fragen

144 ▪ Welche Punktekombination stechen Sie bei einem Patienten mit ventrikulären Extrasystolen?

145 ▪ Ein 40-jähriger Journalist kommt wegen anfallsartigen Herzrhythmusstörungen, die mit Schwäche-Symptomatik und niedrigem Blutdruck einhergehen, in Ihre Praxis. Das geht so seit etwa 3 Monaten. Vorher kannte er keinerlei Herzbeschwerden. Er vermutet, dass er bei einer Weisheitszahnoperation vor etwa 6 Monaten ein Lokalanästhetikum nicht vertragen hat. Damals hat er auch Herzsensationen gehabt, die ihm unangenehm in Erinnerung sind. Welches ist Ihre Verdachtsdiagnose und wie könnten Sie dem Mann eventuell helfen?

146 ▪ Welches sind Zeichen für eine gesunde Shen-Funktion (Geist) im Herzen?

147 ▪ Folgende Symptome finden Sie bei Ihrem Patienten mit rezidivierenden Herzbeschwerden und Hypertonie: Übererregung, übersteigerte Begeisterungsfähigkeit, großer Enthusiasmus bis hin zur hektischen Überaktivität. Gesteigerter Redefluss, beinahe ohne Pausen. Rötung des Gesichtes, Zungenspitze gerötet, Hitzegefühl im Körper, nächtliches Erwachen gegen Mitternacht, schneller, unregelmäßiger Puls. Welches Syndrom ist hier beschrieben?
a) Herz-Feuer
b) Herz-Yin-Leere
c) Herz-Blut-Leere

148 ▪ Ist die Moxibustion bei einem Patienten mit Hypertonus kontraindiziert?

149 ▪ Der Ausdruck von Yin- und Yang-Kräften im Funktionskreislauf der Herz-Leitbahn drückt sich entweder durch wortreiche Liebesbeteuerungen oder z. B. durch Ausdruckslosigkeit aus. Welche der beiden Ausdrucksformen erwarten Sie bei der Herz-Yin-Schwäche?

Fall 15: Angina pectoris

Ein 50-jähriger Patient kommt in Ihre Praxis. Er leidet an Anfällen von Brustenge. Er befürchtet, dass er Angina pectoris hat. Er ist bereits bei einem Herzspezialisten gewesen, der aber keinen pathologischen Befund am Herz entdecken konnte. Der Patient ist dennoch sehr besorgt. In seiner Familie sind sowohl der Vater als auch zwei seiner Brüder bereits im Alter von 65 bzw. 75 Jahren gestorben. Der Patient ist Lkw-Fahrer bei einer Spedition und hat seit einiger Zeit geregelte Arbeitszeiten. Er fährt 4-mal pro Woche die Strecke zwischen Solingen und Hamburg mit Autoteilen. Er hilft immer beim Ausladen. Ein Nitrospray, das ihm ein Freund gegeben hat, weil dieser das von seinem Arzt gegen die Herzengeattacken verschrieben bekam, hat Ihrem Patienten keine Verbesserung der Symptomatik gebracht. Er hat davon lediglich zusätzliche Kopfschmerzen bekommen. Bei der Pulsdiagnose finden Sie keine Hinweise auf eine Fülle- oder Leere-Störung in der Herz-Leitbahn. Lediglich der Blasenpuls ist sehr verstärkt und als kräftig zu ertasten. Bei der körperlichen Untersuchung finden Sie als Nebenbefund Blockaden der Brustwirbelsäule bei Th 4 und Th 5.

▶ Antworten s. S. 70

❓ Fragen

150 ▪ Haben die Wirbelblockaden überhaupt einen Bezug zu den Herzengesymptomen des Patienten?

151 ▪ Wie sollten die Punkte Bl 14 und Bl 15 bei diesem Patienten gestochen werden?

152 ▪ Welche Punkte werden in solchen Fällen gern mit Bl 14 und Bl 15 kombiniert?

153 ▪ Welche Fernpunkte wählen Sie für diesen Patienten, wenn z. B. durch manuelle Therapie die Facettengelenksblockaden bei Th 4 und Th 5 beseitigt werden konnten?
a) Gar keine, dann reicht die Therapie schon aus.
b) Punkte der Blasen-Leitbahn am Kopf.
c) Punkte der Blasen-Leitbahn am Unterschenkel oder Fuß.
d) Punkte der Dünndarm-Leitbahn am Unterarm oder an der Hand.
e) Punkte der Herz-Leitbahn am Brustkorb vorn.

154 ▪ Welche Fernpunkte wählen Sie für diesen Patienten aus, dem immer wieder die manuelle Therapie helfen kann, der aber schnell Rezidive bekommt?

155 ▪ Wie sähe die Akuttherapie mit Akupunktur bei einem Angina-pectoris-Anfall aus?

156 ▪ Kann man die Gefäßsituation eines Patienten mit Koronarstenosen durch Akupunktur verbessern?

Gastrointestinale Erkrankungen

Fall 16: Rezidivierende Bauchschmerzen

Eine 55-jährige Patientin kommt in Ihre Praxis. Sie hat seit der Kindheit einen empfindlichen Magen und verträgt mitunter manche Lebensmittel nicht gut. Sie leidet unter rezidivierenden Bauchschmerzen, ist immer schnell kälteempfindlich und verspürt seit einigen Wochen immer nach der Nahrungsaufnahme eine Übelkeit. Die schulmedizinische Abklärung ist schon erfolgt (o. B.), auch alle Allergietestungen sind ohne Befund. Die Patientin reagiert stark auf vegetative Einflüsse, ernährt sich, soweit sie es verträgt, vollwertig, meist fleischfrei, trinkt nur gelegentlich ein Glas Wein und raucht nicht. Sie ist leicht übergewichtig, die Zunge ist belegt. Bei der Palpation ist ihr der Druck auf den Bauch unangenehm. Farbe und Form der Zunge sind unauffällig, die Pulse sind alle kräftig zu tasten. Knoblauch als Gewürz verursacht kurzfristig geringe Beschwerden, z. B. leichtes Brennen im Epigastrium, wird aber als schmackhaft bezeichnet und gern gegessen.

▶ Antworten s. S. 71

❓ Fragen

157 ▪ Welche chinesische Diagnose erheben Sie zunächst nach den diagnostischen Leitkriterien?

158 ▪ Welche Behandlungspunkte werden erfahrungsgemäß Linderung der Symptomatik verschaffen?

159 ▪ In der chinesischen Diätetik gehört Knoblauch eher in die Rubrik
a) der wärmenden Gewürze
b) der abkühlenden Gewürze
c) der temperaturneutralen Gewürze

160 ▪ Im Magen-Funktionskreis können Yin- oder Yang-Zustände Symptome hinterlassen. Welcher Zustand wird im Folgenden beschrieben?
Der Patient leidet unter vermehrter Bildung von Magensäure. Er berichtet von Sodbrennen, nachts wacht er davon teilweise auf. Sein Magen verursacht ihm immer wieder auch krampfhafte Schmerzen. Dennoch hat er viel Hungergefühl. Wärme ist ihm unangenehm. Er leidet oft unter Übelkeit und Brechreiz. Tagsüber fühlt er sich unruhig und nervös.
a) Yin-Zustand
b) Yang-Zustand

161 ▪ Ein Patient klagt über unspezifische Bauchschmerzen. Er hat teils Durchfälle, teils Verstopfung, teilweise Magendrücken mit Sodbrennen. Manchmal sind unverdaute Nahrungsmittelrückstände im Stuhl. Die schulmedizinische Abklärung blieb vollständig ohne pathologischen Befund. Welcher Akupunkturpunkt ist hier z. B. geeignet?

162 ▪ Ein Patient berichtet von plötzlicher Übelkeit mit Erbrechen. Es wurde eine Magenschleimhautentzündung diagnostiziert. Welcher Akupunkturpunkt kann das rebellische Qi wieder nach unten leiten und beseitigt die feuchte Hitze der Magen-Leitbahn?

163 ▪ Welcher Punkt löst Krämpfe im Bauchraum?

164 ▪ Wann hat die Magen-Leitbahn ihre Maximalzeit?

165 ▪ Wie heißt der Alarmpunkt für den Magen und wo liegt er?

166 ▪ Welche Punkte verlaufen in Bauchnabelhöhe nebeneinander? Nennen Sie auch die Indikationen.

167 ▪ Leere oder Stagnation des Milz- oder des Magen-Qi können welches Symptom besonders begünstigen?
a) Rückenschmerzen
b) Husten
c) Schleimbildung

168 ▪ Ist es sinnvoll, einen Kolitis-Patienten mit bis zu 20 Durchfällen pro Tag mit Moxa zu behandeln?

169 ▪ Wann ist die beste Zeit, um die Magen-Leitbahn unter Berücksichtigung der Organuhr zu tonisieren?

Fall 17: Kolitis

Eine junge Italienerin kommt in Ihre Praxis. Sie leidet seit etwa vier Jahren an Colitis ulcerosa. Die Stuhlfrequenzen sind mit bis zu zehn Entleerungen täglich deutlich vermehrt. Sie leidet unter Schmerzen im Bauchbereich, unter Übelkeit und Schwäche-Zuständen. Sie redet langsam und spricht leise. Sie jammert oft in Ihrer Praxis. Der Stuhl ist fast immer ungeformt. Kälte verträgt sie sehr schlecht. Sie geht oft mit Wärmflasche zu Bett, was ihr gut bekommt. Der Puls ist allgemein flach und etwas verlangsamt. Die Zunge ist eher blass und ohne Belag. Sie wünscht sich eine Akupunkturbehandlung. Die Patientin ist eher blass.

▶ Antworten s. S. 73

? Fragen

170 ▪ Welches Disharmoniemuster liegt bei dieser Frau vor?

171 ▪ Welche Symptome und Untersuchungsergebnisse sind Kälte-Zeichen?

172 ▪ Welche Symptome sind bei dieser Patientin Schwäche-Zeichen?

173 ▪ Dürfen Sie bei dieser Patientin eine Moxatherapie durchführen?

174 ▪ Sind Nahpunkte für diese Patientin auf dem Bauch indiziert?

175 ▪ Welche Nahpunkte kommen bei dieser Patientin in Frage?

176 ▪ Welche Fernpunkte wirken auf den Bauchbereich?

177 ▪ Welche Grundprogramme kommen für eine solche Dickdarm-Erkrankung in Frage?

Urologische Erkrankungen

Fall 18: Impotenz

Einer Ihrer langjährigen Patienten, ein 58-jähriger Frührentner und Witwer, hat seit einigen Monaten eine neue Freundin. Er vertraut Ihnen an, dass bei ihm auch wieder Lust an Sex vorhanden ist. Allerdings leidet er unter Potenzproblemen, und seine Erektionsfähigkeit ist eingeschränkt. Es kommt zwar zur Versteifung, aber bei der Penetration ist sein Glied nicht steif genug, und er kann auch die Erektion nicht lange erhalten.

▶ Antworten s. S. 74

? Fragen

178 ▪ Ist die Akupunktur ein Mittel der Wahl bei erektiler Dysfunktion?

179 ▪ Welche Fernpunkte verbessern die Erektionsfähigkeit?

180 ▪ Welche Nahpunkte sind bei erektiler Dysfunktion erfolgreich?

181 ▪ Welche Nebenwirkung sollten Sie bei der Verwendung der KG 2-Schiene kennen?

182 ▪ Ist auch KG 1 ein Punkt bei Potenzproblemen?

183 ▪ Wie wird KG 1 gestochen?

184 ▪ Welche Technik ist für die Punkte der KG 2-Schiene und für KG 1 zu bevorzugen?

185 ▪ Welcher Punkt des Lenkergefäßes verbessert die Sexualfunktion im Urogenitalbereich?

186 ▪ Ist ein Diabetes mellitus eine Kontraindikation für Akupunktur zur Steigerung der Erektion?

Gynäkologische Erkrankungen

Fall 19: Wechseljahrbeschwerden

Eine 57-jährige Patientin kommt mit starken Wechseljahrbeschwerden in Ihre Praxis. Sie leidet v. a. unter Schlaflosigkeit, etwas Hitzewallungen tagsüber, nachts stärker, sowie nachlassender Kraft mit zunehmender Lustlosigkeit. Eine Freundin von ihr wurde mit einem Meisterpunkt der Wechseljahre behandelt, was ihr geholfen hatte.

▶ Antworten s. S. 75

? Fragen

187 ■ Welche Leitbahnen sind v. a. betroffen, wenn eine Patientin nachlassende Kraft in den Wechseljahren verspürt?

188 ■ Welches ist der Meisterpunkt der Wechseljahre?

189 ■ Müssen die Yin-Leitbahnen von Niere und Milz sediert oder tonisiert werden, wenn die Hitze-Symptomatik beseitigt werden soll?

190 ■ Welche Punkte beseitigen die Hitzewallungen im klimakterischen Syndrom?

Fall 20: Vaginalmykose

Eine 37-jährige Patientin kommt in Ihre Praxis. Sie hat nach rezidivierender Otitis media und zwei Pneumonien innerhalb von zwei Jahren nunmehr eine hartnäckige Vaginalmykose. Sie bekam im Rahmen der Vorerkrankungen häufig Antibiotika.

▶ Antworten s. S. 75

? Fragen

191 ■ Welche Akupunkturpunkte wirken lokal energetisch verbessernd auf den urogenitalen Bereich?

192 ■ Welche Akupunkturpunkte wirken lokal in der lumbosakralen Region energetisch verbessernd auf den urogenitalen Bereich?

193 ■ Welche Ohrpunkte der chinesischen Schule sind für diese Patientin geeignet? Denken Sie dabei auch an die Wandlungsphasen.

194 ■ Welche Akupunkturpunkte verbessern das Immunsystem durch ihren Einfluss auf die darmassoziierten Lymphknoten?

195 ■ Welcher Akupunkturpunkt kann eine Kindsdrehung bei Fehllage in etwa der Hälfte der Fälle noch in der letzten Schwangerschaftswoche ermöglichen?

? Weiterführende Fragen

196 ■ Lässt sich mit folgender Punktekombination eine vermehrte Schweißneigung stoppen: Di 4, Ni 7, Lu 1, Bl 17?

197 ■ Welche Punkte dürfen bei Schwangeren niemals gestochen werden?
   a) Mi 6
   b) Ma 17
   c) KG 8
   d) Di 20
   e) Le 15
   f) alle Punkte dürfen gestochen werden

198 ■ Welche Akupunkturtechnik darf in der Schwangerschaft angewendet werden?
   a) Moxibustion
   b) kräftige Stimulation
   c) Roll-Dreh-Technik
   d) Hebe-Senk-Technik
   e) Sedierung

199 ■ Kann man mit dem Punkt Bl 76 Einfluss auf die Kindsdrehung bei einer Fehllage am Ende einer Schwangerschaft nehmen?

200 ■ Welche außerordentliche Leitbahn hat den größten Einfluss auf den gynäkologischen Raum?

201 ■ Wie kann durch die physiologischen Zyklen der Wandlungsphasen erklärt werden, dass eine langjährige einseitige Migräne temporalseitig in Verbidung mit der später entstandenen Menstruationsstörung steht, die mit stark verlängerter Blutung und starkem Blutverlust einhergeht?

202 ■ Menstruationsstörungen, die mit verlängerter Blutung und starkem Blutverlust einhergehen, sind meist durch die Schwächung welcher Leitbahn erklärbar?
   a) Milz
   b) Leber
   c) Niere

Urogenitale Erkrankungen

Fall 21: Chronische Reizblase

Eine 27-jährige Patientin kommt zu Ihnen. Sie leidet seit etwa 18 Monaten an den Symptomen der chronischen Reizblase. Sie hat in dieser Zeit von ihrem Urologen etwa 6-mal Antibiotika erhalten. Die Mittel haben variiert, an die Namen der Medikamente kann sie sich nicht erinnern. Zuletzt hat auch kein Mittel mehr gewirkt. Die Symptomatik wird dadurch kaum verändert, oder die Beschwerden kommen nach anfänglich leichter Verbesserung schnell wieder zurück. Meist sind die Symptome nachher schlimmer als vorher. Seit etwa einem Jahr tritt hin und wieder eine Drang-Inkontinenz auf. Schon seit der Kindheit hatte die Patientin immer wieder Harnwegsinfekte. Das war aber immer recht schnell behandelbar und auch nie öfter als einmal pro Jahr aufgetreten. Die Patientin fröstelt oft und sie erfährt Schmerzlinderung durch Wärme. Sie leidet auch darunter, dass Ihre sexuelle Lust seitdem stark zurückgegangen ist.

▶ **Antworten s. S. 76**

❔ Fragen

203 ▪ Sollten bei dieser Patientin nur Fernpunkte gestochen werden?

204 ▪ Welche Nahpunkte sind für diese Patientin geeignet?

205 ▪ Wo sind die Punkte der KG 2-Schiene lokalisiert?

206 ▪ Welche segmentalen Fernpunkte sind für diese Patientin indiziert?

207 ▪ Welche Akupunkturtechnik ist für diese Patientin an den Punkten Bl 26 bis 34 besonders gut geeignet?

208 ▪ Wo sind die Punkte Bl 26 bis Bl 34 lokalisiert?

209 ▪ Mit welcher Akupunkturtechnik kann der Blasen- und Nierenfunktionskreis energetisch ausgeglichen werden?

210 ▪ Wo sind die Punkte Bl 58 und Ni 3 lokalisiert?

211 ▪ Ist bei dieser Patientin Ohrakupunktur indiziert?

212 ▪ Welche Punkte kennen Sie für Niere und Blase in der Ohrakupunktur?

213 ▪ Dürfen die Ohrpunkte bei dieser Patientin mit Körperakupunkturpunkten kombiniert werden?

214 ▪ Wo sind die Ohrakupunkturpunkte für Niere und Blase lokalisiert?

215 ▪ Welche TCM-Diagnose hat die Inkontinenz?

216 ▪ Welche Technik eignet sich für die Inkontinenzsymptomatik?

217 ▪ Wo sind die Yuan- und Tonisierungspunkte für Blase und Niere lokalisiert?

218 ▪ Welches Grundprogramm ist für die Funktionskreise von Niere und Blase geeignet?

219 ▪ Wo sind die Punkte für die Shu-Mu-Technik von Niere und Blase lokalisiert?

220 ▪ Wie wird in der TCM die Funktion der Blasenentleerung energetisch von Leitbahnen geleistet?

221 ▪ Welches Grundprogramm beeinflusst die Funktion von Lunge, Niere und Milz für die Regulation der Blasenentleerung?

222 ▪ Wo sind die Punkte der Yuan-Shu-Technik für Niere, Milz und Lunge zur Regulation der Blasenentleerung lokalisiert?

223 ▪ Mit welchen Punkten verbessern Sie die Leitbahnenergie von Niere, Milz und Lunge zur Regulation der Blasenentleerung?

224 ▪ Wo sind die Tonisierungspunkte der Leitbahnen von Niere, Milz und Lunge zur Regulation der Blasenentleerung lokalisiert?

225 ▪ Mit welchem Programm können Sie bei dieser Patientin den allgemeinen Energiezustand verbessern?

226 ▪ Wo sind die Punkte des Managerprogramms lokalisiert?

227 ▪ Welche Punkte verbessern die Sexualkraft?

228 ▪ Wo sind die Punkte lokalisiert, die die Sexualkraft verbessern?

229 ■ Welche Punkte verbessern die energetische Versorgung im urogenitalen Raum nach der koreanischen Handakupunktur (Sooji chim)?

230 ■ Nennen Sie die Lokalisation der Punkte aus der koreanischen Handakupunktur (Sooji chim) für die urogenitale Region.

231 ■ Welche außerordentliche Leitbahn ist bei folgendem Patienten indiziert?
Ein 28-jähriger Sänger leidet unter Erektionsstörungen. Er berichtet, dass er oft Schmerzen im Unterbauch und in der Geni-
talregion verspürt, wenn er längere Auftritte hinter sich hat und viel stehen und laufen musste. Er hat häufig Muskelkrämpfe in den Beinen und leidet seit etwa einem halben Jahr unter ständig rezidivierenden Atemwegserkrankungen, die sich auf den gesamten oberen Atemtrakt beziehen. Er berichtet von Schlafstörungen in der letzten Zeit. Seit etwa acht Wochen fühlt er sich mittags nach dem Essen so schlapp, dass er sich für einige Zeit hinlegen muss.

HNO-Erkrankungen

Fall 22: Pollinose

Ein 45-jähriger Mann kommt in Ihre Praxis. Er leidet seit acht Jahren zunehmend unter Heuschnupfen. Er berichtet von Fließschnupfen und Augenbrennen mit Augentränen in der Vergangenheit. Seit etwa drei Jahren bekommt er zur Zeit der Birkenpollen Atemnotanfälle mit Lungenspastik. Er hat auch zwei Jahre lang Kortisonspray nehmen müssen. Da dies aber langfristig keine Verbesserung brachte, hat er es ohne Wissen seines Hausarztes abgesetzt. Er lebt vegetarisch, achtet auf Sport, gesunde Ernährung und Lebensführung. Er wünscht sich nun unbedingt Behandlung mit Naturheilverfahren.

▶ Antworten s. S. 79

? Fragen

232 ■ Mit welchen Akupunkturpunkten können Sie die Behandlung beginnen?

233 ■ Welche weiteren Akupunkturpunkte eignen sich für die Pollinosebehandlung unter dem Aspekt der Shu-Mu-Technik?

234 ■ Welche weiteren Akupunkturpunkte eignen sich für die Pollinosebehandlung unter dem Aspekt der Hinten-Vorn-Durchströmungstechnik der Lunge?

235 ■ Welche weiteren Akupunkturpunkte eignen sich für die Pollinosebehandlung unter dem Aspekt der immunmodulierenden Punkte?

236 ■ Welche weiteren Akupunkturpunkte eignen sich für die Pollinosebehandlung unter dem Aspekt der Störfeldtherapie?

237 ■ Welche adjuvante Therapie ist bei Störfeldern für einen Pollinose-Patienten geeignet?

238 ■ Welche weiteren Akupunkturpunkte eignen sich für die Pollinosebehandlung unter dem Aspekt der Verbesserung des Stoffwechsels?

239 ■ Welche weiteren Akupunkturpunkte eignen sich für die Pollinosebehandlung unter dem Aspekt der Minderung der Histaminausschüttung?

240 ■ Welche Ohrpunkte eignen sich für die Pollinosebehandlung?

241 ■ Welche weiteren Akupunkturpunkte eignen sich für die Pollinosebehandlung unter dem Aspekt der koreanischen Handakupunktur (Sooji chim)?

242 ■ Welchen Zeitrahmen sollte man sich für eine Pollinosetherapie nehmen?

243 ■ Ist für den Pollinosepatient NP 12 geeignet?

244 ■ Wo befindet sich NP 12?

245 ■ Sie wollen einen Patienten mit Pollinose mit Nah- und Fernpunkten akupunktieren. Für welche Körperstellen sind dabei die japanischen Führungsröhrchennadeln zu empfehlen?

a) Nahpunkte am Kopf
b) Fernpunkte am Arm
c) Fernpunkte am Bein

> **NP = Neupunkt**
> **Neupunkte liegen außerhalb der Leitbahnen über den gesamten Körper verteilt.**

Fall 23: Tinnitus

Ein Patient berichtet Ihnen, dass er seit etwa zehn Jahren unter Tinnitus leidet. Er ist damit schlimm erkrankt und schon ganz verzweifelt. Er fühlt sich durch die ständige Belastung kaum mehr arbeitsfähig. Der Mann sucht dringend Hilfe.

▶ Antworten s. S. 80

❓ Fragen

246 ▪ Welche Funktionskreise sind beim Tinnitus möglicherweise betroffen?

247 ▪ Welcher Wandlungsphase ist das Ohr als Sinnesorgan zugeordnet?

248 ▪ Wie würden Sie bei einer Begegnung mit dem o. g. Patienten prüfen, welche Form des Tinnitus bei ihm vorliegt?

249 ▪ Welcher Tinnitus-Typ hat die besseren Behandlungsaussichten?

250 ▪ Mit welchem Behandlungszeitraum rechnen Sie bei einem Tinnitus-Patienten, wenn die ersten Behandlungen die Ohrgeräusche schon deutlich verändert, aber noch nicht verringert haben?

251 ▪ Welche Punkte schlagen Sie im Einzelnen vor, wenn Sie den betroffenen Funktionskreis mit der Shu-Mu-Technik behandeln wollen?

252 ▪ Wie lösen Sie technisch das Problem, dass bei der Shu-Mu-Technik der Patient gleichzeitig auf dem Rücken und auf der seitlich vorderen Thoraxregion genadelt wird?

253 ▪ Welche Punkte schlagen Sie im Einzelnen vor, wenn Sie eine Tonisierung oder Sedierung vornehmen wollen?

254 ▪ Welche Punkte schlagen Sie im Einzelnen vor, wenn Sie eine Spasmolyse der verspannten Nackenmuskulatur anstreben?

255 ▪ Welche Nahpunkte kommen in Frage und wo befinden sich diese?

256 ▪ Welche Lokalisation hat der topografische Fernpunkt des Ohres in der koreanischen Handakupunktur (Sooji chim)?

257 ▪ Welcher Tinnitus-Typ verkraftet nur wenige Akupunkturnadeln in einer Sitzung?

258 ▪ Gibt es am Fuß weitere topografische Reflexpunkte im System der Hauptleitbahnpunkte für das Ohr?

❓ Weiterführende Fragen

259 ▪ Welche Technik wenden Sie bei Hitze-Symptomatik an?
a) Moxibustion
b) Yang stärken
c) Yin stärken

260 ▪ Patienten mit einer Beifußallergie sollen nicht mit folgender Therapieform behandelt werden:
a) Moxibustion mit dem getrockneten Kraut von Artemisia vulgaris.
b) Sedierung durch kräftige Nadelstimulation.
c) Injektionsakupunktur mit Procain.

261 ▪ Welche Punkte dürfen bei Tinnitus-Patienten über 60 Jahren nicht gestochen werden?
a) Di 15
b) Ma 17
c) KG 8
d) Dü 20
e) Le 3
f) Ohrpunkte

262 ▪ Sind die topografischen Punkte z. B. am Ohr immer Fernpunkte?

263 ▪ Wodurch können Sie bei einem geschwächten Patienten mit Tinnitus manche unangenehmen Nebenwirkungen der Akupunktur minimieren? Gemeint sind z. B. Müdigkeit bis hin zur Erschöpfung nach der Behandlung oder auch leichte Übelkeit und leichte Unruhe.

264 ▪ Wie heißt der Zustimmungspunkt der Niere und wo liegt er?

265 ▪ Was ist mit dem Begriff der „fünf heißen Herzen" gemeint?

Fall 24: Erkältung

Ein Patient kommt zu Ihnen mit einer Erkältung. Er gibt Zugluft als Krankheitsursache an. Seine Körpertemperatur ist auf etwa 38,0°C erhöht. Er hatte am Vorabend Schüttelfrost und auch jetzt zittert er bei der Untersuchung.

▶ Antworten s. S. 82

❓ Fragen

266 ▪ Ist folgende Punktekombination sinnvoll: Gb 20, LG 14 und LG 16?

267 ▪ Welcher Luo-Punkt ist bei einer Erkältungskrankheit mit reichlich schleimigem Expektorat bezogen auf die Wandlungsphase, die dem feuchten Schleim zugeordnet ist, indiziert?

268 ▪ Welcher Akupunkturpunkt kann starken Hustenreiz lindern?
a) He 3
b) LG 16
c) KG 8
d) KG 22

269 ▪ Welche Punkte stechen Sie bei der Shu-Mu-Technik der Lunge?

270 ▪ Zu welcher Zeit befindet sich die Lungen-Leitbahn physiologisch in einer energetischen Schwäche?

271 ▪ Welcher Punkt aus der chinesischen Ohrakupunktur hilft beim Schluckauf?

272 ▪ Welche Punkte werden in Yuan-Shu-Technik gestochen, wenn der Patient als dominierendem Faktor seiner Erkrankung unter tiefer Trauer leidet?

273 ▪ Ein Patient kommt mit einer akuten Erkältung zu Ihnen. Er hat einen schnellen Puls, der aber nur schwach tastbar ist. Er fühlt sich schlapp, seine Zunge ist trocken und gerötet, seine Haut ist ebenfalls trocken. Welche Akupunkturtechnik ist bei diesem Patienten kontraindiziert?
a) Tonisierung mit Nadeln
b) Tonisierung mit Moxa
c) Shu-Mu-Technik
d) Yuan-Shu-Technik

274 ▪ Welche Aussage ist richtig? Ma 40, Lu 9 und Mi 3 lösen
a) Nackenverspannung
b) Harnverhaltung
c) Schleimansammlung
d) Blutstagnation

275 ▪ Welche der folgenden Aussagen sind richtig?
a) Haut und Haare werden der Lunge zugeordnet.
b) Der Lungenfunktionskreis reguliert die Schweißmenge.
c) Die Lunge hat Bezug zur Nase.

276 ▪ Wann kommt es verstärkt zum Symptom des Schwitzens?
a) Bei Zusammentreffen von Wind und Kälte.
b) Bei Zusammentreffen von Wind und Hitze.

277 ▪ Asthma entsteht u. a. auch bei dem Syndrom der Lungen-Leere. Welches Symptom passt nicht dazu?
a) Schleimbildung
b) schwacher Puls
c) schneller Puls
d) dicker weißer Belag auf der Zunge

278 ▪ Welche Akupunkturpunkte empfehlen Sie als Nahpunkte bei dem Symptom der Heiserkeit?
a) Ma 8
b) Ma 9
c) Ma 36
d) KG 23
e) KG 6

279 ▪ Wie wird der Asthma-Patient im Intervall behandelt, wenn in seiner Anamnese diese asthmatische Komponente schon sehr lange besteht?

Augenerkrankungen

Fall 25: Glaukom

Ein 65-jähriger Patient wird vom Augenarzt in Ihre Praxis überwiesen. Er leidet unter erhöhtem Augeninnendruck. Bisher sind keine Schäden an der Netzhaut entstanden. Der Patient ist ein bereits berenteter Psychotherapeut, der bis vor einigen Monaten in einer karitativen Einrichtung in einer großen Stadt Beratungen für Menschen durchgeführt hat, die in eine persönliche Krisensituation geraten sind. Der Beruf hat ihn oft sehr belastet. Er ist froh, dass er nun nicht mehr dort arbeiten muss. Er leidet an leicht erhöhtem Blutdruck und an gelegentlichen Tachykardieanfällen. Der Augenarzt hat schon versucht, den erhöhten Augeninnendruck mit Augentropfen zu behandeln, einige verschiedene Präparate hat der Patient ausprobiert aber keines davon vertragen. Er bekommt davon noch höheren Blutdruck. Sein Herzrasen tritt verstärkt auf und er bekommt depressive Verstimmungen. Die Gefahr der Erblindung bei Nichtbehandlung eines Glaukoms macht dem Patienten große Angst. Er hofft nun stark, dass Sie ihm mit Akupunktur helfen können.

▶ Antworten s. S. 84

❓ Fragen

280 ■ Gibt es eine realistische Chance für diesen Patienten, seinen erhöhten Augeninnendruck durch Akupunktur zu verbessern?

281 ■ Welche der Wandlungsphasen hat Bezug zu den Augen?

282 ■ Welche Fernpunkte eignen sich topografisch bei diesem Patienten?

283 ■ Welche Fernpunkte sind für diesen Patienten in der Körperakupunktur geeignet?

284 ■ Welche Nahpunkte sind für diesen Patienten geeignet?

285 ■ Wie wird PaM 3 zu PaM 4 gestochen?

286 ■ Wie sieht die original chinesische Methode aus, beim Glaukom Bl 1 zu stechen?

287 ■ Innerhalb von welchem Zeitraum kann der Patient mit ersten Ergebnissen bei dieser Therapie rechnen?

288 ■ Welche Behandlungsintervalle sind für diesen Patienten angebracht?

289 ■ Können bei einem langjährigen Glaukom-Patienten die Druckschäden an den Nervenzellen der Netzhaut mit Visusverlust durch Akupunktur erfolgreich therapiert werden?

PaM = Punkt außerhalb der Meridiane (Leitbahnen).

Hauterkrankungen

Fall 26: Neurodermitis

Ein 41-jähriger Mann leidet seit etwa zehn Jahren an Neurodermitis. Der Beginn der Erkrankung liegt in zeitlichem Zusammenhang mit einer Lungenentzündung, die damals mit drei verschiedenen Antibiotika behandelt worden war, bevor die Symptome sich besserten.

▶ Antworten s. S. 85

❓ Fragen

290 ■ Welcher Akupunkturpunkt gilt als moderner Meisterpunkt der Haut?

291 ■ Welche Wandlungsphase hat einen Bezug zur Haut?

292 ■ Welche Punkte stechen Sie für die He-Mu-Technik der Yang-Leitbahnen, die die Ausscheidung beeinflussen?

293 ■ Welche Akupunkturpunkte von Lunge und Dickdarm helfen dem Neurodermitis-Patienten?

294 ■ Bei welcher Hauterkrankung ist Di 11 als Tonisierungspunkt der Leitbahn nicht indiziert?

295 ■ Welche der psychisch entspannenden Punkte sind für den Neurodermitis-Patient geeignet?

296 ■ Nennen Sie die Lokalisation der Punkte, die dem Neurodermitis-Patienten psychisch weiterhelfen.

297 ■ Welche den Juckreiz lindernde Punkte können dem Neurodermitis-Patienten helfen?

298 ■ Wo sind die jeweiligen Punkte der He-Mu-Technik für die Ausleitungsleitbahnen lokalisiert?

299 ■ Was müssen Sie beachten, wenn Sie bei Lokalisationsangaben für Punkte Cun-Angaben finden?

300 ■ Nennen Sie die Lokalisationen der Juckreiz stillenden Punkte.

❓ Weiterführende Fragen

301 ■ Welche Leitbahnen „regieren" die Haut?

302 ■ Ist beim trockenen Ekzem an der unteren Extremität die folgende Punktekombination sinnvoll: u. a. Mi 9, Le 8, Ni 10?

303 ■ Ein Patient kommt mit einem trockenen Ekzem zu Ihnen. Er hat schuppige Haut in den Kniekehlen und auch an den Innenseiten der Unterschenkel. Welche antiken Punkte können helfen, den Wassergehalt im Unterhautgewebe an dieser Yin-Seite des Körpers wieder zu verbessern?

Fall 27: Pruritus

Eine knapp 70-jährige Patientin kommt mit dem Problem Juckreiz in Ihre Praxis. Sie hat besonders nachts starke Probleme damit. Allerdings ist ihr tagsüber Wärme auf den betroffenen Stellen angenehm. Manchmal führt ein heißes Bad zu kurzfristiger Beschwerdefreiheit. Die Symptomatik besteht schon seit etwa acht Monaten. Der Juckreiz ist begrenzt auf zurzeit zwei jeweils handtellergroße Bezirke auf dem Rücken. Aber in der Vergangenheit sind auch schon andere Stellen betroffen gewesen. Die Stellen wandern immer wieder. Der Juckreiz ist oft sehr unterschiedlich ausgeprägt. Teilweise kommen stechende oder brennende Schmerzen hinzu, manchmal sind es dumpfe ausstrahlende Schmerzen, auch die Intensität wechselt. Zahlreiche Besuche bei verschiedenen Hautärzten und viele verschiedene Medikamente, Bestrahlungen und Ernährungsratschläge haben allesamt keine Linderung gebracht. Man kann auf der betroffenen Haut keinerlei äußeren Symptome erkennen. Die Patientin ist verzweifelt und setzt nun alle Hoffnungen in die Akupunktur.

▶ Antworten s. S. 86

❓ Fragen

304 ■ Zu welcher Wandlungsphase wird in der TCM das Symptom Juckreiz gerechnet?

305 ■ Gibt es Hinweise auf die Wandlungsphase Holz bei Ihrer Patientin?

306 ■ Vermuten Sie Fülle oder Schwäche in den möglicherweise betroffenen Holz-Leitbahnen bei dieser Patientin?

307 ■ Welche Akupunkturpunkte werden Sie als Fernpunkte bei dieser Patientin als Körperakupunkturpunkte stechen?

308 ■ Welche Ohrakupunkturpunkte lindern Juckreiz?

309 ■ Sind Nahpunkte bei dieser Patientin indiziert?

310 ■ Ist Moxibustion für diese Patientin geeignet?

311 ■ Würden Sie dieser Patientin raten, scharf gewürzte Speisen zu meiden?

312 ■ Welche Farben sind für die Kleidung hier nach der Elementenlehre empfehlenswert?

313 ■ Welche Farben sollte diese Patientin meiden?

Teil 2: Akupunkturtechnik

Systematik der Leitbahnen und ihre Zuordnungen

▶ Antworten s. S. 87

? Fragen

314 ▪ Wie viele und welche Hauptleitbahnen gibt es?

315 ▪ Wie heißen die beiden Leitbahnen der Yin-Achse im dritten Umlauf?

316 ▪ Welchen weiteren Namen trägt die San-Jiao-Leitbahn?

317 ▪ Welchen weiteren Namen trägt die Kreislauf-Leitbahn?

318 ▪ Wo beginnt die Nieren-Leitbahn in ihrem inneren Verlauf?

319 ▪ Welche Leitbahn ist in ihrer Achse mit der Dickdarm-Leitbahn verbunden?

320 ▪ Nennen Sie bei Aufgabe a immer die gekoppelten Leitbahnen, bei Aufgabe b den Achsenpartner und bei Aufgabe c die Nachfolge-Leitbahn in der Organuhr:
a) Dickdarm-Leitbahn
Lungen-Leitbahn
Milz-Leitbahn
Magen-Leitbahn
b) Nieren-Leitbahn
Blasen-Leitbahn
Dünndarm-Leitbahn
Herz-Leitbahn
c) Nieren-Leitbahn
Perikard-Leitbahn
3 Erwärmer-Leitbahn
Gallenblasen-Leitbahn

321 ▪ Wie heißen die Yuan-Punkte der Leitbahnen Niere, Leber und Milz?

322 ▪ An welcher Stelle des Körpers vereinigen sich die Leitbahnen der Yin-Achsen?
a) Thorax
b) Hand
c) Gesicht
d) Fuß

323 ▪ Wie viele Leitbahn-Umläufe gibt es?
a) drei
b) vier
c) zwölf
d) vierzehn

324 ▪ Wie viele Leitbahnen bilden einen Umlauf?
a) drei
b) vier
c) zwölf
d) vierzehn

325 ▪ Welche Leitbahnen des dritten Umlaufs bilden eine Achse?

326 ▪ Welche Leitbahn ist mit der Gallenblasen-Leitbahn gekoppelt?

327 ▪ Nennen Sie die Leitbahnen des ersten Umlaufs.

328 ▪ Nennen Sie die Leitbahnen des dritten Umlaufs.

329 ▪ Welche Leitbahnen des dritten Umlaufs bilden eine Kopplung?

330 ▪ Bilden Sie aus der folgenden Auswahl von Elementen den nährenden Zyklus nach der klassischen 5-Elementen-Lehre der TCM:
a) Wasser
b) Luft
c) Holz
d) Aluminium
e) Feuer
f) Plastik
g) Erde
h) Alkohol
i) Metall

331 ▪ Welches Gewebe ist dem Element Wasser zugeordnet?
a) Bindegewebe
b) Haut
c) Blutgefäße
d) Knochen
e) Muskeln

332 ▪ Nennen Sie alle Yang-Leitbahnen im zweiten Umlauf.

333 ▪ Wie heißt die Yang-Achse im zweiten Umlauf?

334 ▪ Welche Leitbahn auf der Yin-Seite des Unterarmes verläuft am weitesten ulnar?

335 ▪ Wie viele Punkte haben die einzelnen Leitbahnen des dritten Umlaufs?

336 ▪ Wie verwendet man das System der Luo-Verbindungen? Bitte kreuzen Sie alle richtigen Antworten an:
a) Man sticht beide Luo-Punkte auf gekoppelten Leitbahnen.
b) Man sticht beide Yuan-Punkte auf gekoppelten Leitbahnen.
c) Man sticht auf einer Leitbahn den Luo-Punkt und den Yuan-Punkt.
d) Man sticht auf einer Leitbahn den Luo-Punkt und auf seinem Achsenpartner den Yuan-Punkt.
e) Man sticht auf einer Leitbahn den Luo-Punkt und auf seiner gekoppelten Leitbahn den Yuan-Punkt.

337 ▪ Welche Aussage trifft auf die Luo-Punkte zu?
a) Sie liegen im Bereich der antiken Punkte.
b) Sie liegen teilweise am Oberschenkel oder am Oberarm.
c) Sie liegen immer proximal vom Yuan-Punkt.
d) Sie liegen nie distal vom Kniegelenk.
e) Sie dürfen bei Fülle-Symptomatik auf der betroffenen Leitbahn gestochen werden.
f) Sie sollen bei Yang-Leitbahnen immer mit dem Ting-Punkt zusammen gestochen werden.
g) Sie dürfen bei Schwäche-Symptomatik auf der betroffenen Leitbahn gestochen werden.
h) Sie sollen immer sedierend gestochen werden.

338 ▪ Welches Element wird nicht zu den fünf Wandlungsphasen gerechnet?
a) Wasser
b) Feuer
c) Erde
d) Luft

339 ▪ Welches Organ wird v. a. durch die Trauer geschwächt?
a) Milz
b) Herz
c) Niere
d) Leber
e) Lunge

340 ▪ Zu welchem Funktionskreis gehört das Auge?

341 ▪ Welche Geschmacksrichtung ist dem Element Wasser zugeordnet?

342 ▪ Nennen Sie die Reihenfolge der fünf Elemente im Ko-Zyklus. Das ist der Zyklus der Bändigung oder Kontrolle. Beginnen Sie mit Holz.

343 ▪ Die Schneidezähne in jedem Quadranten des Mundes sind nach den Erkenntnissen der Mundakupunktur nach Jochen Gleditsch folgenden Leitbahnen zugeordnet:
a) Magen und Milz
b) Lunge und Dickdarm
c) Niere und Blase
d) Herz und Dünndarm

344 ▪ Zu welchem Funktionskreis gehört das Ohr?

345 ▪ Ordnen Sie bitte die Leitbahnen den Beschreibungen zu. Beachten Sie, dass Mehrfachnennungen möglich sind. Es müssen nicht alle Leitbahnen zugeordnet werden.
a) Es ist die kürzeste Leitbahn im zweiten Umlauf.
b) Es ist die Hand-Leitbahn der Tai-Yang-Achse.
c) Es ist eine Leitbahn mit zwei Ästen.
d) Der Ting-Punkt dieser Leitbahn liegt unter dem Fuß.
e) Es ist die kürzeste Leitbahn im ersten Umlauf.
f) Diese Leitbahn überkreuzt die Mittellinie.
g) Diese Leitbahn verläuft als Yang-Leitbahn auf der Vorderseite des Rumpfes.
h) Diese Leitbahn birgt den Kreuzungspunkt der drei unteren Yin-Leitbahnen.
i) Es ist die kürzeste Leitbahn des dritten Umlaufs.
j) Diese Leitbahn verläuft am vierten Finger.
k) Diese Leitbahn verläuft lateral am Bein außen.
l) Diese Leitbahn birgt den Meisterpunkt der Yin-Organe.
m) Diese Leitbahn gehört zur Yang-Ming-Achse und verläuft am Bein.
n) Diese Leitbahn macht eine Schleife innerhalb ihres Verlaufs am Bein.
o) Es ist eine außerordentliche Yin-Leitbahn in der vorderen Mittellinie.
p) Ihr Ting-Punkt als Endpunkt liegt an keinem Nagelwinkel.

Auswahl der Leitbahnen:
– Lungen-Leitbahn
– Gallenblasen-Leitbahn
– Dickdarm-Leitbahn
– Leber-Leitbahn
– Magen-Leitbahn
– Ren Mai
– Milz-Leitbahn
– Du Mai
– Herz-Leitbahn
– Dai Mai
– Dünndarm-Leitbahn
– Chong Mai
– Blasen-Leitbahn
– Yin Qiao Mai
– Nieren-Leitbahn
– Yang Qiao Mai
– Perikard-Leitbahn
– Yin Wei Mai
– 3 Erwärmer-Leitbahn
– Yang Wei Mai

346 ■ Wie viele Punkte gehören zur Blasen-Leitbahn?

347 ■ Welche Yin-Leitbahn verläuft in ihrem äußeren Verlauf am Kopf hinten?

348 ■ Welche Jahreszeit wird dem Holz zugeordnet?

349 ■ Welchen beiden Leitbahnen sind die Augen, die Sehnen und die Emotion Wut zugeordnet?

350 ■ Wie viel Cun Abstand hat die Magen-Leitbahn vom Konzeptionsgefäß in Höhe der Brustwarzen?

351 ■ Welche vier Gegensatzpaare sind für die Differenzierung einer Erkrankung nach dem Ba Gang festzustellen?

352 ■ Welche Aussage ist richtig? Zittern, kolikartige Schmerzen mit Anfallscharakter und Schwindel sind ein Zeichen für
a) Feuchtigkeit
b) Trockenheit
c) Hitze
d) Wind
e) Kälte

353 ■ Welche der angegebenen Akupunkturpunkte sind gleichzeitig Mo-Punkte (Schlüsselpunkte, Kardinalpunkte) sowie auch Luo-Punkte der betreffenden Leitbahn?
a) Bl 62
b) Gb 41
c) Dü 3
d) 3E 5
e) Pe 6
f) Mi 4
g) Lu 7
h) Ni 6
i) Di 20
j) Ma 45
k) Le 14
l) He 9

354 ■ Welche Wandlungsphase wird mit jugendlichem Temperament, schnell wechselnden Lokalisationen, viel Wind, saurem Geschmack und dem Frühling beschrieben?
a) Holz
b) Feuer
c) Erde
d) Metall
e) Wasser
f) Luft

355 ■ Prüfen Sie folgende Aussagen. Welche sind richtig?
a) Erkrankungen mit Schleimbildung werden dem Wasser als Element zugeordnet.
b) Die Niere öffnet sich im Ohr.
c) Das De-Qi-Gefühl soll in der Schwangerschaft möglichst vermieden werden.
d) Schneller Puls ist ein Kälte-Zeichen.

356 ■ Prüfen Sie folgenden Aussagen. Welche sind richtig?
a) Trauer kann die Gallenblasenenergie schwächen.
b) Gb 39 ist der Meisterpunkt für das Knochenmark.
c) Gb 39 ist der Gruppen-Luo-Punkt für das Yang unten.
d) KG 17 hilft bei Husten.

357 ■ Welche der folgenden Aussagen sind richtig?
a) Die Milz-Leitbahn wird auch „Herr des Blutes" genannt.
b) Die Muskelbewegung und die Muskelkoordination ist der Gallenblasen-Leitbahn und dem Gallenblasen-Funktionskreis zugeordnet.

c) Die Milz-Leitbahn verläuft an der lateralen Fußkante.

d) Das zugeordnete Gewebe für die Milz ist das Bindegewebe.

358 ▪ Welche der folgenden Aussagen ist/sind falsch?

a) Die Leber-Leitbahn bildet mit der Gallenblasen-Leitbahn eine Achse.

b) Die Herz-Leitbahn ist mit der Nieren-Leitbahn gekoppelt.

c) Die Dünndarm-Leitbahn aus dem dritten Umlauf versorgt dorsale Anteile des Körpers.

d) Die Nieren-Leitbahn kreuzt im äußeren Verlauf auf die Gegenseite.

e) Alle Yang-Hauptleitbahnen verlaufen am Rücken.

359 ▪ Welche Leitbahnen beginnen im Gesicht um das Auge herum?

360 ▪ Welche drei Leitbahnen verlaufen auf der inneren Unterschenkelseite vorn, mittig und hinten?

361 ▪ Ordnen Sie bitte die Zahlen zu:

a) Umläufe
b) Leitbahnen in einem Umlauf
c) Yang-Hauptleitbahnen
d) alle Hauptleitbahnen
e) außerordentliche Leitbahnen
   A) 4
   B) 3
   C) 8
   D) 6
   E) 12

362 ▪ Welche Yang-Leitbahn verläuft über den Kopf von vorn nach hinten und ist neben der Medianlinie zu finden?

363 ▪ Über welche Achse werden folgende Schulterschmerzen behandelt?

a) Lokalisation vorn
b) Lokalisation seitlich
c) Lokalisation hinten

364 ▪ Wozu setzen Sie Gruppen-Luo-Punkte ein?

365 ▪ Nennen Sie jeweils die Gesamtpunktzahl der einzelnen Leitbahnen im dritten Umlauf.

366 ▪ Welcher Yin-Leitbahn sind die Augen, die Nägel und die Sehnen zugeordnet?

367 ▪ Welcher Leitbahn wird die Willensschwäche zugeordnet?

368 ▪ Ist die Moxibustion bei einem Patienten mit rotem Zungengrund und dickem gelben Belag sinnvoll?

369 ▪ Welchem Element werden die zweiten antiken Punkte im Yang und die fünften antiken Punkte im Yin zugeschrieben?

370 ▪ Die Neigung zum Übergewicht kann mit welcher Störung einhergehen?

a) Milz-Schwäche
b) Leber-Fülle

371 ▪ Welche Leitbahn verläuft von allen Hauptleitbahnen als Yin-Leitbahn am weitesten vorn, unten und innen?

372 ▪ Welche Leitbahn verläuft von allen Hauptleitbahnen als Yang-Leitbahn am weitesten hinten, oben und außen?

373 ▪ Ordnen Sie der Wandlungsphase Wasser die Witterung, das Sinnesorgan und die Geschmacksrichtung zu.

374 ▪ Wie viele und welche Elemente werden in der TCM unterschieden und welchen Geweben werden sie zugeordnet?

375 ▪ Welche Himmelsrichtungen werden den Wandlungsphasen zugeordnet?

376 ▪ Bitte ordnen Sie die Sinnesqualitäten den Wandlungsphasen zu:

a) Sehen
b) Hören
c) Riechen
d) Schmecken
e) Sprechen

377 ▪ Kälteempfindung ist eher Ausdruck einer

a) Nieren-Yang-Schwäche
b) Nieren-Yin-Schwäche

378 ▪ Welchem Funktionskreis werden die Kopfhaare zugeordnet?

a) Leberfunktionskreis
b) Herzfunktionskreis
c) Milzfunktionskreis
d) Lungenfunktionskreis
e) Nierenfunktionskreis

379 ▪ Panikattacken als Symptom weisen auf eine Störung in welcher Leitbahn hin?
  a) Leber
  b) Herz
  c) Milz
  d) Lunge
  e) Niere

380 ▪ Welchem Element wird das Symptom von plötzlicher Nackensteifigkeit zugeordnet?
  a) Holz
  b) Feuer
  c) Erde
  d) Metall
  e) Wasser

Einzelne Akupunkturpunkte

► Antworten s. S. 92

❓ Fragen

381 ▪ Bitte kreuzen Sie die richtigen Aussagen an. Für die Hauptleitbahnen gilt:
  a) Jede Leitbahn hat ihren Yuan-Punkt auf sich selbst.
  b) Jede Leitbahn hat ihren Luo-Punkt auf sich selbst.
  c) Jede Leitbahn hat ihren Zustimmungspunkt auf sich selbst.
  d) Jede Leitbahn hat ihren Alarmpunkt auf sich selbst.

382 ▪ Welches sind die ersten drei antiken Punkte der Gallenblasen-Leitbahn?

383 ▪ Der Punkt Mi 15 befindet sich auf der Höhe
  a) der Oberkante der Klavikula
  b) der Brustwarze
  c) des Bauchnabels
  d) der Symphysenoberkante
  e) der Symphysenunterkante

384 ▪ Wo finden Sie den Punkt Gb 21? Beschreiben Sie bitte die genaue anatomische Lokalisation.

385 ▪ Ist beim trockenen Ekzem an der unteren Extremität die folgende Punktekombination sinnvoll mit u. a. Mi 9, Le 8, Ni 10?

386 ▪ Wie heißen die beiden Cun-Maße, die z. B. am Bauch und an den Extremitäten unterschieden werden?

387 ▪ Welche Indikationen kennen Sie zum Punkt Gb 41?

388 ▪ Welchen Akupunkturpunkt aus dem zweiten Umlauf nennt man auch den Punkt der Lebensfreude?

389 ▪ Wo befindet sich der Akupunkturpunkt Lu 1?

390 ▪ Ist Ma 36 bei akuten Magenschmerzen kontraindiziert, wenn gleichzeitig Magenblutungen vorliegen?

391 ▪ Welcher Akupunkturpunkt wird in der chinesischen Sprache als He Gu bezeichnet?

392 ▪ Wann wird der Akupunkturpunkt Gb 45 eingesetzt?

393 ▪ Welcher Akupunkturpunkt hilft am besten bei akuten Schmerzen? Man nennt ihn auch den Meisterpunkt der Schmerzen. Er bewirkt von allen Akupunkturpunkten die größte Endorphinausschüttung im Körper.

394 ▪ Der Punkt Ma 30 befindet sich auf der Höhe
  a) der Oberkante der Klavikula
  b) der Brustwarze
  c) des Bauchnabels
  d) der Symphysenoberkante
  e) der Symphysenunterkante

395 ▪ Welche Gefahr müssen Sie aufgrund der anatomischen Verhältnisse bei der Nadelung der folgenden Punkte kennen?
  a) Lu 1
  b) Lu 7
  c) Dü 8
  d) Bl 54
  e) Pe 6

396 ▪ Wo liegt der Punkt Ma 35?

397 ▪ Welche Punkte befinden sich an den freien Enden der letzten beiden Rippen?

398 ▪ Welche Leitbahnen mit welchen Punkten liegen am Rücken in Höhe von L 2?

399 ▪ Nennen Sie die Lokalisationen von
a) Mi 6
b) He 3
c) Dü 3
d) Ni 6
e) Lu 9
f) He 7
g) Bl 40

400 ▪ Über welchem Knochen liegen die Punkte Bl 27 bis Bl 34?

401 ▪ Wo liegen die Huatuojiaji-Punkte?

402 ▪ Nennen Sie je zwei Lokalisationen und Indikationen zu Mi 9.

403 ▪ Welcher Punkt wirkt psychisch entspannend und wo liegt er?

404 ▪ Welche Indikationen kennen Sie für OP 8?

405 ▪ Welcher Punkt wird Renzhong genannt?

406 ▪ Welcher Akupunkturpunkt wird hier beschrieben? Er heißt Ming Men. Das bedeutet so viel wie „Tor der Lebenskraft". Er hat Indikationen bei urogenitalen und lumbosakralen Störungen und stärkt das Nieren-Yang. Seine Lokalisation ist etwa 1,5 Cun nach medial vom Punkt Bl 23 entfernt.

407 ▪ Welchen Akupunkturpunkt nennt man auch Bai Hui?

408 ▪ Welches ist der Sedierungspunkt der Lunge?

409 ▪ Welche Funktion hat der Punkt Pe 9 für Perikard-Leitbahn?

410 ▪ Ist bei einer akuten Gallenkolik der Punkt Gb 36 indiziert?

411 ▪ Welche beiden Punkte liegen 2 und 4 Cun neben dem Bauchnabel?

412 ▪ Nennen Sie die Lokalisation und Indikation von mindestens vier Punkten am Ellbogengelenk.

413 ▪ Welcher Akupunkturpunkt wird Kun Lun genannt?

414 ▪ Welche beiden Kriterien müssen erfüllt sein bei der Akupunktur an Ma 38?

415 ▪ Nennen Sie die Lokalisationen von
a) Bl 43
b) Gb 20
c) Ma 36

416 ▪ Welcher Punkt befindet sich über der dorsalen Handgelenksbeugefalte in der Höhe des Zwischenraumes vom vierten und fünften Metakarpalknochen?

417 ▪ Welche drei Punkte verlaufen oberhalb des Schambeins auf der ventralen Bauchseite? Nennen Sie auch die Indikationen.

418 ▪ Welcher Punkt liegt in Ohransatzhöhe direkt hinter dem Ohrläppchen?

419 ▪ Welche drei Punkte verlaufen über die volare Handgelenksbeugefalte?

420 ▪ Welche Punkte verlaufen über und unter dem Schlüsselbein?

421 ▪ Welche Punkte liegen hinter und unter den Malleoli?

422 ▪ Wie und wo wird Lu 7 gestochen?

423 ▪ Über welchem Knochen liegt der Punkt Dü 11?

424 ▪ Nennen Sie je zwei Lokalisationen und Indikationen zu Di 15.

425 ▪ Ordnen Sie die Buchstaben einander zu. Welcher Akupunkturpunkt ist ein Punkt
a) gegen allgemeine Müdigkeit?
b) gegen Unruhe?
c) der bei Gefäßerkrankungen helfen kann?
A) Ma 36
B) He 7
C) Lu 9

426 ▪ Wie heißen die folgenden Punkte und wo liegen sie?
a) Meisterpunkt der Atemwege
b) Meisterpunkt der Muskulatur
c) Meisterpunkt des Yang

427 ▪ Was müssen Sie jeweils bei den folgenden Punkten beachten?
a) Lu 2
b) Lu 5
c) Dü 3
d) Bl 17

428 ▪ Wie wird Gb 45 gestochen?

429 ▪ An welchem Nagelwinkel liegt Le 1?

430 ▪ Welcher Punkt liegt genau unter dem Dorn des 7. Halswirbels?

431 ▪ Die Ba-Feng-Punkte befinden sich an welcher Extremität?

432 ▪ Der Extrapunkt Tai Yang ist lokalisiert
 a) auf der Schädelmitte
 b) etwa in der Schnittlinie der Verlängerung der Augenbraue und der äußeren Lidspalte
 c) unter dem Fuß im vorderen Drittel
 d) zwischen den Augenbrauen
 e) hinter dem Ohr

433 ▪ Welcher Akupunkturpunkt ist sowohl ein Tonisierungspunkt als auch ein Kardinalpunkt und hat gute spasmolytische Wirkung?

434 ▪ Wie heißt der Alarmpunkt der Dickdarm-Leitbahn und wo liegt er?

435 ▪ Welche Aussage ist richtig? Bl 2 und Gb 20 klären und stärken die
 a) Augen
 b) Nase
 c) Ohren
 d) Lippen

436 ▪ Welche Aussage ist richtig? Lu 9 fördert die
 a) Libido
 b) Blutzirkulation
 c) Konzentration
 d) Verdauung

437 ▪ Welche Aussage ist richtig? Lu 7 und Di 4 fördern
 a) das Harnvolumen
 b) den Appetit
 c) den Humor
 d) das Schwitzen

438 ▪ Darf man bei Kindern den Punkt Bl 76 mit Elektroakupunktur behandeln?

439 ▪ Welcher Punkt ist der Wasserpunkt in der Lungen-Leitbahn?

440 ▪ Für welche Erkrankungen ist 3E 14 ein guter Nahpunkt?

441 ▪ Was sind Baliao-Punkte?

442 ▪ Welcher Akupunkturpunkt heißt Zusanli?

443 ▪ Als Ah-Shi-Punkte werden bezeichnet:
 a) individuelle Punkte des Patienten mit besonderer Sensibilität
 b) die Punkte der außerordentlichen Leitbahnen
 c) die Punkte der 12 Hauptleitbahnen
 d) die Punkte der Leitbahnen von Lenker- und Konzeptionsgefäß

444 ▪ Welcher Akupunkturpunkt wird als Nei Guan bezeichnet?

445 ▪ Welcher Akupunkturpunkt wird als Wei Guan bezeichnet?

446 ▪ Welcher Akupunkturpunkt wird als Xin Shu bezeichnet?

447 ▪ Welcher Akupunkturpunkt wird als Pi Shu bezeichnet?

448 ▪ Neben welchem Dornfortsatz eines Brustwirbels liegt kein Punkt der Blasen-Leitbahn, weder ihres medialen noch ihres lateralen Astes?

449 ▪ Welche Punkte werden in der Akupunktur als die Knieaugen bezeichnet?

450 ▪ Welcher Akupunkturpunkt ist genau über dem ersten Foramen sacrale zu finden?

451 ▪ Welcher Akupunkturpunkt liegt medioaxillar im 6. Interkostalraum?

452 ▪ Welcher Akupunkturpunkt ist gemeint mit dem Namen „klare Augen"?
 a) Bl 13
 b) Bl 40
 c) Bl 1
 d) Bl 15

453 ▪ Welcher Akupunkturpunkt ist neben dem Tonisierungspunkt der Gallenblase ebenso ein wichtiger Gallenblasenpunkt, der die Holz-Kraft in dieser Leitbahn stärkt? Er hilft bei erstarrten Gefühlen und lässt angestaute Wut abfließen. Er hilft aber auch bei Kopfschmerzen, besonders, wenn diese in der Shao-Yang-Achse lokalisiert sind.
 a) Gb 37
 b) Gb 38
 c) Gb 39
 d) Gb 41

454 ■ Welche Akupunkturtechnik ist bei KG 8 üblich?
  a) sedierende Technik mit Nadeln
  b) tonisierende Technik mit Nadeln
  c) Moxibustion mithilfe von Moxakraut und Salz
  d) Moxibustion mit Moxazigarre

455 ■ Zu welchem Organ oder zu welchem Gewebe hat der Akupunkturpunkt LG 11 als Shen Dao, d. h. in etwa „Weg des Herzens" oder „Weg des Geistes", besonderen Bezug? Er befindet sich auf Höhe der Unterkante des 5. Brustwirbels.
  a) Herz
  b) Niere
  c) Kopfhaare
  d) alle Antworten sind richtig

456 ■ Welcher Akupunkturpunkt wird als „Drei-Meilenpunkt-des-Armes" bezeichnet?

457 ■ Welcher Punkt auf der Rumpfvorderseite ist ein Alarmpunkt sowohl von einer Yang-Leitbahn des Beines als auch vom Mittleren 3 Erwärmer und gleichzeitig ein Meisterpunkt?

458 ■ Welche drei Punkte an der oberen Extremität sind gleichzeitig Mo-Punkte (Schlüsselpunkte, Kardinalpunkte, Öffnungspunkte der außerordentlichen Leitbahnen) und Luo-Punkte (Durchgangspunkte)?

459 ■ Welcher Punkt am Fuß ist bei einer Yin-Leitbahn Schlüsselpunkt und Luo-Punkt zugleich?

460 ■ Welche Punkte liegen an den freien Enden der Rippen 11 und 12?

461 ■ Welcher Punkt liegt am Unterschenkel 5 Cun distal von Ma 36?

462 ■ Welcher Punkt liegt auf der Schulter zwischen Di 15 und Dü 10?

463 ■ Welcher Punkt liegt zwischen Lu 5 und He 3 am Ellbogengelenk?

464 ■ Welcher Punkt liegt zwischen Lu 9 und He 7 am Handgelenk?

465 ■ Welcher Akupunkturpunkt wird als Meer der Energie bezeichnet?

466 ■ Wo genau liegt der Punkt Ni 11?

467 ■ Wo genau liegt der Punkt Ma 30?

468 ■ Welche Punkte liegen allesamt auf der Rumpfvorderseite und zeigen durch Spontan- und Druckschmerzhaftigkeit eine Störung in der dazugehörigen Hauptleitbahn an?

469 ■ Welcher Punkt befindet sich genau auf der Sehne des M. piriformis etwas hinter dem Trochanter major?

470 ■ Welcher Punkt ist der Gruppen-Luo-Punkt der oberen Extremität der Yin-Leitbahnen?

471 ■ Mit welchem Akupunkturpunkt erreichen Sie Erleichterung bei Miktionsbeschwerden eines Patienten, der sich z. B. nach einer Narkose schwer tut, Wasser zu lassen?

472 ■ Wo ist der Akupunkturpunkt Bl 39 lokalisiert?

473 ■ Einige Akupunkturpunkte erreichen in ihrer Wirkung besondere Körperregionen. Welche Körperregion wird von den folgenden Akupunkturpunkten besonders energetisch verbessert?
  a) Ma 36
  b) Di 4
  c) Bl 40

474 ■ Welche drei wichtigen Punkte liegen vor dem Ohr?

Antike Punkte

Fall 28: Behandlung
mit antiken Punkten

Ein Patient wünscht von Ihnen eine TCM-Behandlung mit antiken Akupunkturpunkten. Er hat eine solche Behandlung schon einmal bei einem Kollegen erhalten und es hat ihm bei seiner Erkrankung geholfen. Er leidet seit einigen Jahren an einer rheumatischen Grunderkrankung. Zum Teil sind damit leichte Gelenkschmerzen verbunden. Dadurch hat er wenig Einschränkungen in seinem Leben. Er geht früh morgens barfuß über seine Wiese durch das Gras. Die Kälte bekommt ihm gut. Auch bei Anwendungen mit physikalischer Therapie ist Kälte immer wirksamer als Wärme. Er hat nun eine etwa zweiwöchige Reise in ein Hotel in Spanien vor, hat dort beruflich sehr viel zu tun und befürchtet, dass ihm die Wärme dort nicht gut bekommen wird. Bei bisherigen Reisen hat er in warmer Umgebung immer viel mehr unter Gelenkschmerzen gelitten. Seine Gelenkbeschwerden sind sowohl am Arm als auch am Bein nur an den Außenseiten.

▶ Antworten s. S. 99

? **Fragen**

475 ▪ Welche Punktekategorie werden Sie für diesen Patienten aus den antiken Punkten auswählen?

476 ▪ Sind für diesen Patienten die Yang- oder die Yin-Leitbahnen besser geeignet?

477 ▪ Beschreiben Sie die Verwendung der antiken Punkte.

478 ▪ Welche Wandlungsphasen sind in den antiken Punkten zu finden?

479 ▪ In welchen Körperbereichen findet man antike Punkte?

480 ▪ Wie werden Tonisierungs- und Sedierungspunkte als antike Punkte beschrieben?

481 ▪ Wo liegen alle Ho-Punkte als fünfte antike Punkte?
a) am Fuß- oder Handgelenk
b) am Rumpf vorn
c) auf dem medialen Ast der Blasen-Leitbahn
d) am Knie- oder Ellbogengelenk
e) am Kopf
f) an den Nagelwinkeln

482 ▪ Wo liegen alle Ho-Punkte der Yin-Leitbahnen der oberen Extremität?
a) auf der ulnaren Seite
b) auf der radialen Seite
c) auf der Beugeseite
d) auf der Streckseite

Sedierung/Tonisierung

Fall 29: Symptome bei Kopfschmerz

Ein Patient hat folgende Symptome:
- akut auftretende Kopfschmerzen,
- heftige Kopfschmerzen,
- stark belegte Zunge,
- geröteten Zungenkörper,
- Frieren,
- schnellen Puls,
- kräftige Pulse.

▶ Antworten s. S. 100

? **Fragen**

483 ▪ Welche Symptome dieses Patienten sind Fülle-Zeichen?

484 ▪ Welche Symptome dieses Patienten sind Hitze-Zeichen?

485 ▪ Welche Symptome dieses Patienten sind Kälte-Zeichen?

486 ▪ Welche Symptome dieses Patienten sind Schwäche-Zeichen?

487 ■ Beschreiben Sie verschiedene Techniken der Tonisierung mit Nadeln in der Akupunktur.

488 ■ Welche Tonisierungstechnik kann an Akupunkturpunkten verwendet werden, wenn Sie keine Nadeln stechen wollen?

489 ■ Wann werden Tonisierungspunkte eingesetzt?

490 ■ Welche Punkte sind nach den Regeln der Wandlungsphasen tonisierende Punkte?

491 ■ Welche Punktekombination ist zusammen mit dem Tonisierungspunkt verstärkend wirksam?

492 ■ Beschreiben Sie verschiedene Sedierungstechniken mit Nadeln in der Akupunktur.

493 ■ Welche der Schröpftechniken ist sedierend wirksam?

494 ■ Wann sollten Sie auf Sedierungstechniken verzichten?

495 ■ Gibt es Sedierungstechniken in der Ohrakupunktur?

496 ■ Wie wird Moxibustion durchgeführt?

497 ■ Wann ist Moxaanwendung kontraindiziert?

498 ■ Woran erkennen Sie die Yang-Schwäche als Indikation zur Moxatherapie?

499 ■ Kann Laseranwendung an Akupunkturpunkten besser tonisieren oder sedieren?

500 ■ Sind Nadeln oder Laserbehandlung wirksamer zur Tonisierung?

501 ■ Welche der beiden Akupunkturtechniken, Sedierung oder Tonisierung, ist besser durch Akupunktur mit Nadeln zu erreichen?

? Weiterführende Fragen

502 ■ Wo liegen alle antiken Punkte? Bitte nennen Sie alle richtigen Antworten.
a) zwischen Ellbogenbereich und Fingerspitzen für die Hauptleitbahnen des Armes
b) zwischen Kniegelenksbereich und Fußspitzen für die Hauptleitbahnen des Beines
c) zwischen ventralem und dorsalem Ast der Wei-Ni-Leitbahn für die Extraleitbahnen

d) in der Nähe der Handgelenke oder Fußgelenke für die außerordentlichen Leitbahnen
e) am Kopf
f) am Rumpf vorn
g) am Rumpf hinten

503 ■ Welche Punkte gehören nicht zu den antiken Punkten?
a) Shu-Punkte
b) Tonisierungspunkte
c) Mu-Punkte
d) Sedierungspunkte
e) Luo-Punkte
f) Holz-Punkte
g) Yuan-Punkte
h) Feuer-Punkte
i) Xi-Cleft-Punkte
j) Erdenpunkte
k) Meisterpunkte
l) Metall-Punkte
m) obere Kopf-Punkte der Yin-Leitbahnen
n) Wasser-Punkte
o) Untere Einflussreiche Punkte

504 ■ Mit welchem Steuerungspunkt ist der dritte antike Punkt bei den Yin-Organen identisch?

505 ■ Welche Kategorie von Akupunkturpunkten erfüllt der Punkt Lu 9 am radialen Ende der Handgelenksbeugefalte über der A. radialis?

506 ■ Wie stechen Sie die Nadeln, um zu sedieren?

507 ■ Starkes Auslösen von De Qi ist eine
a) sedierende Technik
b) tonisierende Technik

508 ■ Welches Nadelmaterial ist zur Tonisierung am besten geeignet?
a) Gold
b) Silber
c) Stahl
d) Plastik oder Horn

509 ■ Welches Nadelmaterial ist zur Sedierung am besten geeignet?
a) Gold
b) Silber
c) Stahl
d) Plastik oder Horn

510 ■ Welches ist der Vorteil einer Dreikantnadel?

Energetik der Akupunktur

Fall 30: Effort-Syndrom

Eine 22-jährige Frau ruft in Ihrer Praxis an und sucht Ihren Rat. Sie leidet unter starker Erschöpfung. Vor drei Monaten sind ihre beiden Eltern bei einem Flugzeugunglück ums Leben gekommen, kurz zuvor war ihr älterer Bruder an Krebs erkrankt. Er liegt in einem Krankenhaus und hat eine sehr schlechte Prognose. Vor sechs Wochen ist ihre Katze gestorben und sie selbst leidet an ständigen Erkältungserscheinungen. Sie hat schon mehrere Antibiotika-Therapien hinter sich. Seit dem Tod der Eltern hat die junge Frau Ein- und Durchschlafstörungen und schläft durchschnittlich jede Nacht nur etwa 4–5 Stunden. Ihr Hauptproblem ist die momentane Erschöpfung. Sie ist ständig müde und unkonzentriert. Beruhigungstabletten und auch Schlaftabletten haben nicht geholfen, sie nimmt diese nicht mehr.

► **Antworten s. S. 103**

❓ Fragen

511 ▪ Ihre aktuelle Frage an Sie ist, ob Sie Chancen sehen, ihr mit Akupunktur dabei zu helfen, die große Erschöpfung zu überwinden.

512 ▪ In welchen Leitbahnen fließt ständig Energie?
   a) in den Hauptleitbahnen
   b) in den außerordentlichen Leitbahnen
   c) in keiner Leitbahn, es fließt nur Energie nach der Nadelung

513 ▪ Bitte kreuzen Sie alle falschen Aussagen an.
   a) Frauen haben nur Yin-Anteile.
   b) Frauen haben nur Yang-Anteile.
   c) Im hervorbringenden Zyklus der Wandlungsphasen ist die Milz die Mutter der Lunge.
   d) Trauer und Trockenheit werden dem Metall zugeordnet.
   e) Muskeln und Sehnen werden dem Magen zugeordnet.
   f) Die Lunge regiert Knochen und Zähne.
   g) Plötzlich wechselnde Beschwerden (Lokalisation) sind ein Zeichen für Einfluss von äußerem Wind.
   h) Akute Urtikaria mit schnellem Puls und roter Zunge ist ein Zeichen für Wind und Hitze.
   i) Di 4 ist oft indiziert, wenn der Patient niedrigen Blutdruck hat.
   j) Gb 45 ist als Ting-Punkt bei Gallenkolik indiziert.
   k) Der Rücken einer Frau wird im Gegensatz zu ihrer Ventralseite als Yang-Seite bezeichnet.

514 ▪ Welche Leitbahn birgt die Erbenergie?

515 ▪ Wie heißen die acht diagnostischen Leitkriterien?

516 ▪ Welche Aussage/n ist/sind falsch?
   a) Yin-Fülle geht mit Kälte einher.
   b) Yang-Fülle geht mit viel Zungenbelag einher.
   c) Yang-Fülle zeigt sich an leiser Stimme.
   d) Ein sehr geschwächter Patient soll bei Fieber dennoch zunächst mit Moxa vorsichtig behandelt werden.

517 ▪ Bei welchem Disharmoniemuster ist die Moxibustion kontraindiziert?
   a) Fülle des Yin
   b) Fülle des Yang

518 ▪ Welche Aussagen sind richtig:
   a) Bei Schwangeren sollen die Akupunkturpunkte möglichst nicht sedierend gestochen werden.
   b) Die Tonisierung benötigt längere Zeit als die Sedierung.
   c) Dü 3 ist ein sehr schmerzhafter Akupunkturpunkt.
   d) Eine Leitbahn, die am Arm verlaufend vom Thorax nach unten zur Hand zieht, ist eine Yang-Leitbahn.
   e) Yang-Leitbahnen ziehen am Bein von oben nach unten.
   f) Die Dickdarm-Leitbahn kreuzt von allen Leitbahnen als einzige die Mittellinie (gemeint sind alle Hauptleitbahnen und alle außerordentlichen Leitbahnen).
   g) Du Mai und Ren Mai als außerordentliche Leitbahnen sind nicht miteinander gekoppelt.
   h) Du Mai und Ren Mai besitzen einen Luo-Punkt.
   i) Mi 21 wird auch als großer Luo-Punkt bezeichnet.

519 ■ Bei welchen Störungen benutzt man den lateralen Ast der Blasen-Leitbahn bevorzugt?

520 ■ Worauf weist nach der chinesischen Zungendiagnostik eine gerötete Zungenspitze hin?
a) Qi-Schwäche
b) Schleim-Retention
c) Herz-Feuer

521 ■ Viel Zungenbelag, der sich nicht oder nur schwer abwischen lässt, ist ein Zeichen für
a) Hitze
b) Kälte
c) Fülle
d) Schwäche

522 ■ Wie nennt man die Leitbahnpaare, die sich an analogen Pulstaststellen befinden? Gemeint sind z. B. jeweils die Pulstaststelle Lu 7 einmal rechts und einmal links, z. B. im oberflächlichen Aspekt, wo Sie die Yang-Leitbahnen 3E und Bl finden. Wie heißt die Beziehung zwischen diesen beiden Leitbahnen?
a) gekoppelte Leitbahnen
b) Achsenpartner-Leitbahnen
c) Ehepartner-Leitbahnen

523 ■ Ordnen Sie bitte die Cunmaße zu:
a) die Breite der vier ulnaren Finger einer Hand etwa in Höhe der Fingermitte
b) die Breite eines Daumens in Höhe seines Mittelgelenkes
c) der Abstand zwischen Xiphoidoberkante und Bauchnabel
d) die Länge eines Unterschenkels zwischen Knie- und Fußgelenksspalt
e) der Abstand zwischen Symphysenoberkante und Bauchnabel
A) 1 Cun
B) 3 Cun
C) 5 Cun
D) 8 Cun
E) 16 Cun

524 ■ Was bedeutet die Bezeichnung Fen?

525 ■ Welcher Wandlungsphase ist der Mund als Sinnesorgan zugeordnet?

526 ■ Was ist allen Mu-Punkten gemeinsam?

527 ■ Nennen Sie von oben bis unten die Zustimmungspunkte auf dem medialen Ast der Blasen-Leitbahn.

528 ■ Nennen Sie alle Alarmpunkte auf der Rumpfvorderseite.

529 ■ Welche Punkte führen das rebellische Qi wieder nach unten und beseitigen die feuchte Hitze aus den Yang-Organen?

530 ■ Wann hat der Oppositionspartner der Lungen-Leitbahn nach der Organuhr seine Minimalzeit?

531 ■ Welche Leitbahn hat nach der chinesischen Organuhr ihre Maximalzeit früh morgens zwischen 1 und 3 Uhr?

532 ■ Ordnen Sie bitte a = Yin oder b = Yang zu:
a) Mann
b) Frau
c) hell
d) dunkel
e) oben
f) unten
g) warm
h) kalt
i) außen
j) innen
k) Tag
l) Nacht
m) Ratio
n) Emotio
o) hinten
p) vorn

533 ■ Bei welchem Disharmoniemuster ist die Moxibustion kontraindiziert?
a) Fülle des Yin
b) Fülle des Yang
c) Schwäche des Yin
d) Schwäche des Yang

534 ■ Welche Aussage/n ist/sind falsch?
a) Der Kopf stellt einen überwiegenden Yang-Bereich im Körper dar.
b) Die Nieren-Leitbahn hat ihren Ting-Punkt an keinem Nagelwinkel.
c) Yang-Fülle soll mit Moxibustion behandelt werden.
d) Alle Leitbahnen haben ihre Yin- und Yang-Wurzel in der Niere.
e) Ein sehr geschwächter Patient soll bei Fieber nicht mit Moxa behandelt werden.
f) Starke Schmerzen des Patienten können eine Kontraindikation zur Akupunkturtherapie sein.

535 ■ Ein Patient berichtet Ihnen davon, dass in seiner Familie alle eher schnell altern. Er selbst hat mit 45 Jahren schon alle Zähne verloren. Er leidet unter Schwerhörigkeit, verträgt keine Kälte und fühlt sich zurzeit sehr schwach. Welcher Funktionskreis muss bei diesem Patienten gestärkt werden? Wie viele und welche Punkte schlagen Sie mit welcher Methode vor?

536 ■ Ein langsamer Puls weist hin auf eine
   a) Hitze-Symptomatik
   b) Kälte-Symptomatik
   c) Fülle-Symptomatik
   d) Schwäche-Symtomatik
   e) Störung in der Herz-Leitbahn

537 ■ Eine Patientin klagt über Schlaflosigkeit und Nachtschweiß. Sie leidet unter Verstopfung. Der Urin ist gelb und spärlich. Sie tasten den Puls als schnell und dünn. Die Zunge ist rot und weist keinen Belag auf. Die Patientin hat teilweise Hitzegefühle in den Händen und an der Fußsohle. Kälte verbessert das Befinden. Welches Disharmoniemuster liegt hier vor?
   a) Yang-Fülle
   b) Yin-Fülle
   c) Yang-Mangel
   d) Yin-Mangel

538 ■ Muss ein Patient bei jeder Akupunkturbehandlung unbedingt liegen?

539 ■ Darf ein Patient nach einer Akupunktursitzung, bei der viele Nadeln gestochen wurden, warmen Tee trinken?

540 ■ Um wie viele Stunden lässt sich die zirkadiane Rhythmik der Organuhr bei Reisen in andere Zeitzonen in einer Woche etwa verschieben?

541 ■ Darf der Punkt Ni 1 gemoxt werden?

542 ■ Gibt es eine Zuordnung zu Maximal- oder Minimalzeiten bei den außerordentlichen Leitbahnen?

543 ■ Gibt es eine Möglichkeit, den momentanen energetischen Zustand einer außerordentlichen Leitbahn durch Pulsdiagnostik zu ermitteln?

544 ■ Welche beiden Grundprogramme gibt es neben der Shu-Mu-Technik speziell noch bei Erkrankungen der Yin- und Yang-Funktionskreise?

545 ■ Bei welchem Punkt kann es beim Hypotoniker zum Blutdruckabfall kommen?
   a) Ma 36
   b) OP 13
   c) Di 4

546 ■ Nennen Sie jeweils die Gesamtpunktzahl der einzelnen Leitbahnen im dritten Umlauf.

547 ■ Darf man ein Hautareal mit Laserakupunktur behandeln, wenn der entsprechende Akupunkturpunkt um sich herum ein Ekzem aufweist?

548 ■ Welcher Nierenpunkt sollte möglichst nur selten gestochen werden?

549 ■ In welchem Fall wird öfter akupunktiert: bei chronischen oder bei akuten Beschwerden?

550 ■ Welche Aussage ist richtig?
   a) Ein blasser Zungenkörper und ein langsamer Puls ist ein Zeichen für Kälte.
   b) Verstopfung ist ein Hitze-Zeichen.
   c) Aversion gegen Kälte ist ein Hitze-Zeichen.
   d) Langsame Bewegungen sind ein Hitze-Zeichen.

551 ■ Livide Verfärbung ist meist ein Zeichen für
   a) Yin-Mangel
   b) Yang-Mangel
   c) Blutstase
   d) Qi-Stagnation

552 ■ Die Kombination von einer Nadel in die beiden Punkte PaM 3 zu PaM 4 (Yin Tang) mit Di 20 ist meist schnell erfolgreich bei
   a) Hinterhauptskopfschmerzen
   b) Menstruationsbeschwerden
   c) Durchfall
   d) Rhinitis
   e) Tinnitus

553 ■ Welche Symptome sind beim Fülle-Schmerz-Syndrom zu beobachten?
   a) Schmerzintensität stark
   b) Schmerzintensität schwach
   c) Beginn und Verlauf sind akut
   d) Beginn und Verlauf sind chronisch
   e) Patient ist von kräftiger Konstitution
   f) Patient ist von schwacher Konstitution

554 ■ Prüfen Sie folgende Aussagen. Welche davon sind richtig?
   a) Akupunktur wirkt nur, wenn das De-Qi-Gefühl ausgelöst wird.

b) Zur Sedierung wird die Nadel gegen die Leitbahnrichtung gestochen.

c) Die Herz-Leitbahn folgt in der energetischen Abfolge der Milz-Leitbahn.

d) Der schwache Patient wird immer erst gemoxt.

555 ■ Prüfen Sie folgende Aussagen. Welche davon sind falsch?

a) Der Luo-Punkt der Dickdarm-Leitbahn wird rechts gestochen, wenn die Magen-Leitbahn links in Fülle ist.

b) Hypericum als pflanzliches Antidepressivum kann die Wirkung der Akupunktur behindern.

c) Die Lunge öffnet sich in der Nase.

d) Die Milz zeigt sich an den Lippen.

556 ■ Prüfen Sie die folgenden Aussagen. Welche sind falsch?

a) Ni 3 und Ni 7 dürfen gemeinsam in einer Sitzung gestochen werden.

b) Ma 36 ist als Fernpunkt bei Schultererkrankungen besonders gut wirksam. Er wird als Meisterpunkt der Schulter bezeichnet.

c) Huatuojiaji-Punkte liegen zwischen dem Lenkergefäß und den jeweiligen Punkten auf dem medialen Ast der Blasen-Leitbahn, also immer etwa 0,75 Cun lateral der Mittellinie in Höhe der Facettengelenke der Wirbel.

d) Der Magen wird der Erde zugeordnet.

557 ■ Fülle-Symptome bei Schmerzen im Bewegungsapparat sind Zeichen für:

a) starke Schmerzintensität

b) schwache Schmerzintensität

c) akuter Beginn

d) chronischer Beginn

e) Druck führt zu Verschlechterung

f) Druck führt zu Verbesserung

g) akuter Verlauf

h) chronischer Verlauf

558 ■ Bei akuten Schmerzen werden bevorzugt genadelt:

a) Fernpunkte

b) Nahpunkte

559 ■ Welche Aussage/n ist/sind richtig?

a) Dicker Zungenbelag und kräftiger Puls sind Fülle-Zeichen.

b) Chronischer Verlauf einer Krankheit ist ein Schwäche-Zeichen.

c) Bei der Sedierung wird ein kräftiger Nadelreiz ausgeübt.

d) Bei der Tonisierung wird ein kräftiger Nadelreiz ausgeübt.

560 ■ Welche Aussage ist richtig? Li und Biao sind die Bezeichnungen für

a) Hitze und Kälte

b) innen und außen

c) Leere und Fülle

561 ■ Sind bei kleinen Kindern die Pulse pro Atemzug normalerweise schneller als 4 – 5 Pulse?

562 ■ Was wird mit den Begriffen Cun-Position, Guan-Position und Chi-Position beschrieben?

563 ■ Nach einer ambulanten Akupunktursitzung kann ein Patient eventuell eingeschränkt straßenverkehrstauglich sein. Daher ist es sinnvoll,

a) den Patienten vorher darüber aufzuklären

b) den Patienten nicht mit dem eigenen Auto an diesem Tag fahren zu lassen

c) Akupunkturen nur unter stationären Bedingungen durchzuführen

System der außerordentlichen Leitbahnen

Fall 31: Therapieresistenz

Ein junger Kollege kommt in Ihre Praxis. Er hat vor einer Weile sehr aufopferungsvoll die Sterbebegleitung eines Nachbarn geleistet. Dieser ist vor zwei Monaten mit über 90 Jahren in seinen Armen entschlafen. Seither leidet Ihr Patient unter Rückenschmerzen, die sich beim lumbosakralen Übergang in der Mittellinie projizieren. Alle Versuche einer Behandlung sind bisher erfolglos geblieben. Alle diagnostischen Bemühungen ergaben keinerlei Korrelat. Die Schmerzen sind nicht erklärbar. Der Kollege ist wegen der Therapieresistenz schon ganz verzweifelt. Er sieht durchaus den Zusammenhang mit seiner Psyche. Er hat den Tod des Nachbarn gut verarbeitet, aber die

Schmerzen bestehen genau seit dem Sterbefall. Manchmal fühlt er sich, als würde sein Rücken durchbrechen, manchmal ist ihm in seinem Beruf die Verantwortung zu groß. Von seiner Grundstimmung her neigt er aber weder zu Depressionen, noch ist er mutlos. Er hat ein recht realistisches Weltbild, hat gute geregelte Verhältnisse und ist auch sonst recht ausgeglichen.

▶ Antworten s. S. 110

❓ Fragen

564 ■ Welches Leitbahnsystem ist in einem solchen Fall Erfolg versprechend?

565 ■ Sie haben einen Patienten vor zwei Tagen gegen seine Rückenschmerzen mit folgenden Punkten erfolgreich behandelt: Bl 62, Bl 40, Dü 3, Ma 36 und Gb 39. Alle Punkte wurden beidseits gestochen. Heute fangen die Schmerzen wieder leicht an zurückzukehren. Die Schmerzen sind noch immer mehr akut und spontan. Welche Punktekombination werden Sie heute stechen?
a) alle Punkte wie oben
b) alle Punkte wie oben außer Dü 3
c) alle Punkte wie oben außer Bl 62
d) nur Ohrpunkte
e) nur Lokalpunkte über der Schmerzregion

566 ■ Welcher Punkt öffnet den Ren Mai?

567 ■ Nennen Sie die acht gekoppelten außerordentlichen Leitbahnen jeweils mit den Einschaltpunkten.

568 ■ Was müssen Sie beachten, wenn Sie zwei gekoppelte außerordentliche Leitbahnen in einer Sitzung gemeinsam aufgeschlossen haben, wobei der Patient mit dem Ergebnis sehr zufrieden war und nun eine Wiederholungsbehandlung wünscht?

569 ■ Mit welcher Leitbahn ist das Lenkergefäß gekoppelt?
a) Du Mai
b) Ren Mai
c) Chong Mai
d) Yin Wei Mai
e) Yin Qiao Mai
f) Yang Wei Mai
g) Yang Qiao Mai
h) Dai Mai

570 ■ Welcher Punkt schaltet Du Mai ein? Wo liegt dieser Schlüsselpunkt?

571 ■ Welche beiden außerordentlichen Leitbahnen versorgen im Yin das vordere Längsdrittel des Körpers?

572 ■ Welche beiden außerordentlichen Leitbahnen werden ständig energetisch durchströmt?

573 ■ Welche außerordentliche Leitbahn hat jeweils im Yin und im Yang eine übergeordnete Funktion?

574 ■ Welche beiden außerordentlichen Leitbahnen verlaufen am Körper nicht auf beiden Körperhälften doppelt?

575 ■ Welche außerordentliche Leitbahn hat den größten Einfluss auf den gynäkologischen Raum?

576 ■ Muss man zuerst die Schlüsselpunkte für Du Mai oder Ren Mai stechen, bevor man Punkte dieser außerordentlichen Leitbahnen benutzen darf?

577 ■ In welche Richtung verlaufen fast alle außerordentlichen Leitbahnen?

578 ■ Welche außerordentliche Leitbahn ist besonders indiziert bei Schmerzen, die über der Crista iliaca ausstrahlen?

579 ■ Welcher Schlüsselpunkt ist indiziert, wenn der Patient unter Kopfschmerzen leidet, die am gesamten Kopf hin und her wandern?

580 ■ Wo genau befindet sich anatomisch der Mo-Punkt des Chong Mai?

581 ■ Welche außerordentliche Leitbahn wird beidseits durch die Mo-Punkte bei lokalen Rückenschmerzen der Etage L 5 ohne Ausstrahlung geöffnet?

582 ■ Welche außerordentliche Leitbahn wird bei lokalen Rückenschmerzen der Etage S 1 ohne Ausstrahlung geöffnet?

583 ■ Welche beiden außerordentlichen Leitbahnen nennt man auch Fersengefäße?

584 ■ Welche Leitbahn ist mit Dai Mai gekoppelt?

585 ■ Welche beiden außerordentlichen Leitbahnen versorgen energetisch das dorsale Längsdrittel des Körpers?

586 ▪ Eine 45-jährige Lehrerin leidet stark unter thorakalem Engegefühl, besonders wenn Stresssituationen mit dem Lehrerkollegium auftreten. Sie leidet ebenso unter Übelkeit, Erbrechen und Bauchschmerzen mit Verdauungsbeschwerden. Sie ist leicht übergewichtig, hat aber sehr häufig Durchfälle, die teilweise sofort nach der Mahlzeit auftreten. Die gesamte Symptomatik ist erst nach einem Magen-Darm-Infekt vor etwa 2 Jahren aufgetreten. Vorher sind auch die Gewichtsprobleme eher unauffällig gewesen. Welche außerordentliche Leitbahn ist bei dieser Patientin indiziert?

587 ▪ Welche außerordentliche Leitbahn wird mit Elektrostimulation bei operativen Eingriffen im Thorax-Bereich eingesetzt?

588 ▪ Wo befindet sich anatomisch der Mo-Punkt des Yang Wei Mai?

589 ▪ Wie oft darf man die gekoppelten außerordentlichen Leitbahnen gemeinsam öffnen?

590 ▪ Welche beiden außerordentlichen Leitbahnen wirken bei den meisten akuten Schlafstörungen, wenn man sie gemeinsam aktiviert?

591 ▪ Wie lange sollen die Nadeln in Mo-Punkten jeweils belassen werden, wenn sonst keine anderen Punkte in dieser Sitzung gestochen wurden?

592 ▪ Können nach dem Einsatz von Wunderleitbahnen auch Verschlechterungen in der Befindlichkeit des Patienten eintreten?

593 ▪ Für die außerordentlichen Leitbahnen sind folgende Punkte zugeordnet:
a) Luo-Punkte
b) Yuan-Punkte
c) Schlüsselpunkte
d) Tonisierungspunkte
e) Sedierungspunkte
f) antike Punkte
g) Akutpunkte
h) Mitternachtspunkte

594 ▪ Welcher Kardinalpunkt liegt auf gleicher Höhe zu Mi 4?

595 ▪ Welcher Schlüsselpunkt liegt auf gleicher Höhe wie Pe 6?

596 ▪ Welcher Einschaltpunkt liegt auf der gleichen Höhe wie Ni 6?

Besondere Steuerungspunkte

Fall 32: Akute Hüftschmerzen

Ein Patient kommt notfallmäßig in Ihre Praxis. Er ist 54 Jahre alt und hat seit etwa vier Tagen Schmerzen in der rechten Hüfte, die alle paar Jahre immer mal wieder auftreten. Nach einigen Stunden tritt immer wieder Besserung ein. Diesmal halten sie jedoch schon seit Tagen an. Es ist damals eine Enthesopathiekomponente der sakroiliakalen Bänder festgestellt worden. Die Schmerzen strahlen z. T. durch die Pobacke in das Bein aus, vereinzelt auch bis zum fünften Zeh. Sie stellen bei der Untersuchung der Hüfte fest, dass Ihr Patient in Rückenlage das angewinkelte rechte Bein nur schwer in Richtung zur kontralateralen Schulter bewegen kann. Die sakroiliakalen Bänder sind auch jetzt wieder betroffen. Keine Einschränkung und kein Schmerz liegen für die Prüfung der anderen Ligamente vor.

▶ Antworten s. S. 112

❓ Fragen

597 ▪ Mit welchem Steuerungspunkt behandeln Sie diese Enthesopathiekomponente?

598 ▪ Welches ist der Meisterpunkt des Knochenmarks?

599 ▪ Als Akutpunkte bezeichnet man die
a) Ting-Punkte
b) King-Punkte
c) Yin-Punkte
d) Xi-Cleft-Punkte
e) Mu-Punkte

600 ▪ Wie heißen die folgenden Punkte und wo liegen sie?
a) Meisterpunkt des Zwerchfells
b) Meisterpunkt der Gefäße
c) Meisterpunkt der Haut

Im Folgenden finden Sie Beschreibungen der Steuerungspunkte. Diese sollen Sie in den Fragen 601 – 620 zuordnen.

a) Das sind Punkte, die sich alle auf dem medialen Ast der Blasen-Leitbahn befinden. Zu jeder Hauptleitbahn gehört ein solcher Punkt. Sie haben segmentale Zusammenhänge mit dem zugeordneten Organ. Sie werden diagnostisch und therapeutisch eingesetzt.

b) Diese Punkte liegen alle auf dem Rumpf vorn. Jeder Hauptleitbahn ist ein solcher Punkt zugeordnet. Sie werden spontan oder druckschmerzhaft, wenn eine Störung in der zugehörigen Leitbahn aufgetreten ist. Diese Punkte sind auf verschiedenen Leitbahnen verteilt. Dreimal liegt er auf der eigenen Leitbahn, nämlich bei der Lungen-, Leber- und Gallenblasen-Leitbahn. Sechsmal liegt ein solcher Punkt auf dem Konzeptionsgefäß und dreimal auf einer anderen Leitbahn.

c) Diese Punkte gehören zu den antiken Punkten. Sie gehören jeweils zu einer der Hauptleitbahnen, auf der sie auch immer liegen. Sie sind in der Lage, die Energie in dieser Leitbahn zu verbessern. Als antike Punkte gehören sie dem Mutterelement der Leitbahn an.

d) Diese Punkte gehören ebenfalls zu den antiken Punkten. Sie sind auch immer einer Hauptleitbahn zugeordnet, auf der sie auch liegen. Es sind Punkte, die das Sohnelement der Leitbahn darstellen. Durch diese Punkte kann die Leitbahn von zu sehr gestauter Energie entlastet werden.

e) Diese Punkte gibt es nur 6-mal. Sie liegen alle am Bein. Sie sind den sechs Yang-Leitbahnen zugeordnet. Sie können das rebellische Qi wieder nach unten leiten, und sie beseitigen die feuchte Hitze in der dazugehörigen Leitbahn.

f) Diese Punkte gehören nicht zu den antiken Punkten. Sie bieten Möglichkeiten, über transversale Gefäße energetischen Ausgleich zu schaffen. Sie sind mit keinem antiken Punkt identisch, obwohl sie ebenfalls in dem Bereich der antiken Punkte liegen. Es gibt für jede Hauptleitbahn einen solchen Punkt, der dann auch auf dieser Leitbahn liegt. Darüber hinaus gibt es für die vier Gruppen des Yin und Yang an den Extremitäten noch solche Punkte, die für je drei Leitbahnen zusammengefasst sind. Ein weiterer solcher

Punkt beeinflusst den gesamten Körper energetisch. Bei den außerordentlichen Leitbahnen sind solche Punkte nur bei Ren Mai und bei Du Mai zu finden.

g) Diese Punkte sind die periphersten Punkte einer jeden Hauptleitbahn. Sie liegen immer weit distal an der Extremität. Zehnmal sind es Nagelwinkelpunkte, einmal liegt ein solcher Punkt unter dem Fuß und einmal ist er auf einer Fingerkuppe zu finden.

h) Diese Gruppe von Punkten sorgt für den energetischen Ausgleich von gekoppelten Leitbahnen. Sie gehören nicht zu den antiken Punkten, obwohl bei den Yin-Leitbahnen der dritte antike Punkt mit diesen Punkten zusammenfällt.

i) Diese Punkte sind im akuten Krankheitsfall sehr wirksam. Sie liegen immer in einem kleinen Spalt. Auf jeder Hauptleitbahn liegt ein solcher Punkt. Bei energetischer Fülle in der Leitbahn wird dieser Punkt druckschmerzhaft.

j) Es gibt 12 dieser Punkte. Sie gehören zu einer Wandlungsphase. Im Yang sind es die zweiten antiken Punkte, im Yin sind es die fünften antiken Punkte. Sie ermöglichen der Leitbahn die Ausleitung von pathogenen Hitze-Faktoren. Im Yin werden sie auch eingesetzt, um trockene Ekzeme zu beeinflussen.

k) Diese Punkte gibt es 8-mal. Mit ihrer Hilfe werden spezielle Leitbahnsysteme aktiviert. Diese werden immer paarweise zusammengefasst und „gleichgeschlechtlich" als gekoppelt bezeichnet.

l) Diese Punkte liegen auf dem Rücken. Es sind Punkte außerhalb der Leitbahnen. Man findet sie von der Halswirbelsäule bis zur Lendenwirbelsäule, sie liegen etwa ¾ Cun lateral der Mittellinie, und man erreicht mit der Nadelspitze in diesen Punkten die Facettengelenke der Wirbel untereinander.

m) Diese Punkte gehören zu den antiken Punkten. Sie gehören zu einem bestimmten Element. Bei den Yin-Leitbahnen sind diese Punkte identisch mit dem periphersten Punkt der Leitbahn, bei Yang-Leitbahnen sind die Punkte meist an numerisch drittperipherster Stelle der Leitbahn, nur bei der Gallenblasen-Leitbahn ist es der viertperipherste Punkt.

n) Diese Punkte gibt es 12-mal. Jede Leitbahn hat einen solchen Punkt. Er liegt immer im Bereich der großen Gelenke wie Ellbogengelenk oder Kniegelenk. Bei drei der Yang-Leitbahnen ist dieser Punkt identisch mit dem Unteren Einflussreichen Punkt.

o) Diese Punkte sind für die Applikation von Akupunkturnadeln tabu. Man nennt sie auch verbotene Punkte.

p) Diese Punkte werden je nach der Lokalisation eines Krankheitsgeschehens definiert. Sie werden bevorzugt bei chronischen Krankheiten gestochen und befinden sich genau in der Region, die auch schmerzhaft ist oder die als krankhaft bezeichnet werden kann. Sie gehören zu den Punkten der Haupleitbahnen.

q) Diese Punkte sind Nahpunkte im Ort des Krankheitsgeschehens, gehören aber keiner Hauptleitbahn an, sondern liegen z. B. in Muskeln oder im Bindegewebe. Man nennt sie auch Lokus-dolendi-Punkte.

r) keine der Erklärungen passt zu dieser Punktekategorie.

601 ▪ Welche Aussage trifft zu für die Tonisierungspunkte?

602 ▪ Welche Aussage trifft zu für die Sedierungspunkte?

603 ▪ Welche Aussage trifft zu für die Xi-Cleft-Punkte?

604 ▪ Welche Aussage trifft zu für die Zustimmungspunkte?

605 ▪ Welche Aussage trifft zu für die Alarmpunkte?

606 ▪ Welche Aussage trifft zu für die Schlüsselpunkte?

607 ▪ Welche Aussage trifft zu für die Kardinalpunkte?

608 ▪ Welche Aussage trifft zu für die Wasser-Punkte?

609 ▪ Welche Antwort trifft zu für die Yuan-Punkte?

610 ▪ Welche Aussage trifft zu für die fünften antiken Punkte?

611 ▪ Welche Aussage trifft zu für die Ho-Punkte?

612 ▪ Welche Aussage trifft zu für die Unteren Einflussreichen Punkte?

613 ▪ Welche Aussage trifft zu für die Luo-Punkte?

614 ▪ Welche Aussage trifft zu für die Ting-Punkte?

615 ▪ Welche Aussage trifft zu für die Nahpunkte?

616 ▪ Welche Aussage trifft zu für die Punkte Ma 17 und KG 8?

617 ▪ Welche Aussage trifft zu für die Hua-Tuo-Punkte?

618 ▪ Welche Aussage trifft zu für die Punkte der „grande piqûre"?

619 ▪ Welche Aussage trifft zu für die Holz-Punkte?

620 ▪ Welche Aussage trifft zu für die Punkte der Ehepartner-Leitbahnen?

621 ▪ Welche Aussagen sind für die Meisterpunkte zutreffend?

a) Es gibt acht klassische Meisterpunkte.

b) Es gibt weitere moderne Meisterpunkte, die besonders erfolgreich auf ein bestimmtes Gewebe oder auf eine bestimmte Krankheit einwirken können.

c) Lu 7 ist der Meisterpunkt für die Blutgefäße.

d) Di 4 wird auch als Meisterpunkt gegen Schmerzen bezeichnet.

e) Bl 31 ist der Meisterpunkt der Haut.

f) Di 1 ist ein Meisterpunkt gegen Zahnschmerzen.

g) Bl 40 wird auch als Meisterpunkt des Klimakteriums bezeichnet.

TCM-Fragen

Fall 33: Holz-Typ

Ein Freund von Ihnen musste sich vor einem Jahr einer Cholezystektomie unterziehen. Er war vorher immer eine „Stimmungskanone", hat ständig seine Umgebung mit immer wieder neuen und verrückten Einfällen überrascht. Manchmal war er grantig, aufbrausend und launenhaft, aber keine seiner Stimmungen hielt für lange Zeit an. War er an dem einen Tag noch so richtig wütend auf jemanden, so war er schon am nächsten Tag wieder ganz freundlich. Sein Leben verlief sehr lebendig, er hat viele Interessen, hat auch mit fast 50 noch jede neue Mode mitgemacht, war keinem Genussmittel abgeneigt und war in allem sehr auffällig. Seit der Operation hat er sich verändert, er ist stiller, gesetzter und ruhiger geworden. Er sagt Ihnen, dass er nun häufig nachts gegen 1 Uhr aufwacht und schlecht schlafen kann. Er hat seine Spontanität etwas verloren und ist gar nicht mehr so wie früher.

► Antworten s. S. 113

❓ Fragen

622 ▪ Sehen Sie Zusammenhänge mit der Gallenblasenoperation?

623 ▪ Ein Patient berichtet in der Anamnese, dass er liebend gern Knoblauch verwendet, auch mit Ingwer viel würzt, dass er morgens erst ein heißes Bad nimmt, bevor er den Tag beginnt, dass er bevorzugt im Süden Urlaub macht, dass er schnell friert, dass er meist eher blass aussieht und dass er wenig Durst hat. Er redet wenig, seine Verdauung ist immer sehr weich, er neigt zu Durchfällen. Welcher Aspekt seiner Konstitution wird dadurch deutlich?

624 ▪ Wie heißt die deutsche Übersetzung des Wortes „Feng"?

625 ▪ Wie viele Cun liegen zwischen dem Lenkergefäß und dem medialen Ast der Blasen-Leitbahn?

626 ▪ Wie nennt man das typische Nadel-Gefühl? Der Patient verspürt es nach dem Einstich an gewissen Akupunkturpunkten als dumpfes oder schweres Gefühl, so als sei die Umgebung der Nadel wie betäubt. Es wird manchmal als Kribbeln oder als elektrisierendes Gefühl beschrieben. Es verteilt sich teilweise an der Leitbahn entlang.

627 ▪ Die Kombination von Ma 40 und Mi 3 bewährt sich bei folgendem Symptom:
a) vermehrte Schleimbildung z. B. in den Atemwegen
b) Hustenreiz
c) Harninkontinenz
d) Haarausfall
e) Logorrhöe

628 ▪ Welche Punkte erreichen Sie, wenn Sie mit der Schröpfmethode auf dem Rücken eine Schröpfmassage von Bl 13 bis Bl 28 durchführen?

629 ▪ Welche Leitbahn hat von ihrer Lokalisation her den größten Yang-Aspekt?

630 ▪ Zu welcher Jahreszeit soll man nicht akupunktieren?

631 ▪ Für welche Akupunkturtechnik ist KG 8 geeignet?

632 ▪ Wie wird Bl 19 gestochen?

633 ▪ Welcher Akupunkturpunkt ist ein Punkt
a) gegen allgemeine Schmerzen?
b) gegen Juckreiz?
c) der festgehaltene Trauer lösen kann?

634 ▪ Unter welchen Bedingungen spricht die Akupunktur eventuell nicht an?

635 ▪ Darf man auch Kinder unter fünf Jahren schon akupunktieren?

636 ▪ Welche Aussagen sind richtig?
a) Bei Nabelkoliken der Kinder hilft die Moxibustion an KG 8.
b) Bei Fernpunkten, die auf die 3 Erwärmer-Leitbahn wirken sollen, wählt man solche der Gallenblasen-Leitbahn.
c) Ein Patient wird nach der Einnahme von Phytopharmaka vermutlich weniger gut auf die Akupunkturtherapie ansprechen als ein nicht vorbehandelter Patient.

d) Die Durchschnittsverweildauer der Akupunkturnadeln beträgt pro Sitzung etwa 10 – 30 Minuten.

e) Der Pneumothorax ist eine mögliche Nebenwirkung der Akupunktur.

637 ▪ Welche Aussagen über die Yang-Leitbahnen sind korrekt?

a) Bei einem Menschen, der mit erhobenen Armen vor Ihnen steht, verlaufen die Yang-Leitbahnen von oben nach unten.

b) Die zugeordneten Organe der Yang-Leitbahnen sind häufig Schleimhautorgane.

c) Man nennt die dem Yang zugeordneten Organe auch Zang-Organe.

d) Diese Leitbahnen verlaufen auf der Außenseite über die Extremitäten.

e) Die Hauptleitbahn mit den meisten Punkten ist eine Yang-Leitbahn.

638 ▪ Prüfen Sie folgende Aussagen. Welche sind falsch?

a) Der Kieferpunkt am rechten Ohr ist für das rechte Kiefergelenk ein Nahpunkt.

b) Ohrpunkte sind immer kontralateral zu stechen.

c) Die Ohrakupunktur kam von Frankreich nach Deutschland.

d) Der RAC (reflex auriculo cardiaque) zeigt durch Pulsschwankungen indizierte Ohrpunkte an.

639 ▪ Welche Aussage/n ist/sind richtig?

a) Als Zang-Organe bezeichnet man die Speicherorgane.

b) Als Zang-Organe bezeichnet man die Hohlorgane.

c) Als Fu-Organe bezeichnet man die Speicherorgane.

d) Als Fu-Organe bezeichnet man die Hohlorgane.

640 ▪ Welche Aussage ist richtig? Moxibustion vertreibt

a) Kälte

b) Langeweile

c) schlechte Laune

d) Hitze

641 ▪ Wie nennt man das Buch, in dem Hoang Ti Fragen an Khi Pa stellt? Es behandelt die Pathologie und Physiopathogenese, sowie Therapieprinzipien der Erkrankungsmuster, die wesentlich zur Entwicklung der Traditionellen Orientalischen Medizin beigetragen haben.

642 ▪ Wann etwa wurde das Buch vom Gelben Kaiser geschrieben?

a) 2800 v. Chr.

b) 690 bis 1126 n. Chr. (Song)

c) 1368 bis 1644 n. Chr. (Ming)

643 ▪ Wie nennt man die folgenden 10 Punkte? Acht davon liegen am Hals, einer am Thorax (Pe 1) und einer am Oberarm (Lu 3): Ma 9, Di 18, 3E 16, Bl 10, Lu 3, KG 22, Dü 16, Dü 17, LG 16 und Pe 1.

644 ▪ Welche Untersuchungstechniken sind in der Inspektion und bei der Palpation Besonderheiten der TCM?

645 ▪ Welche Diagnoseinterpretationen lassen sich aus der Zungenfarbe und dem Zungenbelag prinzipiell ersehen?

646 ▪ Welches sind bei der Pulsdiagnose die wichtigsten Zeichen für die Ba-Gang-Aspekte von Fülle, Schwäche, Hitze oder Kälte?

647 ▪ Welche Aspekte sprechen für Yang-Charakter einer Erkrankung?

a) akuter Beginn

b) chronischer Beginn

c) Schmerzen eher nachts und in Ruhe

d) Schmerzen eher tagsüber und bei Bewegung

648 ▪ Ein Patient berichtet in seiner Anamneseerhebung, dass seine Rückenschmerzen in der BWS bevorzugt nachts auftreten, meist so gegen 4 Uhr morgens. Welches Organ ist nach der Organuhr hier möglicherweise beteiligt?

649 ▪ Welche Leitbahn wird beteiligt sein, wenn ein Patient in seiner Familienanamnese berichtet, dass viele Menschen unter Knochenproblemen leiden, einige auch unter Schwerhörigkeit?

650 ▪ Wofür spricht eine leise Stimme bei der Befragung des Patienten?

651 ▪ Wofür spricht ein rotes Gesicht des Patienten?

652 ▪ Wofür steht die Abkürzung TOM?

653 ▪ Seit welcher Zeit etwa besteht die koreanische Handakupunktur (Sooji chim) als topografische Akupunkturmethode?

654 ▪ Welche Punkte gelten bei Topografien als Nahpunkte?

655 ■ Welche Zeichen bei der Pulsdiagnostik erwarten Sie bei einem Patienten mit Nieren-Yang-Mangel?

656 ■ Welche Zeichen bei der Zungenbetrachtung erwarten Sie bei einem Patienten mit Nieren-Yang-Schwäche?

657 ■ Wo befindet sich der Sitz des Shen?

658 ■ Beim Kochen nach den fünf Elementen bedeutet das Hinzufügen von Früchten, z.B. Kiwi-Stückchen, zu beispielsweise einer Hühnchenmahlzeit:
a) Zufuhr von Wärme in Form einer Südfrucht
b) Ausgleich von Wärme durch Zufuhr von kühlender Frucht
c) Hitze-Zufuhr durch bitteren Geschmack

659 ■ Konzentrationsfähigkeit ist eine Stärke von
a) Milz
b) Leber
c) Niere

660 ■ Wozu wird der Mensch gerechnet?
a) Er gehört zum Yin.
b) Er gehört zum Yang.
c) Er steht zwischen dem Yin und dem Yang.

661 ■ Schweißneigung ist ein Zeichen von
a) Yin-Schwäche in der Herz-Leitbahn
b) Yang-Fülle in der Herz-Leitbahn

662 ■ Entscheiden Sie sich für eine Wandlungsphase, der Sie folgendes Symptombild zuordnen können: Der Patient leidet unter Hautflecken, die z.T. plötzlich als rote Flecken auftreten, dann auch z.T. schnell wieder verschwunden sind. Er berichtet von leichtem Husten und Fieber mit dem Verlangen nach Wärme. Er zittert teilweise beim Fieber und fröstelt. Der Puls ist gespannt.
a) Holz
b) Feuer
c) Erde
d) Metall
e) Wasser

663 ■ Entscheiden Sie sich für eine Wandlungsphase, der Sie folgendes Symptombild zuordnen können: Der Patient leidet unter Fieber mit Kälteempfindung, er hat kalte Extremitäten. Er berichtet von tiefsitzenden Rückenschmerzen. Er hat das Gefühl, dass sich seine Nackenhaare sträuben. Er zieht wegen Verspannungen die Schultern nach oben. Seine Zunge ist blass und mit vermehrter Feuchtigkeit benetzt.
a) Holz
b) Feuer
c) Erde
d) Metall
e) Wasser

664 ■ Entscheiden Sie sich für eine Wandlungsphase, der Sie folgendes Symptomenbild zuordnen können: Der Patient berichtet von geschwollenen Beinen. Seine Zunge erscheint aufgedunsen. Sein Bindegewebe erscheint teigig, schwammig. Im Unterhautfettgewebe bemerken Sie viele Verquellungszonen auf dem Rücken. Die Leistungsfähigkeit dieses Patienten habe nachgelassen.
a) Holz
b) Feuer
c) Erde
d) Metall
e) Wasser

665 ■ Entscheiden Sie sich für eine Wandlungsphase, der Sie folgendes Symptombild zuordnen können: Der Patient berichtet bei seiner Bronchitis von hohem Fieber, Unruhe und Nervosität. Er hat viel Durst und schläft unruhig. Sein Puls ist schnell, die Zunge gerötet. Der Zungenbelag ist gelblich, z.T. auch schon bräunlich verfärbt. Das Gesicht ist röter als sonst.
a) Holz
b) Feuer
c) Erde
d) Metall
e) Wasser

666 ■ Entscheiden Sie sich für eine Wandlungsphase, der Sie folgendes Symptombild zuordnen können: Der Patient leidet unter eher trockenem Husten. Seine Nase ist verstopft, die Haut ist schuppig und an einigen Stellen rhagadenartig eingerissen. Die Zunge hat keinen Belag und keinen feuchten Glanz, sie erscheint eher trocken.
a) Holz
b) Feuer
c) Erde
d) Metall
e) Wasser

667 ■ Ist folgende Aussage korrekt? Ausgeprägte Hitze-Symptome können am Körper eines Patienten zu stärkerer Geruchsbildung führen.

668 ■ Wie kann man anhand der Punktekategorie erklären, dass der Punkt Ma 36 bei Symptomen hilfreich ist, die durch unregelmäßiges Essen und Trinken hervorgerufen wurden?

669 ■ Ein Patient beschreibt seinen Schmerzcharakter als eher dumpf und als schon lange bestehend. Bei Druck auf seine schmerzende Körperregion empfindet er Verbesserung. Welches Störungsmuster scheint hier vorzuliegen?
a) Fülle
b) Schwäche
c) Stauung der Energie

Punktekombinationen

Fall 34: Schlafstörungen

Eine Patientin von Ihnen kommt aus ihrem Winterurlaub zurück. Sie hat die Tage in den Bergen sehr genossen. Zwar waren ihr die geliehenen Skischuhe etwas zu eng, und sie hatte immer Druckstellen unter beiden Knöcheln gehabt, doch der Schnee und die Bewegung sind ihr gut bekommen. Seit vielen Jahren hat diese Patientin bereits Schlafstörungen, die sich sonst auch im Urlaub nicht besserten. Aber diesmal hat sie erstmalig im Urlaub richtig gut schlafen können und sich gut erholt. Sie vermutet, dass die Kälte ihr gut bekommen ist. Sonst hatte sie immer durch Wärme eine Verbesserung ihrer Symptome empfunden.

► Antworten s. S. 117

❓ Fragen

670 ■ Welche Erklärung haben Sie für die Verbesserung der Schlafstörungen?

Die folgende Auflistung enthält für die Fragen 671–679 einige Punktekombinationen. Finden Sie heraus, welches Schema der Punktekombination hier vorliegt.

a) Bl 23 und Gb 25
b) Ma 36 und KG 12
c) Ni 7 und Ni 3
d) Gb 40 und Gb 38
e) Bl 13 und Lu 9
f) Di 4 und Lu 7
g) Gb 41 und 3E 5
h) KG 17 und Bl 17
i) Bl 58 re und Lu 7 li

671 ■ Welche Kombination stellt eine He-Mu-Technik dar?

672 ■ Welche Kombination stellt eine Shu-Mu-Technik dar?

673 ■ Welche Kombination stellt eine verstärkte Sedierungstechnik dar?

674 ■ Welche Kombination stellt eine Yuan-Shu-Technik dar?

675 ■ Welche Kombination stellt eine verstärkte Tonisierungstechnik dar?

676 ■ Welche Kombination bedient sich des Luo- und des Yuan-Punktes auf den gekoppelten Hauptleitbahnen?

677 ■ Welche Kombination aktiviert gekoppelte außerordentliche Leitbahnen?

678 ■ Welche Kombination nennt man auch Vorn-hinten-Durchströmungstechnik, sie ist aber nicht als Shu-Mu-Technik dargestellt?

679 ■ Welche Kombination wird auch als die „grande piqûre" bezeichnet?

680 ■ Wie nennt man die Kombination der Punkte Bl 23 und Gb 25?

681 ■ Welche Gemeinsamkeit kennen Sie bei folgenden Akupunkturpunkten: LG 20, He 7, OP 55, Pe 6 und Bl 62?
a) wirksam gegen Schmerzen am Kopf
b) stimulieren die darmassoziierten Lymphknoten und das Immunsystem
c) führen zur Hormonausschüttung
d) sind allgemein beruhigend

682 ■ Welche Luo-Verbindung zwischen Lungen-Leitbahn und Dickdarm-Leitbahn ist die erfolgreichste?

683 ■ Welche Akupunkturpunktekombination ist gemeint bei der Shu-Mu-Technik der Lunge?
a) Bl 40 und Bl 58
b) Bl 1 und Bl 10
c) Bl 13 und Lu 1
d) Lu 5 und Lu 9

Ohrakupunktur

Fall 35: Ohrmuscheldeformität

Als Zufallsbefund entdecken Sie bei einer Patientin an der rechten Ohrmuschel eine angewachsene Helixkrempe im Bereich der mittleren Scapha. Der Bezirk entspricht etwa den Ohrpunkten OP 65 und OP 64. Die Patientin hat auf Ihre Nachfrage hin mitgeteilt, dass sie hin und wieder unter verschiedenen Schmerzsymptomen leidet. Sie leidet u. a. unter plötzlichen Zahnschmerzen im Schneidezahnbereich oben, Schulterproblemen einseitig rechts, Hüftschmerzen links und Kniegelenksschmerzen links.

▶ Antworten s. S. 117

? Fragen

684 ■ Welche Schmerzregion kann mit den Ohrpunkten zusammenhängen?

685 ■ Kann die Ohrmuscheldeformität die Ursache für die Schulterschmerzen sein?

686 ■ Von wem wurden die Zusammenhänge zwischen der Ohrmuschel als Reflexorgan und den Körperregionen entdeckt?
a) Dr. Jacques Elias
b) Dr. Paul Nogier
c) Dr. Frank R. Bahr
d) Dr. Vera Breuer

687 ■ Wann etwa wurde zum ersten Mal über Ohrakupunktur ein wissenschaftlicher Bericht veröffentlicht?
a) 1956
b) 1970
c) 1855
d) 1913

688 ■ Wie viele Ohrakupunkturpunkte kennt man aus der chinesischen Schule der Ohrakupunktur?

a) etwa 30
b) etwa 50
c) etwa 110
d) etwa 220

689 ■ Sind topografische Punkte am Ohr immer Fernpunkte?

690 ■ Welche/r Ohrpunkt/e ist/sind bei Schmerzen (ein) brauchbare/r Akupunkturpunkt/e aus der chinesischen Ohrakupunktur?
a) OP 12
b) OP 13
c) OP 95
d) OP 55
e) OP 78
f) alle angegebenen Punkte
g) keiner der angegebenen Punkte

691 ■ Wo finden Sie die Projektionszone des Beines in der chinesischen Ohrakupunktur?
a) auf dem Crus superior der Anthelix
b) auf dem Crus inferior der Anthelix
c) in der Scapha
d) in der Fossa triangularis
e) auf dem Tragus

692 ■ Wo finden Sie die Projektionszone des Armes in der chinesischen Ohrakupunktur?
a) auf dem Crus superior der Anthelix
b) auf dem Crus inferior der Anthelix
c) in der Scapha
d) in der Fossa tringularis
e) auf dem Tragus

693 ■ Wo finden Sie den Hungerpunkt in der Ohrakupunktur?
a) auf dem Crus superior der Anthelix
b) auf dem Crus inferior der Anthelix
c) in der Scapha
d) in der Fossa triangularis
e) auf dem Tragus

694 ■ Was heißt RAC?

695 ■ In welcher Form stellt man sich den Körper im Ohr repräsentiert vor?
a) wie ein aufrecht stehender Mensch
b) wie ein auf dem Kopf stehender Embryo
c) wie ein nach vorn gekrümmter Mensch
d) seitenverkehrt

696 ■ An welchem Ohr würden Sie topografische Ohrpunkte wählen, wenn Sie Schmerzen am rechten Ellbogen behandeln sollen?

697 ■ Auf was achten Sie bei der Methode der Inspektion am Ohr?

698 ■ Welche Ohrpunkte sind immer und bei jedem Menschen durch die elektrische Widerstandsmessung zu finden?

699 ■ Was bedeutet Siebtechnik am Antitragus?

700 ■ Welcher Körperteil ist auf der Anthelix repräsentiert?

701 ■ Welche Stichtechnik ist für die zugeordneten Wirbelsäulenpunkte in der Ohrakupunktur zu bevorzugen?
a) tangentialer Stich unter die Haut, aber nicht bis in den Knorpel
b) senkrecht zur Haut bis in den Knorpel
c) von vorn durch den Knorpel hindurch bis auf die Retropunkte auf der Ohrmuschelrückseite
d) nur dicke Nadeln, damit die Trefferquote steigt

702 ■ Welche Kontraindikationen kennen Sie zur Ohrakupunktur?

703 ■ Was müssen Sie bei Dauernadeln im Ohr beachten?

704 ■ Ist der Ohrpunkt am Ohr ein Nah- oder ein Fernpunkt für das Ohr?

Schädelakupunktur nach Yamamoto

Fall 36: Kopfnarbe

Ein Schulfreund Ihres Kindes hat seit einiger Zeit nach einem Sturz vom Pferd eine Kopfnarbe. Diese befindet sich rechts innerhalb des Haaransatzes etwa bei Ma 8. Der Unfall hat sonst keine Folgen hinterlassen. Das Kind klagt seither über Schulterschmerzen rechts, obwohl bei dem Reitunfall keine Beteiligung dieser Schulter vorlag.

▶ Antworten s. S. 120

❓ Fragen

705 ■ Gibt es Zusammenhänge zwischen der Kopfnarbe und der Schulter?

706 ■ Welche frontalen Basispunkte sind in der Schädelakupunktur nach Yamamoto für Beschwerden am Kopf geeignet?
a) A-Linie
b) B-Linie
c) C-Linie
d) D-Linie
e) E-Linie

707 ■ Welche frontalen Basispunkte sind in der Schädelakupunktur nach Yamamoto für Beschwerden an der Halswirbelsäule und gleichzeitig auch an der Schulter geeignet?
a) A-Linie
b) B-Linie
c) C-Linie
d) D-Linie
e) E-Linie

708 ■ Welche frontalen Basispunkte sind in der Schädelakupunktur nach Yamamoto für Beschwerden an der Schulter geeignet, wenn diese auch gleichzeitig bis in den Arm ausstrahlen?
a) A-Linie
b) B-Linie
c) C-Linie
d) D-Linie
e) E-Linie

709 ■ Welche frontalen Basispunkte sind in der Schädelakupunktur nach Yamamoto für Beschwerden an der Lendenwirbelsäule geeignet, wenn diese auch gleichzeitig bis in das Bein ausstrahlen?
a) A-Linie
b) B-Linie
c) C-Linie
d) D-Linie
e) E-Linie

710 ■ Welche frontalen Basispunkte sind in der Schädelakupunktur nach Yamamoto für Beschwerden am Brustkorb geeignet?
a) A-Linie
b) B-Linie
c) C-Linie
d) D-Linie
e) E-Linie

711 ■ Unter der A-Linie bei den Schädel-Akupunkturpunkten nach Yamamoto befinden sich auf der Stirn noch drei weitere Sinnesorganpunkte für
a) Auge, Ohr und Nase
b) Auge, Ohr und Mund
c) Auge, Nase und Mund
d) Ohr, Nase und Mund

712 ■ Bei der Therapie mit YNSA bevorzugt man die Nadelung
a) auf der homolateralen Seite
b) auf der kontralateralen Seite

713 ■ Mit welchen anderen Akupunkturverfahren darf man die Schädelakupunktur nach Yamamoto kombinieren?
a) chinesische Körperakupunktur
b) Mundakupunktur nach Jochen Gleditsch
c) chinesische Ohrakupunktur
d) koreanische Handakupunktur (Sooji chim)

714 ■ Wie heißen die seitlich am Schädel liegenden 12 Punkte in der YNSA-Therapie?
a) x-Punkte
b) y-Punkte
c) z-Punkte

Mundakupunktur nach Jochen Gleditsch

Fall 37: Zahnbehandlung

Ein Patient kommt mit heftigen Durchfällen zu Ihnen. Die Durchfälle sind vor einer Woche aufgetreten. Vorher war er beim Zahnarzt gewesen, weil bei ihm am rechten oberen 7. Zahn eine Wurzelbehandlung erforderlich war.

► Antworten s. S. 120

? Fragen

715 ■ Zu welchem Funktionskreis hat der 7. Zahn im Oberkiefer Verbindungen?

716 ■ Welche Diagnose nach den TCM-Aussagen vermuten Sie?

717 ■ Welche Topografien hat Gleditsch im Mund entdeckt?

Zuordnungsliste für die Fragen 718–724
a) jeweils der erste und zweite Schneidezahn, die Incisivi
b) jeweils der dritte Zahn = Eckzahn, die Canini
c) jeweils der vierte und fünfte Zahn, die Prämolaren
d) jeweils der sechste und siebte Zahn, die Molaren
e) jeweils der achte Zahn = Weisheitszahn

718 ■ Welche Zähne sind im Oberkiefer bei der Mundakupunktur nach Jochen Gleditsch den Leitbahnen der Blase und Niere zugeordnet?

719 ■ Welche Zähne sind im Oberkiefer bei der Mundakupunktur nach Jochen Gleditsch den Leitbahnen der Leber und Gallenblase zugeordnet?

720 ■ Welche Zähne sind im Oberkiefer bei der Mundakupunktur nach Jochen Gleditsch den Leitbahnen der Lunge und des Dickdarms zugeordnet?

721 ■ Welche Zähne sind im Oberkiefer bei der Mundakupunktur nach Jochen Gleditsch den Leitbahnen der Milz und des Magens zugeordnet?

722 ■ Welche Zähne sind im Oberkiefer bei der Mundakupunktur nach Jochen Gleditsch den Leitbahnen des Herzens und des Dünndarms zugeordnet?

723 ■ Welche Zähne sind im Unterkiefer bei der Mundakupunktur nach Jochen Geditsch den Leitbahnen des Magens und der Milz zugeordnet?

724 ■ Welche Zähne sind im Unterkiefer bei der Mundakupunktur nach Jochen Geditsch den Leitbahnen der Lunge und des Dickdarms zugeordnet?

725 ■ Welches Therapieverfahren wird meist für die Mundakupunkturpunkte gegenüber der Zähne nach der Methode von Jochen Gleditsch angewendet?
a) Dauernadeln
b) Kügelchen
c) Moxa
d) Injektionsakupunktur
e) Laserakupunktur

726 ■ Im Mundraum retromolar gelegen findet man folgende Funktionskreise als Reflexzonen:
a) Lunge und Dickdarm
b) Magen und Milz
c) Herz und Dünndarm
d) Blase und Niere
e) Gallenblase und Leber

Gesetzliche Regelungen in einer Akupunkturpraxis

► Antworten s. S. 121

？ Fragen

727 ■ Welche Bedingungen müssen erfüllt sein, damit eine Entsorgungsbox mit Akupunkturnadeln im normalen Hausmüll entsorgt werden darf?

728 ■ Bitte nennen Sie alle richtigen Möglichkeiten:
Benutzte Akupunkturnadeln
a) dürfen bei guter Desinfektion beim selben Patienten wiederverwendet werden
b) müssen immer nach der Behandlung ordnungsgemäß entsorgt werden
c) werden als potenziell infektionsgefährlich im Sondermüll entsorgt
d) dürfen in einer z. B. alten Infusionsflasche im Hausmüll (Restmüll) entsorgt werden, wenn die Flasche verschließbar und undurchsichtig ist
e) darf man dem Patienten als Andenken mitgeben

729 ■ Bitte nennen Sie alle richtigen Möglichkeiten: Desinfektion vor der Akupunktur
a) ist immer zwingend vorgeschrieben
b) ist nur nötig bei sedierender Technik
c) ist nur nötig bei tonisierender Technik
d) ist nur nötig bei tiefen Nadelstichen
e) ist nur ratsam bei Diabetikern oder abwehrgeschwächten Patienten

730 ■ Bitte nennen Sie alle richtigen Möglichkeiten:
a) Alle Ohrakupunkturpunkte dürfen auch mit Dauernadeln gestochen werden.
b) Am Ohr braucht nicht desinfiziert werden.
c) Im Bereich des Ohrläppchens finden sich Punkte für den Kopf.
d) Im Bereich der Fossa triangularis befindet sich OP 55.

731 ■ Welche Berufsgruppen dürfen in Deutschland die Akupunktur ausüben?

732 ■ Muss ein Patient vor einer Akupunktursitzung immer über die Kontraindikationen und die Komplikationen aufgeklärt werden?

733 ■ Ist die akute Psychose eines Patienten als absolute oder als relative Kontraindikation zur Akupunktur anzusehen?

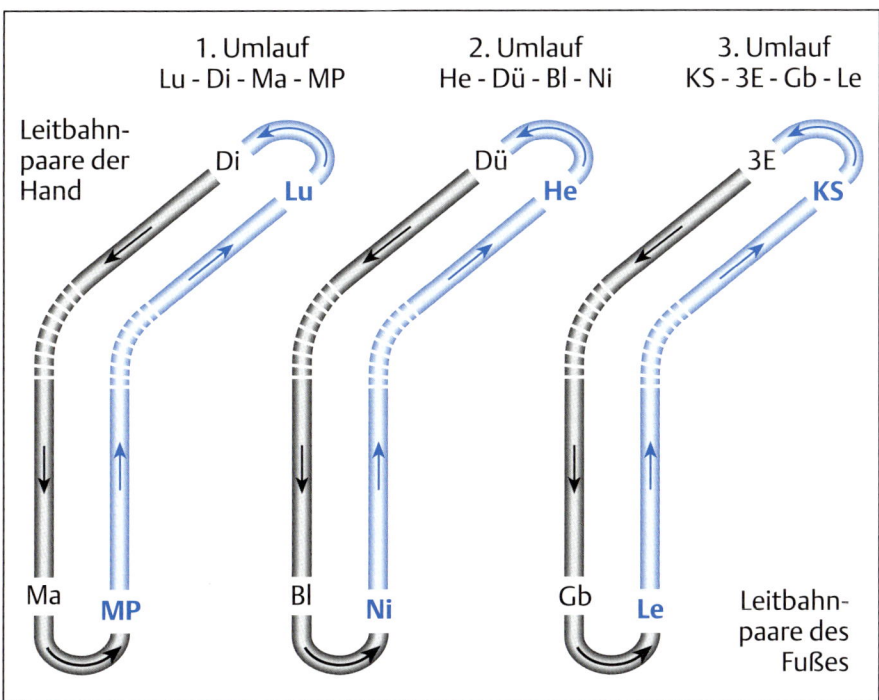

Abb. 1   Die drei Leitbahnumläufe.

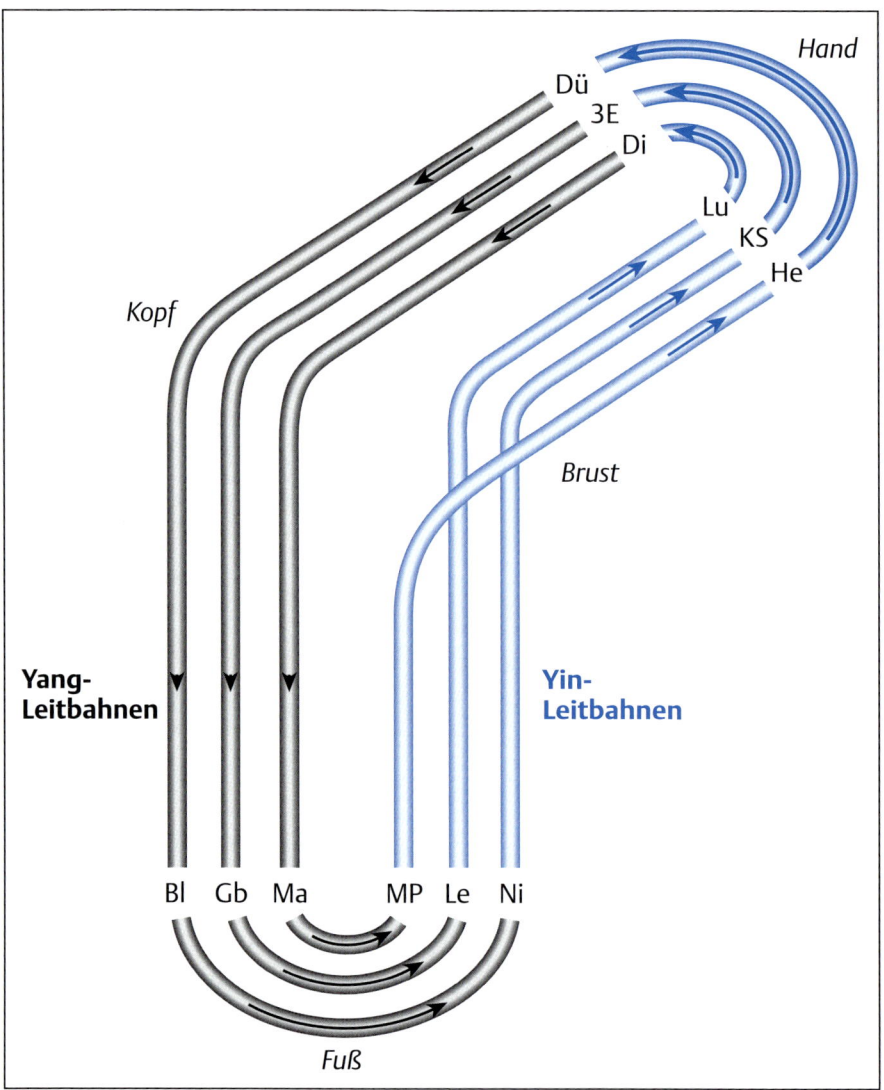

Abb. 2 Verbindungen der Hauptleitbahnen im Energiekreislauf.

Tab. 1   Die fünf Wandlungsphasen mit ihren wesentlichen analogen Korrelaten.

Wandlungsphase	Holz	Feuer	Erde	Metall	Wasser
Umwelt					
Himmelsrichtung	Osten	Süden	Mitte	Westen	Norden
Jahreszeit	Frühling	Sommer	Spätsommer	Herbst	Winter
äußerer (klimatischer) Faktor	Wind	Hitze	Feuchtigkeit	Trockenheit	Kälte
Aktivitätsphase in der Natur	Keimen	Wachsen	Umwandeln	Reifen	Speichern
Farbe	blaugrün	rot	gelb	weiß	schwarz
Mensch					
Zang-Organ	Leber	Herz (Perikard)	Milz	Lunge	Nieren
Fu-Organ	Gallenblase	Dünndarm (3 Erwärmer)	Magen	Dickdarm	Blase
Sinnesorgan	Auge	Zunge	Mund	Nase	Ohr
Gewebsschicht	Sehnen	Blutgefäße	Muskeln (Fleisch)	Haut, Haare	Knochen
Geschmack	sauer	bitter	süß	scharf	salzig
innerer (psychischer) Faktor	Zorn, Groll, Aggression	Freude, Hektik	Sorge, Grübeln	Trauer	Angst

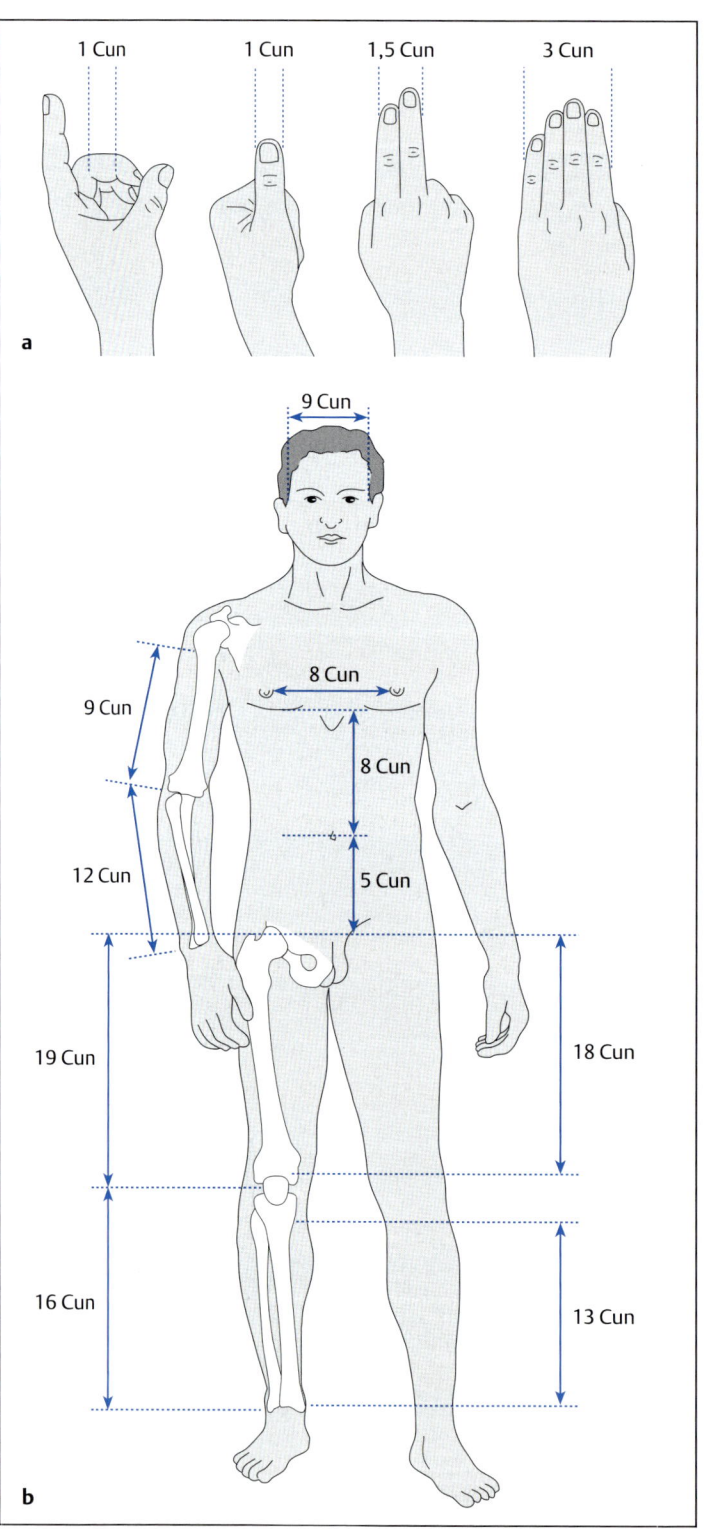

Abb. 3 a u. b Maßeinheiten in der Akupunktur. **a** Vergleichsgrößen an der Hand. **b** Proportionale Orientierungshilfen für Cun-Maße am Körper.

1 Cun

1 Cun

1,5 Cun

3 Cun

a

9 Cun

8 Cun

9 Cun

8 Cun

12 Cun

5 Cun

19 Cun

18 Cun

16 Cun

13 Cun

b

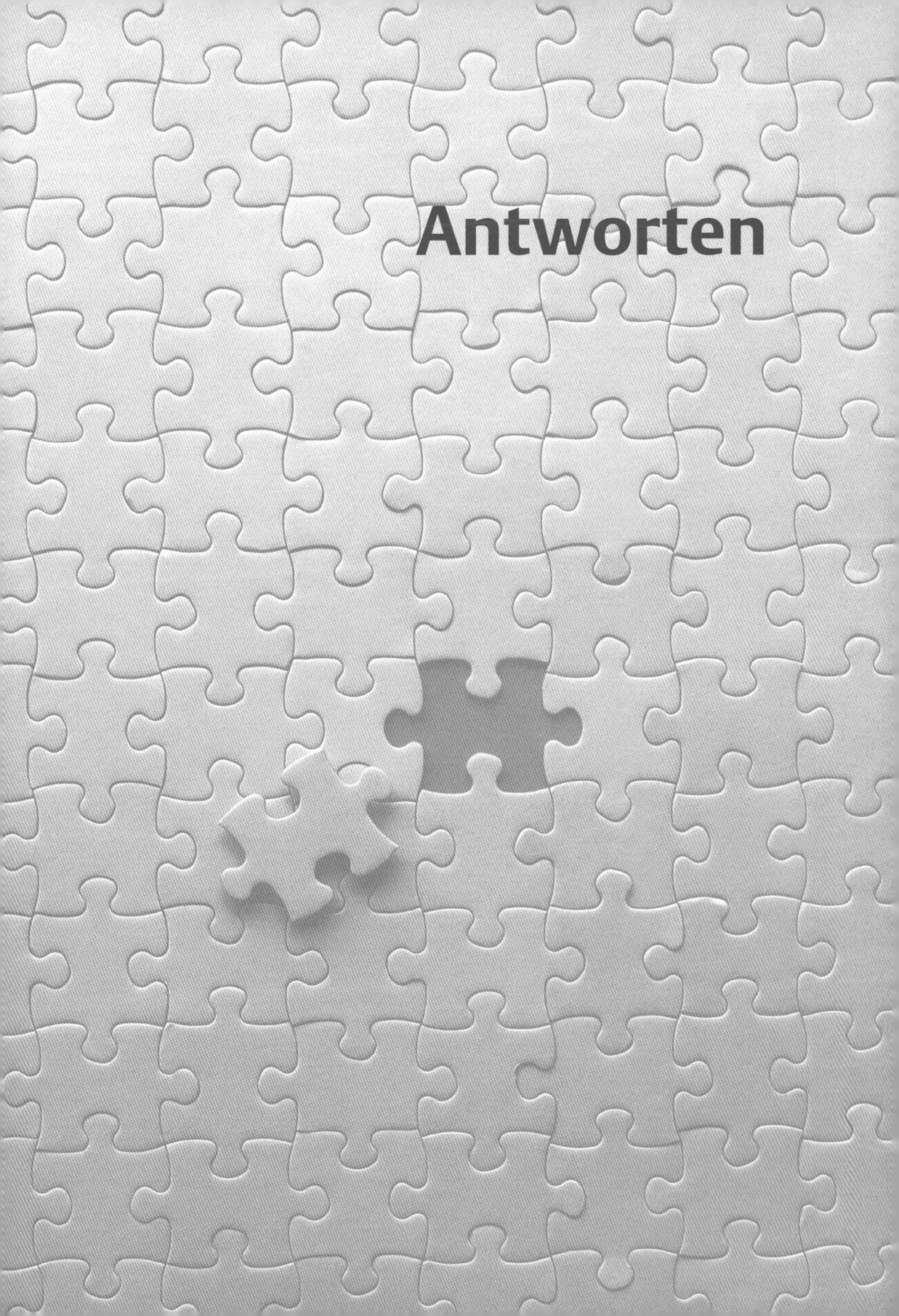

Antworten

Fall 1: Pseudoradikulärsyndrom

1 ▪ An den Extremitäten strahlen die Pseudoradikulärsyndrome im Verlauf der Muskelketten aus und können den Leitbahnen zugeordnet werden:
   - am Arm: Dickdarm vorn, 3 Erwärmer lateral, Dünndarm hinten,
   - am Bein: Magen vorn, Gallenblase lateral, Blase hinten.

2 ▪ Bei dem beschriebenen Patienten liegt ein Pseudoradikulärsyndrom seitlich am Bein ausstrahlend vor. Somit ist rechts die Gallenblasen-Leitbahn betroffen. Man erkennt die Fülle der Gallenblasen-Leitbahn rechts.

3 ▪ Man sticht kontralateral Gb 37, Gb 43 und Gb 36 sowie Le 3. Homolateral werden Gb 40 und Gb 38 sowie Le 8 und Le 5 gestochen.

4 ▪ Ziel der Behandlung ist es, die Yang-Fülle der Schmerzseite zu entlasten und energetisch die Gegenseite mit folgenden Punkten aufzufüllen:
   - dem kontralateralen Yang-Luo-Punkt,
   - dem kontralateralen Yang-Tonisierungspunkt,
   - eventuell im akuten Fall dem kontralateralen Yang-Akutpunkt (Xi-Cleft-Punkt),
   - dem kontralateralen Yin-Quellpunkt (Yu-an-Punkt).

   Auf der homolateralen Seite werden zur Entlastung der Yang-Fülle gestochen:
   - der Yang-Sedierungspunkt,
   - der Yang-Yuan-Punkt, der den Sedierungspunkt verstärkt,
   - der Yin-Tonisierungspunkt,
   - der Yin-Luo-Punkt.

Die letzten beiden stärken die Yin-Seite, um die schmerzhaft betroffene Yang-Seite zu entlasten. Bei beidseits ausstrahlenden und bei mittig lokalisierten Schmerzen werden die außerordentlichen Leitbahnen für die untere Extremität aktiviert.

Zur besseren Übersicht ist hier die Tabelle der Steuerungspunkte für die möglichen ausstrahlenden Schmerzen bei Pseudoradikulärsyndromen angefügt. Diese Anleitungen wurden von Dr. med. Otfried Perschke,

Tab. 2   Steuerungspunkte bei Pseudoradikulärsyndrom.

		vorn		lateral		hinten	
Segment		**C 6**	**L 3/4**	**C 7**	**L 5**	**C 8**	**S 1**
		obere Extremität	**untere Extremität**	**obere Extremität**	**untere Extremität**	**obere Extremität**	**untere Extremität**
kontra-lateral	Yang-Luo-Punkt	Di 6	Ma 40	3E 5	Gb 37	Dü 7	Bl 58
	Yang-Tonisierungspunkt	Di 11	Ma 41	3E 3	Gb 43	Dü 3	Bl 67
	Yang-Akutpunkt	Di 7	Ma 34	3E 7	Gb 36	Dü 6	Bl 63
	Yin-Yuan-Punkt	Lu 9	Mi 3	Pe 7	Le 3	He 7	Ni 3
homo-lateral	Yang-Sedierungspunkt	Di 2	Ma 45	3E 10	Gb 38	Dü 8	Bl 65
	Yang-Yuan-Punkt	Di 4	Ma 42	3E 4	Gb 40	Dü 4	Bl 64
	Yin-Tonisierungspunkt	Lu 9	Mi 2	Pe 9	Le 8	He 9	Ni 7
	Yin-Luo-Punkt	Lu 7	Mi 4	Pe 6	Le 5	He 5	Ni 4
AO-Leitbahn	Mo-Punkt	Pe 6		3E 5		Bl 62	

Zwickau, erarbeitet und haben sich in der Praxis außerordentlich gut bewährt.

Die AO-Leitbahnen (außerordentliche Leitbahnen) werden aktiviert, wenn die Schmerzen beidseits ausstrahlen, gar nicht ausstrahlen, sondern mittig auftreten, wenn Therapieresistenzen vorliegen oder wenn Li-Komponenten dominieren.

5 ■ Ma 38
Dieser Punkt liegt 1 Cun lateral der Tibiavorderkante genau auf halber Höhe zwischen dem Kniegelenksspalt und dem oberen Sprunggelenksspalt. Wegen seiner guten Wirkung auf das Schultergelenk bezeichnet man ihn auch als modernen Meisterpunkt der Schulter. Besonders intensiv und beeindruckend ist seine Wirksamkeit bei akuten Schulterschmerzen, die noch nicht lange Zeit bestehen.

6 ■ Dabei sticht man den Luo-Punkt des Oppositionspartners nach der Organuhr auf der Gegenseite. Diese Methode ist recht stark wirksam, besonders bei pseudoradikulär ausstrahlenden Schmerzen.
Zum Beispiel: Ein Patient hat laterale, nach rechts ins Bein ausstrahlende Schmerzen. Sie diagnostizieren ein Pseudoradikulärsyndrom von L 5 mit segmentüberschreitender Schmerzausstrahlung. Die Schmerzen folgen etwa der Gallenblasen-Leitbahn. Von der TCM-Diagnose kommen Sie zu dem Ergebnis, dass es sich um ein Fülle-Syndrom der rechten Gallenblasen-Leitbahn handelt. Der Oppositionspartner der Gallenblasen-Leitbahn nach der Organuhr ist die Herz-Leitbahn. Der Luo-Punkt ist bei He 5. Nun wird He 5 auf der linken Seite beim Patienten gestochen. Er wird damit schnell und gut seine Beschwerden lindern können. He 5 liegt auf der Unterarminnenseite, etwa 1 Cun proximal von He 7 auf der radialen Seite der Sehne des M. flexor ulnaris.

7 ■ Alle Schmerzen an der Knieaußenseite sind durch die Yang-Leitbahnen definiert. Genau vorn außen am Bein verläuft die Magen-Leitbahn. Die Nahpunkte sind bei Ma 35 und besonders bei Ma 36 zu suchen. Die Fernpunkte findet man bei den Magenpunkten am Fuß, z. B. Ma 45 als Sedierungspunkt bei Fülle-Symptomatik. Oder man wählt Ma 41 als Tonisierungspunkt bei Schwäche-Störun-

gen in der Magen-Leitbahn. Weitere Fernpunkte liegen am Ellbogen bei Di 10 und besonders bei Di 11. Dies ist der metamere Fernpunkt zu Ma 36. Diese Punkte bewähren sich alle auf der homolateralen Seite. Auf der Gegenseite zum Schmerz kann man den Luo-Punkt des Magens mit Ma 40 stechen. Eventuell verstärkt man diesen Punkt mit Mi 3, dem Yuan-Punkt der Milz-Leitbahn.

8 ■ Nein. Die Akupunktur ist dennoch sinnvoll, da man meist die Schmerzen beeinflussen kann. Die Arthrose ist eine strukturelle Veränderung des Gelenks und keine funktionelle Erkrankung. Allerdings sind wir uns gar nicht sicher, ob es wirklich die Arthrose ist, die die Schmerzen auslöst. Viele Patienten haben eine zufällig entdeckte Arthrose in einem Gelenk, die ihnen bis dahin noch keinerlei Schmerzen bereitet hat. Andere haben starke Schmerzen und noch keine Arthrose oder andere nachweisbare Gelenkschäden. Gerade im Bereich der Gelenke ist der funktionelle Anteil der Krankheiten sehr hoch. Daher ist in den meisten Fällen die Akupunktur dabei auch recht wirksam.

9 ■ Im ersten Umlauf liegt Di 15 als Nahpunkt vorn auf der Schulter. Er befindet sich bei abduziertem Arm im vorderen Grübchen der Kerbe, die zwischen Arm und Rumpf entsteht, wie eine kleine Hautfalte. Man sticht den Punkt senkrecht zur Haut von oben. Eine Stichvariante liegt ein wenig ventral zu diesem Punkt zwischen Pars superior und Pars anterior des M. deltoideus und wird von vorn gestochen. Als Nahpunkt wirkt er auf die Schultererkrankungen mit eingeschränkter Innenrotation und bei behinderter Armführung nach vorn und oben.
Ebenfalls im ersten Umlauf auf der Vorderseite des Rumpfes unter dem Processus coracoideus wird der Punkt Lu 1 als Nahpunkt für die Schulter gestochen, wenn es sich z. B. um Tendinosen der kurzem Bizepssehne handelt. Dazu wird die Nadel tangential waagerecht von außen nach innen gestochen.
3E 14 liegt im dritten Umlauf oben auf der Schulter, bei abduziertem Arm im hinteren der beiden Grübchen. Auch er wird von oben gestochen. Es ist die Verlängerung der hinteren Axillarfalte nach vorn und oben. Dieser Punkt ist erfolgreich bei allen Schulter-

erkrankungen mit schmerzhafter seitlicher Elevation.

Dü 10 liegt im zweiten Umlauf genau in der Verlängerung der hinteren Axillarfalte unterhalb der Spina scapulae. Er wird von hinten senkrecht zur Haut gestochen. Der zweite Umlauf behandelt besonders die Außenrotationsstörungen der Schulter sowie alle Erkrankungen, bei denen der Griff zur kontralateralen Schulter schmerzhaft oder eingeschränkt ist.

Alle vier Lokalpunkte wirken bei chronischen Schulterschmerzen homolateral oder bei akuten Schulterschmerzen kontralateral.

10 ■ Das sind die drei Ho-Punkte, also die Erden-Punkte der Yang-Leitbahnen. Es sind die Punkte von vorn nach hinten: Ma 36, Gb 34 und Bl 40. Für diese Yang-Leitbahnen des Beines sind diese Punkte auch die Unteren Einflussreichen Punkte, auch He-Punkte genannt. Sie beseitigen die feuchte Hitze aus den Schleimhaut-Leitbahnen, sind also bei Entzündungen zu gebrauchen und leiten das rebellische Qi wieder nach unten, das in den Yang-Leitbahnen ja immer von oben nach unten fließen soll. Sie haben alle drei gute Lokalwirkung auf das Knie.

Darüber hinaus hat Ma 36 weitere sehr wichtige Indikationen: Er ist ein wichtiger roburierender Punkt. Bei körperlicher Schwäche hilft er ebenso wie bei unruhigem Geist. Man nennt ihn auch den Drei-Meilen-Punkt oder den Punkt des göttlichen Gleichmutes. Er wirkt auf den Bauchraum und ist bei allen gastrointestinalen Störungen versuchsweise zu stechen. Er hilft bei Übelkeit und Erbrechen sowie bei Durchblutungsstörungen des Beines. Durch seine Vielseitigkeit ist er so gut wie nie kontraindiziert. Er kann bei jeder Akupunktur hinzugenommen werden. Er scheint dem ganzen energetischen System des Menschen einen Anreiz zur Funktion zu geben.

Gb 34 ist ferner der Meisterpunkt der Muskeln, Sehnen, Bänder und Gelenke.

Bl 40 nennt man auch den modernen Meisterpunkt der Haut. Er ist hilfreich bei allen Dermatosen, falls diese überhaupt auf Akupunktur ansprechen. Zum Teil soll hier auch mit homöopathischer Therapie und mit Darm-Symbiose-Lenkung mitbehandelt werden, um die Erfolge zu optimieren. Hauterkrankungen nur mit Akupunktur behandeln zu wollen, reicht meist nicht aus. In der Homöopathie, der Phytotherapie oder anderen Naturheilverfahren stehen allerdings sehr gute und erfolgreiche Möglichkeiten zur Verfügung. Allerdings wird dabei auch ein großes Maß an Mitarbeit vom Patienten verlangt, wenn er z. B. seine Ernährung umstellen muss.

11 ■ Es sind von vorn nach hinten die Punkte Mi 9, Le 8 und Ni 10. Sie sind die Ho-Punkte der Yin-Leitbahnen der unteren Extremität, also Wasser-Punkte. Somit sind sie z. B. adjuvant beim trockenen Ekzem indiziert.

Mi 9 liegt auf der Innenseite des Unterschenkels genau unter dem Tibiakondylus. Es ist ein wasserausschwemmender Punkt, der teilweise mit der Wirkung von Lasix verglichen wird. Er spricht nicht immer so stark an, dass man sofort eine deutliche Wirkung bemerkt, doch haben wir immer wieder verblüffende Erfolge mit diesem Punkt z. B. bei geschwollenen Beinen, Lymphödemen, venösen Stauungen und auch teilweise bei allen anderen Ödemen. Ein Satellitenpunkt von Mi 9 liegt genau auf dem Pes anserinus. Dort erfüllt der Punkt mehr die orthopädischen Indikationen. Er entspannt z. B. die Muskeln, die am Pes anserinus ansetzen: M. sartorius, M. semitendinosus und M. grazilis.

Le 8 liegt am medialen Rand der Kniegelenksbeugefalte ventral von Ni 10. Le 8 ist genau vor den beiden Sehnen zu finden, die vom M. semitendinosus und vom M. semimembranosus am inneren Kniegelenk zu tasten sind.

Genau zwischen diesen beiden Sehnen befindet sich der Punkt Ni 10. Beide Punkte sind bei Kniegelenkserkrankungen lokal wirksam, hauptsächlich bei Innenmeniskopathien und Reizungen.

Als Nahpunkte sind diese drei Punkte mehr bei chronischen Erkrankungen indiziert. Erfahrungsgemäß wirken sie aber auch im akuten Fall, dann kann man sie auch z. B. kontralateral stechen.

12 ■ Es sind von vorn nach hinten die Punkte Di 11, 3E 10 und Dü 8. Es sind die fünften antiken Punkte, also die Erden-Punkte der Yang-Leitbahnen, auch Ho-Punkte genannt.

Sie haben alle drei gute Lokalwirkung am Ellbogen und werden im chronischen Fall homolateral genadelt. Im akuten Fall sticht man kontralateral.

Di 11 liegt am radialen Ende der Ellenbeugefalte, etwas weiter noch in Richtung auf das Olecranon zu. Es ist diejenige Falte gemeint, die in der Verlängerung auf das Olecranon gerichtet ist. Dieser Punkt stimuliert das Immunsystem, denn er hat Wirkung auf die darmassoziierten Lymphknoten. Es ist der Tonisierungspunkt der Leitbahn.

3E 10 liegt genau 1 Cun oberhalb vom Olecranon am oberen Ende der Fossa olecrani und wird bei gebeugtem Arm gestochen. Genau an diese Stelle würde sich bei Streckung des Armes sonst das Olecranon einfügen.

Dü 10 ist zwischen dem Epicondylus humeroulnaris und dem Olecranon im Sulcus ulnaris gelegen. Vorsicht: Hier verläuft auch der N. ulnaris. Man sticht diesen Punkt sehr vorsichtig.

13 ■ Es sind von radial nach ulnar die Punkte Lu 5, Pe 3 und He 3. Alle drei Punkte haben Lokalwirkungen am Ellbogen. Es sind die fünften antiken Punkte der Yin-Leitbahnen des Armes. Es sind Wasser-Punkte, somit sind sie adjuvant beim trockenen Ekzem indiziert.

Lu 5 liegt in der Armbeuge radial der distalen Bizepssehne. Es ist der Sedierungspunkt der Leitbahn. Man kennt ihn auch als schamanischen Punkt. Er löst z. B. die festsitzende Trauer, die jemand noch nicht verarbeitet hat. Daher kann dieser Punkt den Patienten wieder in Kontakt mit seiner Trauer und dem Schmerz eines Verlustes bringen. Bitte beachten Sie das! Es ist in der Praxis nicht immer möglich, dies dann auch aufzufangen. Für den Patienten allerdings ist es zumeist sehr hilfreich, sich endlich einmal ausweinen zu können. Oft sind dadurch schon chronische Lungenerkrankungen therapierbar geworden. Dieser Punkt ist auch bei Psoriasis indiziert. Er wird dabei häufig gestochen und auch immer beidseits, oft kommt es vorübergehend zu Erstverschlimmerungen im Hauterscheinungsbild.

Pe 3 ist ulnar der distalen Bizepssehne in der Ellenbeugefalte gelegen. Neben der Lokalwirkung ist er bei depressiven Verstimmungen, bei Durchblutungsstörungen und auch bei Verdauungsstörungen indiziert.

He 3 liegt am ulnaren Ende der Ellenbeugefalte. Er wird auch Punkt der Lebensfreude genannt. Man kann ihn bei Depressionen ebenso einsetzen wie auch bei Schlafstörungen.

14 ■ Pe 6 schließt Yin Wei Mai auf. Dieser verläuft etwa im Dermatom von L 3/L 4.

15 ■ d und e
Im Bewegungsapparat sind die Yang-Leitbahnen besser wirksam als die Yin-Leitbahnen. Für alle Rotationsprobleme ist der dritte Umlauf zuständig.

16 ■ Ma 41, der Tonisierungspunkt der Leitbahn. Manchmal wird er auch als „Wunderpunkt des Beines" bezeichnet.

17 ■ Lu 5
Der Punkt Mi 9 ist der 5. antike Punkt der Leitbahn. Er befindet sich definitionsgemäß in der Nähe des Kniegelenks. Man sucht den Fernpunkt dazu in diesem Falle über den Achsenpartner, also die Lungen-Leitbahn. Hier ist Lu 5 auch der 5. antike Punkt. Er liegt definitionsgemäß in der Nähe des Ellbogens. Die Metamerie setzt Beziehungen zwischen dem Ellbogen und dem Kniegelenk, zwischen Schulter und Hüfte und zwischen Hand und Fuß.

18 ■ Pe 3
Achsenpartner und Knie-Ellbogen-Regel, jeweils Ho-Punkte.

19 ■ He 3

20 ■ Di 11

21 ■ 3E 10

22 ■ Dü 8

23 ■ Ja. Man bezeichnet den Punkt nicht als klassischen Fernpunkt, denn diese liegen im Bereich der antiken Punkte. Aber als Fernpunkt ist er besonders für die Etage von S 1 geeignet. Man sticht diesen Punkt gern, wenn der Patient sich schlecht nach vorn oder hinten neigen kann und auch wenn mittige Schmerzen im Rücken vorliegen.

24 ■ a – A, b – B, c – C

25 ■ Ja. Ma 38 ist bei akuten Schulterschmerzen am besten geeignet. Man nennt ihn auch

Meisterpunkt der Schulter. Als Fernpunkt ist er gerade für die akuten Probleme ebenfalls besonders gut einsetzbar.

26 ▪ Lunge und/oder Blase. Um diese Zeit findet man die Maximalzeit der Lunge, sowie die Minimalzeit der Blase. Beide Leitbahnen passen zu dem Krankheitsbild. Die Lungen-Leitbahn erzeugt über ihre zugeordneten Segmente ausstrahlende Schmerzen in der BWS. Die Blasen-Leitbahn ist regional genau dort mit ihren zwei Ästen auf dem Rücken vertreten. Eine Beteiligung der Lungen-Leitbahn spricht wegen der Organbeteiligung für eine Li-Komponente, bei der Blasen-Leitbahn wegen der regionalen Leitbahnausstrahlung außen für eine Biao-Komponente.

27 ▪ Das spricht für die Leitbahnen des Wassers, für Blase und Niere.

28 ▪ a
Bewegung als Motio und Emotio mit Dynamik und Veränderung ist dem Wind, dem Holz und dem Frühling zugeordnet. Die Funktionskreise sind als Leber- und als Gallenblasen-Leitbahn dazugehörig. Bewegungsmangel schädigt die Leber-Leitbahn. Man kann davon ausgehen, dass der Rat abzunehmen und sich gleichzeitig viel zu bewegen nicht nur wegen der Kalorienverbrennung wichtig ist. Durch Bewegung wird auch der Leberfunktionskreis gestärkt, die Stoffwechselleistungen werden daher verbessert.

Fall 2: Arthritis

29 ▪ Das ist die Gallenblasen-Leitbahn. Sie ist in der Pulsdiagnose als Fülle-Leitbahn erkennbar. Auch die Lokalisation der Schmerzen ist auf der Gallenblasen-Leitbahn lokalisiert. Sie verläuft lateral über das Kniegelenk an der Außenseite.

30 ▪ Fülle-Symptome sind
– im Yang-Bereich der akute Schmerz, der noch nicht sehr lange Zeit besteht,
– der Druck, der das Befinden verschlechtert,
– der kräftige Puls.
In der Zungendiagnostik ist kein Fülle-Zeichen erkennbar.

31 ▪ Die Rötung an der Gelenkaußenseite ist ein Hitze-Symptom. Der schnelle Puls ist ein Hitze-Symptom, ebenso der rote Zungenkörper. Kälte bringt Verbesserung, auch das ist ein Hitze-Symptom. Die Gonarthritis als Entzündung ist ein Hitze-Symptom.

32 ▪ Die Leitbahn ist betroffen, was eher auf eine Außen-Symptomatik hinweist. Innen-Symptomatik als Li-Komponente würde in diesem Fall vorliegen, wenn die Gallenblase als Organ betroffen wäre, wenn psychische Komponenten als Krankheitsfaktor in der Ursache oder in der Folge vorliegen würden. Dafür gibt es keinen Hinweis.

33 ▪ Als Außen-, Hitze- und Fülle-Krankheit sind alle Faktoren so geartet, dass sie das Yang betreffen. Diese Symptomatik lässt sich meist viel besser behandeln als Faktoren, die innen liegen, die Kälte oder Leere betreffen.

34 ▪ Um akute Schmerzen zu behandeln, wird man eher sedierende Techniken anwenden. Die Fülle-Symptomatik lässt sich mit sedierenden Techniken besser therapieren. Bei dieser Patientin liegt allerdings auch eine Arthrose als chronische Grunderkrankung vor. Das ist eine Schwäche-Krankheit des Bewegungssystems. Man wird an die akute Schmerztherapie eine Behandlung anschließen müssen, die die Gelenkschwäche bei der Arthrose auch tonisierend behandelt.

35 ▪ Bei akuter Symptomatik beginnt man immer erst mit Fernpunkten. Es ist generell ratsam, immer jede Therapie mit Fernpunkten zu beginnen. Dadurch wird ein besserer Energiefluss innerhalb der Leitbahnen erreicht. Nahpunkte werden dann hinzugenommen, wenn eine chronische Komponente vorhanden ist, wenn die Krankheit nicht mehr akut ist oder wenn die Erfahrungen zeigen, dass Nahpunkte erfolgreich sind. Das ist z. T. bei Kopfschmerzen der Fall, teilweise bei Erkrankungen im HNO-Bereich, und auch bei Kniegelenksschmerzen gibt es Nahpunkte, die in den meisten Fällen erfolgreich sind.

36 ▪ Topografische Punkte sind immer Fernpunkte. Die Behandlung des Kniegelenks wird erfahrungsgemäß mit folgenden Ohrpunkten behandelt: Aus der französischen Schule ist der „Knie"-Punkt in der Mitte der Fossa triangularis geeignet, in der chinesischen Schule ist es OP 49 auf dem Crus inferior

der Anthelix etwa in Höhe der Mitte der Fossa triangularis. Man sticht diese Ohrpunkte unabhängig von der Händigkeit auf dem homolateralen Ohr. Die Ohrpunkte werden nur gestochen, wenn sie aktiv sind. Die Aktivität eines Punktes zeigt an, ob er indiziert ist oder nicht. Man findet aktive Ohrpunkte mithilfe elektrischer Akupunkturpunktsuchstifte heraus, durch Inspektion, wenn Punkte Auffälligkeiten zeigen wie Rötungen oder Schuppen oder Großporigkeit. Auch der RAC (reflex auriculo cardiaque) zeigt aktive Punkte an. Dieser Reflex zeigt eine Pulsreaktion an, wenn man mit einer Nadelspitze oder auch mit der Rückseite einer Nadel einen aktiven Punkt berührt. Der Puls des Patienten wird dabei für etwa einen Pulsschlag entweder beschleunigt, verlangsamt, verstärkt oder vermindert.

In der Topografie der japanischen Schädelakupunktur nach Yamamoto ist das Kniegelenk innerhalb der Basispunkte in der D-Linie der unteren Extremität zu finden. Diese liegt vor dem Ohr. Auch die G-Punkte hinter dem Ohr sind topografische Reflexpunkte für das Kniegelenk.

In der koreanischen Handakupunktur (Sooji chim) ist das Kniegelenk auf dem PIP-Gelenk des fünften Fingers zu finden. Man sucht dazu mithilfe des Patienten den maximalen Schmerzpunkt auf und sticht ihn mit einer kleinen Nadel. Dazu eignen sich insbesondere die schmerzarmen Kyro-Nadeln.

Körperfernpunkte der Hauptleitbahnen liegen klassisch distal des Knie- oder Ellbogengelenkes der betroffenen Leitbahnen, wenn der kranke Bezirk proximal davon liegt. Es soll sich also ein großes Gelenk dazwischen befinden. In diesem Fall ist die Gallenblasen-Leitbahn in Höhe des Kniegelenkes betroffen. Damit kann auf der homolateralen Gallenblasen-Leitbahn kein Fernpunkt gefunden werden, weil nicht das große Gelenk dazwischen liegen kann. Man geht für Fernpunkte nicht zentripedalwärts nach proximal. Der Nahpunkt im Schmerzbereich ist etwa der Punkt von Gb 34. Wird dieser Punkt kontralateral gestochen, gilt er als Fernpunkt. Über die Metamerie-Regel kommt man zum Punkt 3E 10 am Ellenbogengelenk. Leider ist das der Sedierungspunkt der 3 Erwärmer-Leitbahn. An der unteren Extremität liegt bei der vorgestellten Patientin Fülle in der Gallenblasen-Leitbahn vor. Der Achsenpartner ist die 3 Erwärmer-Leitbahn, die man als in relativer Leere betrachtet. Man sticht den 3E 10 als metameren Fernpunkt dennoch. Die Stichtechnik sollte dann allerdings nicht sedierend sein, sondern tonisierend. Stichtechnik gilt in der Akupunktur als höherwertig vor der Punktekategorie. Ebenfalls indiziert auf der 3 Erwärmer-Leitbahn ist ihr Tonisierungspunkt 3E 3 und der Luo-Punkt als Luo-Punkt der Leere. Diese 3 Erwärmerpunkte werden alle homolateral und tonisierend gestochen. Auf der Gegenseite ist die Gallenblasen-Leitbahn in relativer Leere. Hier sticht man den Luo-Punkt der Leere als Gb 37. Man kann auch den Gruppen-Luo-Punkt Gb 39 stechen. Er wirkt neben der Gallenblasen-Leitbahn auch noch auf die Magen- und die Blasen-Leitbahn.

Bei Therapieresistenz bis dahin eignet sich die Verwendung von außerordentlichen Leitbahnen, hier von Yang Wei Mai, der mit 3E 5 aufgeschlossen wird.

37 ■ Im Kniegelenksbereich findet man definitionsgemäß von allen Bein-Leitbahnen die fünften antiken Punkte, die Ho-Punkte. Das sind im Yang-Bereich die Punkte Ma 36, Gb 34 und Bl 40. Im Yin-Bereich sind es die Punkte Mi 9, Le 8 und Ni 10. Die Yin-Punkte sind hier weniger geeignet, eventuell für einen energetischen Yang-Yin-Ausgleich von außen nach innen.

Am Kniegelenk ist ein einfaches Standardprogramm besonders häufig erfolgreich anwendbar. Dazu sticht man die drei Knieaugen. Das obere Knieauge liegt mittig über der Kniescheibe, das laterale Knieauge ist der Punkt Ma 35. Er befindet sich an der Schnittlinie der lateralen und der unteren Begrenzung der Kniescheibe. Das mediale Knieauge liegt analog dazu an der Schnittlinie der medialen und unteren Patella-Begrenzung. Dann sticht man die drei Eckpunkte der Patella etwa jeweils 1 cm vom Knochen entfernt. Zuletzt werden noch in etwa auf Höhe des medialen und des lateralen Kniegelenksspaltes zwei Punkte gesetzt. Somit sind dann acht Nadeln rings um die Kniescheibe verteilt. Man verwendet hier bevorzugt Dauernadeln. Die Nadeln dieses

Standardprogramms sind einfach zu setzen. Das Programm hilft in den meisten Fällen bei Kniegelenksschmerzen jeder Art sehr gut.

38 ▪ Nahpunkte werden erst gestochen, wenn das Krankheitsgeschehen eine chronische Komponente hat oder wenn die Symptomatik nicht mehr akut ist. In diesem Fall stellt die seit fünf Jahren bestehende Gonarthrose die chronische Komponente dar. Die Nadelung der drei Knieaugen, der drei Eckpunkte der Patella sowie der beiden Punkte auf der Höhe der medialen und lateralen Kniegelenksspalte hilft tatsächlich auch in akuten Fällen.

Fall 3: Schulter-Arm-Syndrom

39 ▪ Es ist die Dünndarm-Leitbahn. Sie verläuft über die Schulter im hinteren Bereich sowie am Arm und kommt vom kleinen Finger, wohin auch die Schmerzen dieses Patienten ausstrahlen.

40 ▪ Die Dünndarm-Leitbahn versorgt das HWS-Segment von C 8. Dieses erstreckt sich von unterhalb des C 7-Dornfortsatzes bei LG 14 bis zum kleinen Finger.

41 ▪ C 7 wird von der 3 Erwärmer-Leitbahn versorgt. Das Dermatom erstreckt sich vom siebenten Halswirbel bis zu den mittleren Fingern, so wie auch die Leitbahn am vierten Finger beginnt und über die Schulter verläuft. C 6 wird von der Dickdarm-Leitbahn versorgt. Das Dermatom verläuft vom sechsten Halswirbel bis zu den beiden radialen Fingern. Die Dickdarm-Leitbahn verläuft entsprechend dazu vom Zeigefinger über die Schulterbereiche vorn zum Rumpf.

42 ▪ Das ist die Lungen-Leitbahn. Der Nahpunkt mit Lu 1 liegt genau unterhalb des freien Endes des Processus coracoideus etwa 6 Cun lateral der Mittellinie unter dem Schlüsselbein.

43 ▪ Das sind die Gallenblasen-Leitbahn mit den Punkten Gb 20 und Gb 21, die 3 Erwärmer-Leitbahn mit den Punkten 3E 15 und 3E 14, die Blasen-Leitbahn mit den Punkten Bl 10 bis etwa Bl 15 und das Lenkergefäß (Du Mai) mit den Punkten LG 11 bis LG 16 in Höhe der Protuberantia occipitalis externa.

44 ▪ Das sind besonders Dü 3 als Spasmolysepunkt, der die Muskelverspannungen vermindert, und der Handpunkt 14. Dieser wird auch PaM 108 genannt und befindet sich im Bereich der Schwimmhaut bis zum distalen Bereich zwischen den Metacarpalia von D2 und D3.

PaM = Punkt außerhalb der Meridiane (Leitbahnen).

45 ▪ Das ist OP 37. Er liegt im Bereich der Anthelix an ihrem unteren Ende, nahe am Übergang zum Antitragus.

46 ▪ Mit der Dickdarm-Leitbahn ist die Lungen-Leitbahn gekoppelt. Mit der 3 Erwärmer-Leitbahn ist die Perikard-Leitbahn verbunden. Mit der Dünndarm-Leitbahn ist die Herz-Leitbahn gekoppelt.

47 ▪ Das ist das Element Feuer für die Dünndarm- und die 3 Erwärmer-Leitbahn mitsamt den gekoppelten Leitbahnen und das Element Metall für die Dickdarm- und ihre gekoppelte Leitbahn.

48 ▪ Das ist die übermäßige Freude, die sich z. B. als Hektik ausdrückt für das Element Feuer und die Trauer für das Element Metall.

49 ▪ Das ist der Punkt Ma 38. Er liegt auf der halben Höhe des Unterschenkels zwischen Knie- und Sprunggelenksspalt etwa 1 Cun lateral neben der Tibiavorderkante.

50 ▪ Ma 38 sollte tief gestochen werden mit sedierender Technik. Es reicht, die Nadel für kurze Zeit heftig zu stimulieren, meist ist das sehr schmerzhaft. In Ma 38 soll die Nadel lange Zeit belassen werden. Dazu eignen sich Dauernadeln, die vor oder nach dem Stich mit einer langen Nadel in den Punkt appliziert werden.

Fall 4: Verspannungen im Nacken

51 ▪ Ja. Vermutlich werden die tendinomuskulären Leitbahnen (TMM) hier helfen können. Diese verlaufen flächenförmig oberflächlich mit den Hauptleitbahnen zusammen. Sie werden v. a. eingesetzt, wenn Witterungseinflüsse als Krankheitsursache vorliegen.

Das ist bei diesem Patient der Fall. Man sticht für die Verwendung der TMM die Ting-Punkte der Hauptleitbahnen, hier Dü 1 und 3E 1. Danach werden die Hauptleitbahnen durch die Tonisierungspunkte gestärkt, um die pathogene äußere Energie abzuwehren. Hier kommen nun die Punkte Dü 3 und 3E 3 als Tonisierungspunkte dazu. Über der Region der Symptome werden weitere Lokalpunkte gestochen. Bei diesem Patienten kommen die Lokalpunkte von Dünndarm und 3 Erwärmer im Nacken in Frage, z. B. 3E 15 und Dü 13. Als Abschluss werden die Reunionspunkte gestochen. Hier muss für das Yang der oberen Extremität der Punkt Gb 13 gewählt werden. Er befindet sich senkrecht über dem äußeren Augenwinkel etwa 3 Cun über der Augenbraue, also etwa ½ Cun oberhalb des natürlichen Haaransatzes. Der Punkt ist als Reunionspunkt für die drei Leitbahnen Dickdarm, Dünndarm und 3 Erwärmer zuständig. Er liegt medial von Ma 8 und weiter lateral als Gb 15.

> **TMM = Tendinomuskuläre Meridiane (Leitbahnen).**

52 ▪ Diese Leitbahnen liegen auf der Körperoberfläche und begleiten die Hauptleitbahnen, haben aber immer einen zentripedalen Verlauf vom Ting-Punkt der Hauptleitbahn bis zu einem Vereinigungspunkt, der am Rumpf oder am Kopf gelegen ist. Die drei tendinomuskulären Leitbahnen für den Yin-Bereich des Armes haben den Vereinigungspunkt bei Gb 22, für den Yang-Bereich oben liegt er bei Gb 13, für das Yin unten in dem Areal von KG 2 und KG 3, für das Yang unten bei Dü 18. Die Hauptaufgabe der tendinomuskulären Leitbahnen besteht darin zu verhindern, dass pathogene Energie, wie die Witterungseinflüsse, von außen in den Körper eindringen kann. Falls dennoch Krankheitsfaktoren in diese Leitbahnen eindringen, entstehen die Symptome mehr in den Außenschichten des Körpers: Schmerzen auf der Haut, an Sehnen, Muskeln und Bändern sowie in den Gelenken. Über die Ting-Punkte der Hauptleitbahnen werden diese Leitbahnen energetisch aufgefüllt. Daher werden sie auch entsprechend bei Erkrankungen behandelt, die sich in den zugehörigen äußeren Gewebsschichten nach bioklimatischen Störungen einnisten. Man sticht den Ting-Punkt der Hauptleitbahn, den Tonisierungspunkt der Hauptleitbahn, lokale Schmerzpunkte und den Vereinigungspunkt.

Fall 5: Fersensporn

53 ▪ An der Ferse laufen im hinteren Bereich außen die Blasen-Leitbahn und innen die Nieren-Leitbahn. Diese versorgen als Hauptleitbahnen den hinteren Bereich des Beines. Als außerordentliche Leitbahnen versorgen diesen Bereich energetisch auch Yang Qiao Mai und Yin Qiao Mai.

54 ▪ Das sind der Punkt Bl 62 für Yang Qiao Mai und der Punkt Ni 6 für den Yin Qiao Mai.

55 ▪ Beide Punkte liegen unterhalb der Malleoli. Bl 62 liegt in einer kleinen Vertiefung unter dem Malleolus externus, Ni 6 liegt unterhalb des Malleolus internus.

56 ▪ Das sind die beiden Punkte zwischen den Malleolen und der Achillessehne, Bl 60 auf der Außenseite und Ni 3 auf der Innenseite.

57 ▪ Das ist der Bereich des DIP-Gelenkes des kleinen Fingers. Man muss bei jedem Patienten stets zunächst feststellen, ob die reagibleren Handpunkte eher auf der volaren Seite liegen oder auf der dorsalen Handseite. Wir finden bei verschiedenen Patienten jeweils andere Seiten. Laut der momentan veröffentlichen Topografie der koreanischen Handakupunktur (Sooji chim) wechselt am kleinen Finger die Beinvorderseite als volarer Fingerbereich am Endglied die Seite, dann wird die Fußsohle auf den volaren Bereich des Kleinfingers projiziert.

58 ▪ Das sind die in den Schwimmhautfalten gelegenen Ba-Feng-Punkte. Sie befinden sich im Bereich der arteriovenösen Anastomosen des Fußes. Es sind an jedem Fuß vier Punkte.

59 ▪ Das ist der Punkt Ma 41. Es ist der Tonisierungspunkt der Magen-Leitbahn. Er befindet sich vorn auf dem Fußrist, etwa auf der Höhe des oberen Sprunggelenkes mittig auf dem Fuß.

60 ▪ Die Metamerie-Regel bezieht den Fuß auf die Hand. Der Bereich der Ferse entspricht

dabei dem Bereich des Handgelenkes auf der ulnaren Seite.

61 ▪ Das sind die Achsenpartner. Für die Blasen-Leitbahn ist das die Dünndarm-Leitbahn, für die Nieren-Leitbahn ist das die Herz-Leitbahn.

62 ▪ Das ist der Bereich des Crus superior der Anthelix in ihrem oberen Bereich.

63 ▪ Das ist OP 47. Er befindet sich im vorderen Bereich des Crus superior der Anthelix nicht ganz am oberen Ende. Er bildet mit den Punkten OP 46 Zehen und OP 48 Knöchel ein Dreieck.

Fall 6: Chronische Kopfschmerzen

64 ▪ Kopfschmerzen sind meist ein Yang-Problem, da am Kopf im äußeren Verlauf nur die Yang-Hauptleitbahnen verlaufen.

65 ▪ Bei diesem Patienten ist eine starke Problematik der Holz-Wandlungsphase vorhanden, daher kommen als Diagnose in Frage: Gallenblasenkopfschmerz vom Fülle-Typ oder aufsteigendes Leber-Yang. Die Leber-Leitbahn hat zwar keinen Verlauf in ihrem äußeren Leitbahn-Anteil am Kopf, aber in ihrem inneren. Die Leber-Leitbahn öffnet sich auf der Scheitelmitte im Punkt LG 20.

66 ▪ Für die Therapie sind bei akuter Symptomatik immer auch Ohrpunkte geeignet. Diese sind immer Fernpunkte. Es kommen allgemein schmerzlindernde Punkte in Frage, wie z. B. OP 55, OP 78, OP 12, OP 13 und OP 95 aus der chinesischen Schule, sowie der Thalamuspunkt der französischen Schule. Ein allgemeiner immer gut wirksamer Schmerzakupunkturpunkt der Körperakupunktur ist Di 4. Er erzeugt die größte Endorphinausschüttung. Ebenso ist Dü 3 als Spasmolysepunkt mit der größten Serotoninausschüttung geeignet. In diesem Fall ist die Kombination von Ma 44, Gb 41 (Mo Dai Mai) mit 3E 5 sinnvoll, da die Shao-Yang-Achse betroffen ist. Diese wird bei seitlich auftretenden Kopfschmerzen bevorzugt.

67 ▪ Die Fernpunkte für die Yang-Ming-Achse bei Kopfschmerzen vorn sind Di 4 und Ma 45/44.

Die Fernpunkte für die Shao-Yang-Achse sind Gb 41 (Mo Dai Mai) mit 3E 5 bei Kopfschmerzen, die seitlich auftreten.
Die Fernpunkte für die Tai-Yang-Achse bei Kopfschmerzen hinten sind Bl 62 (Mo Yang Qiao Mai) mit Dü 3.
Bitte beachten Sie dabei jeweils, dass die Verwendung der gekoppelten außerordentlichen Leitbahnen den Patienten energetisch sehr auslaugen kann. Daher sollte man diese Kombination nicht oft wiederholen. Sie ist sehr wirksam, aber bitte nie öfter als 1-mal pro Woche, bei geschwächten Patienten eventuell auch nur bis zu 1-mal pro Monat.

68 ▪ Ein gutes Standardprogramm für Kopfschmerzen mit HWS-Komponente ist: Gb 20, Gb 21, Bl 10, 3E 15, LG 14 mit drei bis fünf Nadeln im Prinzip der Kettenschlosskopplung, d. h. noch jeweils 1 – 2 Nadeln auch unter und über die jeweiligen Nachbardornfortsätze über und unter dem 7. Halswirbel sowie Bl 43. Das ist der Gao Huang. Ich steche ihn meist von medial nach lateral bis unter das Schulterblatt. Als Triggerpunkt ist er oft aktiv und beeinflusst viele Schultermuskeln. Er entspannt den klinischen zerviko-thorakalen Übergang.

69 ▪ Gb 21, 3E 15, LG 14 und Bl 43

70 ▪ f
Die Wandlungsphase Holz mit den Leitbahnen von Leber und Gallenblase hat Beziehungen zum Auge. Wind ist der äußere bioklimatische Faktor, der dem Holz zugeordnet wird. Die entsprechenden Leitbahnen sind Leber und Gallenblase. Da die Krankheitsursache durch den Witterungseinfluss (Wind) entstanden ist, wird zunächst das Yang-Organ reagieren. Daher wird diese Konjunktivitis dem Gallenblasen-Funktionskreis zugeordnet.

71 ▪ Vorn. Die Yang-Ming-Achse ist die vordere Achse (erster Umlauf). Daher bezeichnet man den typischen frontalen Kopfschmerz als Yang-Ming-Kopfschmerz. Er ist häufig auch bei Erkrankungen des Magens zu finden oder bei energetischen Störungen des Magen- und Dickdarmfunktionskreises.

72 ▪ Es ist ein Leber-Yang-Zustand beschrieben. Man spricht auch von Leber-Fülle oder vom aufsteigenden Leber-Feuer.

73 ■ Der Leberfunktionskreis ist hier gestört. Die Leber öffnet sich in LG 20, das ist genau die Scheitelmitte. Bei einer Leber-Yang-Fülle hat der Patient z. B. Kopfschmerzen, die er als nach oben aufsteigend beschreibt. Man spricht dabei vom aufsteigenden Leber-Feuer. Der Patient hat das Gefühl, als könnte ihm „der Hut nach oben davonfliegen". Schmerzen, die plötzlich auftreten, gehören von ihrer Symptomatik her zur Wandlungsphase Holz. Die Leber ist die zugeordnete Yin-Leitbahn zum Element Holz. Auch die Übelkeit ist ein Symptom des gestörten Leberfunktionskreises.

74 ■ Di 1
Man soll die Nadel nach der Applikation noch stark sedierend manipulieren, am besten durch die Roll-Dreh-Technik. Die Hebe-Senk-Technik ist hier nicht anzuraten. Nach etwa 3 – 5 Minuten setzt die analgetische Wirkung ein, wenn der Patient auf diese Akupunktur anspricht, sofern er nicht ein sog. Nonresponder ist. Also lohnt sich in jedem Fall der Versuch bei Zahnschmerzen, die ja durchaus sehr unangenehm sein können. Allerdings ist dies nur die Analgesiekomponente der Behandlung, die auch nur begrenzt wirksam sein wird, die kurative Therapie muss dann durch einen Zahnarzt eingeleitet werden.

75 ■ Kopfschmerzen vorn lokalisieren sich auf den Leitbahnen der Yang-Ming-Achse. Es sind die Dickdarm- und die Magen-Leitbahn. Kopfschmerzen seitlich betreffen die Shao-Yang-Achse. Es sind die 3 Erwärmer- und die Gallenblasen-Leitbahn.
Hinterhauptskopfschmerzen gehören zur Tai-Yang-Achse. Diese wird aus den Leitbahnen von Dünndarm und Blase gebildet.

76 ■ Dieses Programm wird auch Si Shen Cong genannt. Es handelt sich um eine Gruppe von vier Nadeln, die jeweils in einem Abstand von einem Cun um den LG 20 herum gestochen werden, sowohl nach vorn als auch nach hinten, nach rechts und nach links. Die Wirkung dieser Punkte besteht in der Förderung der Konzentration, in der Beseitigung von Unruhezuständen und ist auch bei Kopfschmerzen erfolgreich.

77 ■ c
Di 4 ist als einziger der genannten Punkte auf dem Achsenpartner der Magen-Leitbahn gelegen. Alle anderen Punkte könnten auch zur Linderung der Schmerzen führen und sind eventuell indiziert.

78 ■ b
LG 20 ist genau der Nahpunkt. Hier öffnet sich die Leber-Leitbahn. Daher ist Le 3 am Fuß der geeignetste Fernpunkt. Gb 21 und Di 4 können eventuell auch dazu gestochen werden. Di 4 hilft bei allen Schmerzen und Gb 41 ist der Schlüsselpunkt des Gürtelgefäßes, daher auch immer zum Ausgleich geeignet, wenn in einer Körperregion Fülle-Zeichen vorkommen.

Fall 7: Epilepsie

79 ■ Grundsätzlich muss die schulmedizinische Betreuung bei Epilepsie beibehalten werden. Man kann eventuell mit Akupunktur die Krampfneigung vermindern und dadurch die Medikation hin und wieder verringern. Anfallserkrankungen werden zum Holz-Funktionskreis gerechnet. Hier sollten Sie abklären, ob in der Leber- oder Gallenblasen-Leitbahn energetische Dysbalancen ausgeglichen werden können. Gute Punkte zur Spasmolyse sind Dü 3, Le 2 und Le 3 und auch der Notfallpunkt LG 26. Symptomatisch erzielen wir auch immer wieder gute Ergebnisse mit dem Sishengkong. Dabei wird LG 20 gestochen und jeweils 1 Cun davor, dahinter, rechts und links daneben eine weitere Nadel gesetzt. Hier sind zeitliche Behandlungsabstände von etwa einer Woche ausreichend. Rechnen Sie mit einer langen Behandlungsdauer, bevor sich gute Ergebnisse einstellen.

80 ■ Die Notfallmaßnahme beim epileptischen Anfall besteht zunächst darin, den Krampfenden vor Verletzungen zu schützen. In dem genannten Fall ist es sinnvoll, den Punkt LG 26 als Notfall- und Kollapspunkt wenigstens mit dem Fingernagel kräftig zu stimulieren. Man spricht von einer Erfolgsquote von etwa 95 % innerhalb von etwa 30 Sekunden.

Fall 8: Postzosterische Neuralgie

81 ▪ Nein. Die spezifischen Krankheitserreger sind bereits schulmedizinisch behandelt worden. Der Patient leidet zurzeit unter einer Schmerzsymptomatik, die erfahrungsgemäß am besten durch Akupunktur zu behandeln ist. Es eignen sich zunächst alle betroffenen Nahpunkte, allerdings sticht man diese zunächst auf der Gegenseite. Wenn die Schmerzen unter dieser Behandlung nachlassen, kann man auch auf der betroffenen Seite die Nahpunkte stechen. Es eignen sich hier Di 20, Ma 2 und Ma 3, Dü 18 und Gb 1. Auch weitere aktive Punkte können in der Region dazugestochen werden. Zum Beginn der Akupunkturtherapie sind auch topografische Punkte aus der Ohr- oder Handakupunktur schnell wirksam.

82 ▪ Dai Mai (Gürtelgefäß) wird mit dem beidseits gestochenen Punkt Gb 41 geöffnet. Zu dem Punkt der Gallenblase passen alle Muskelverspannungen, denn das zugeordnete Gewebe für Holz ist die Muskulatur. Ebenso werden herpetiforme Hauterkrankungen, wie auch der Herpes zoster zu den Wind-Erkrankungen gerechnet. Dai Mai verläuft etwa im Segment von L 2 bis L 3. Kalte Füße sind ein Symptom, bei dem die Beine nicht richtig durchblutet werden, als würde z. B. die Durchblutung behindert wie von einem zu engen Gürtel. Diese Symptome werden ebenfalls mit Dai Mai therapiert.

83 ▪ Yang Wei Mai

84 ▪ Ja. Zwar ist der kranielle und auch der Rückenmarksliquorraum gut geschützt, aber man kann bei tiefer Nadelung unter den Dornfortsätzen der Wirbel oder auch unter der Okzipitalschuppe den Liquorraum treffen, daher vorsichtig nadeln.

85 ▪ a, b
Qi-Stagnation wird z. B. durch die Punkte Gb 34 und Le 3 beseitigt. Blut-Stase wird z. B. durch Mi 10 und Bl 17 therapiert. Bl 17 ist der Meisterpunkt des Blutes. Bläschenerkrankungen sind ein Wind-Zeichen. Wind kann als äußerer pathogener Faktor vorkommen und auch als innerer Wind.

86 ▪ Ja. Der Reiz eines Akupunkturpunktes wird durch jede Injektion am Punkt noch verstärkt und prolongiert. Die Eigenbluttherapie ist allerdings streng nach den Indikationen für dieses Heilverfahren auszuwählen. Die Wiederholung dieser Therapie sollte nicht vor Ablauf von etwa einer Woche erfolgen, da der Reiz der Eigenblutinjektion vom Organismus zunächst einmal verarbeitet werden muss. Wir verabreichen häufig Eigenblutinjektionen z. B. in den Akupunkturpunkt Di 11 am radialen Ende der Ellenbeugefalte. Das hat eine sehr gute Stimulation des Immunsystems zur Folge. Eine Serie dieser Technik beträgt etwa 6 – 10 Sitzungen über einen Zeitraum von 1,5 – 3 Monaten.

Fall 9: Befindlichkeitsstörungen

87 ▪ Weil die psychische Komponente der Schlafstörungen eine Innen-Erkrankung zeigt, eignen sich die Grundprogramme zur Behandlung. Die Albträume werden der Herz-Leitbahn zugeordnet, der Shen sucht in dieser Leitbahn seine Ruhe und kann sie durch den Herzschmerz des Patienten nicht finden. Der Geist muss beruhigt werden. Es eignen sich folgende Techniken: Shu-Mu-Technik und Yuan-Shu-Technik als Grundprogramme. Das sind beidseits gestochen die Punkte Bl 15 und KG 14, dazu He 7 als Yuan-Punkt. Erfahrungsgemäß wird dazu der Punkt Pe 6 noch als Verstärkung gestochen. Symptomatisch helfen ferner die Punkte Bl 62 und Ni 6 unter den Malleoli.

88 ▪ Dem Herzen. Man sagt, der Sitz von Shen ist das Herz. Shen zeigt sich in den Augen.

89 ▪ a, b, c
Zorn wird dem Funktionskreis der Leber zugeordnet, der Milz wird der emotionale Faktor der Sorge zugeordnet.

90 ▪ Das alles sind Symptome der Hitze. Die Pulsfrequenz wird in Relation zur Atemfrequenz beurteilt. 4 – 5 Pulsschläge pro Atemzug sind normal, bei mehr spricht man von schnellem Puls, bei weniger von langsamem Puls. Hier liegt ein schneller Puls vor; das ist ein Hitze-Zeichen.

91 ▪ a
Trauer wird als Emotion der Lunge zugeordnet.

92 ▪ d

93 ▪ a
Li heißt innen, Biao heißt außen, Xu ist die Schwäche/Leere und Shi ist die Fülle. Die psychische Komponente bei den Schlafstörungen nennt man Li-Komponente.

94 ▪ Das ist der laterale Ast der Blasen-Leitbahn. Bei allen segmentalen Störungen, die eine psychische Komponente in der Ursache oder in der Folge der Erkrankung haben, bewährt sich der laterale Ast der Blasen-Leitbahn. Die Punkte werden dabei horizontal von medial nach lateral gestochen.

Fall 10: Rauchentwöhnung

95 ▪ Ja. Absolute Kontraindikationen ergeben sich aus den allgemeinen Richtlinien für Akupunktur. Sie gelten für alle Akupunkturen. Dazu gehören psychotische Erkrankungen und konsumierende Erkrankungen, die keine Energiereserven im Patienten belassen haben, sowie das mangelnde Einverständnis des Patienten zur Akupunktur.
Relative Kontraindikationen sind alterierte Haut an den Einstichstellen, etwa durch Muttermale, Tätowierungen, Ekzeme oder Entzündungen usw. Nadeln dürfen dort nicht gestochen werden, Laseranwendung ist aber erlaubt. Ebenso kann die Erfolgschance mit Akupunkturtherapie von Anfang an durch die Einnahme bestimmter Medikamente, die eine Akupunkturwirkung teilweise oder ganz verhindern, deutlich vermindert sein. Es wäre dann nicht richtig, dem Patienten Akupunktur anzubieten, wenn man von vorneherein schon wissen kann, dass sie nicht oder nur wenig helfen wird. Hin und wieder wünscht ein Patient trotzdem die Akupunkturtherapie. Sie müssen den Patienten jedoch über diese Tatsache aufklären.
Speziell für den Fall der Akupunktur zur Rauchentwöhnung bestehen keine eigenen Kontraindikationen.

96 ▪ Es ist sehr ratsam, die Mithilfe des Patienten bei seiner Rauchentwöhnung durch seinen eigenen Willen, seine Entschlossenheit und sein Durchhaltevermögen sehr hoch anzusetzen. Ich verlange von einem Patienten, der meine Akupunkturhilfe bei der Nikotin-

entwöhnung wünscht, eine rauchfreie Zeit von 4–24 Stunden, je nachdem, wie stark der Patient bisher raucht. Die Suchtpunkte am Ohr sind dann viel leichter zu finden und der Patient kann schon direkt die Erleichterung spüren, wenn er durch die Akupunktur weniger Suchtdruck erfährt. Außerdem kann ich in der ersten und entscheidenden Sitzung auch direkt so lang weitere Punkte stechen, bis es dem Patienten wirklich besser geht. Die Punkte sind besser optimierbar und auf die persönlichen Bedürfnisse des Patienten einzustellen, wenn er schon während der Behandlung unter starkem momentanen Suchtdruck leidet.

97 ▪ Die Ohrpunkte sind erfahrungsgemäß für Suchtbehandlungen deutlich wirksamer. Man kann kleine Dauernadeln mit Pflastern in den Ohrpunkten einsetzen und erreicht damit eine lang anhaltende Wirkung.

98 ▪ Das sind im Idealfall die vier Punkte, die für alle Suchtprobleme mit mehr oder weniger großem Erfolg indiziert sind. Der Suchtpunkt als Punkt der Begierde liegt am Hinterrand des Ohrläppchens. Es ist der Punkt 29c. Man findet ihn, wenn man die Verlängerung der Linie zwischen dem Nullpunkt OP 82 und dem Punkt Okziput OP 25 bis zum Hinterrand des Ohrläppchens verfolgt. Dazu kommt der Punkt der Lebensfreude, Point de Jérôme. Er liegt am unteren Ende der vegetativen Rinne in der Scapha der Ohrmuschelvorderseite. Dann wird der Antiaggressionspunkt gestochen. Er befindet sich unter dem vorderen Rand der Incisura intertragica, meist nur wenige Millimeter unter dem Knorpelrand gelegen. Er hat sich in der Rauchentwöhnung sehr bewährt und lindert auch die Nebenwirkungen des Nichtrauchens. Als vierten Punkt setzt man noch den Frustpunkt. Dieser liegt am vorderen Ende der Incisura supratragica. Alle diese vier Punkte haben den Vorteil, dass sie keine Knorpelstrukturen gefährden und mit Dauernadeln gestochen werden können. Immer wieder erleben wir es, dass diese vier Punkte mit Dauernadeln für einige Wochen als alleinige Therapie ausreichen.
Ferner kann man je nach Symptomatik auch mit für kurze Zeit liegen zu lassenden langen Nadeln in der Ohrakupunktur diese Punkte

ergänzen. Es eignen sich der Punkt 58 Uterus. Dieser ist bei Männern und bei Frauen zu finden. Er wird nach Nogier auch als Suchtpunkt bezeichnet. Er befindet sich auf der Höhe der Mitte der Fossa triangularis dicht am vorderen Teil, wo die Helixkrempe überlappt. Da er ein Knorpelpunkt ist, sollte man hier keine kurze Dauernadel setzen. Die längere Nadel kann zwischen 10 und 30 Minuten liegen bleiben. Psychisch ausgleichende Punkte eignen sich meist auch gut wie OP 55. Das ist der Ohr-Shen-Men. Er liegt etwas oberhalb vom dorsalen Winkel der Fossa triangularis. Er wirkt beruhigend. Man fühlt sich danach immer mehr ausgeglichen, Nervosität und Unruhe werden vermindert, die Zuversicht und der Mut steigen.

Die psychotropen Punkte PT 1 bis PT 4 des Lobulus werden je nach Symptomatik gestochen. Sie helfen entsprechend ihren Bezeichnungen Antiaggression, Angst-Sorge, Antidepression und Kummer-Freude. Weitere psychisch ausgleichende Punkte sind die für das Vegetativum: OP 51, Vegetativum I und OP 34, Vegetativum II. OP 51 liegt am vorderen Ende des Crus inferior der Anthelix unter der Überlappung mit der Helixkrempe, OP 34 liegt auf der Antitragusinnenseite im vorderen Drittel etwa auf der halben Höhe des Antitragus. Es lohnt sich auch immer wieder, die Organpunkte der Leitbahnen im Ohr je nach Zuordnung zu den Emotionen durch die Wandlungsphasen aufzusuchen. So hilft OP 100 Herz auch bei Schlafstörungen, OP 97 Leber hilft bei Spannungen und Unruhe.

Ergänzend können sich die Atmungsorgane durch die Punkte OP 101 Lunge und OP 84 Mund- und Schlundbereich wieder erholen. Weitere Ohrpunkte können je nach Symptomatik und nach gefundenen aktiven Punkten mit dazu gestochen werden.

Es ist ratsam, in jeder Sitzung nur wenige Punkte zu stechen. Eine absolute Zahl für die Nadeln als Obergrenze gibt es nicht.

99 ■ Dazu gibt es keine absolute Zahl. Der kräftige Patient verträgt mehr Nadeln, der zierliche Patient oder der schon geschwächte Patient verträgt weniger Nadeln. Im Durchschnitt werden wir etwa 4–7 Nadeln benötigen. Für die Dauernadeln sollte man unbedingt darauf achten, dass Sie keine Knorpelpunkte damit erwischen. Falls Sie dennoch Knorpelpunkte mit Dauernadeln versehen wollen, so soll der Patient unbedingt vorher darüber aufgeklärt werden, dass er bei Entzündungszeichen diese Nadeln selbst entfernen muss. Hitze, Rötung, Schwellung und Schmerz sind die klassischen Entzündungszeichen. Eventuell kann auch ein penetranter und unangenehmer, anhaltender Juckreiz am Ohr eine Entzündung ankündigen.

100 ■ Es haben sich folgende Punkte bewährt: Lu 7 als Luo-Punkt. Er ist gleichzeitig der Schlüsselpunkt des Ren Mai. Lu 9 als Meisterpunkt der Gefäße verbessert die Durchblutung und hilft, die Schäden durch schlechtere Durchblutung beim Raucher in Grenzen zu halten. Damit kombiniert sich gut Di 4, er ist der Yuan-Punkt des Dickdarms und aktiviert mit Lu 7 zusammen den energetischen Ausgleich im Metall-Element. Metall setzt Grenzen, daher kann der Patient mit diesen Punkten die Befreiung von seiner Nikotinsucht besser bewerkstelligen. Allgemein wird der Suchtdruck durch eine Klopftherapie an folgenden Punkten gelindert: Ma 2, Ni 27 und Mi 21. Diese Therapie wird z. B. auch als alleinige Rauchentwöhnung und bei anderen Suchterkrankungen erfolgreich angewendet, wie beispielsweise bei der energetischen leitbahnassoziierten Psychotherapie. Sie lässt sich mit vielen anderen Therapieformen kombinieren. Die Willenskraft wird der Nieren-Leitbahn zugeordnet. Daher sind auch Punkte Erfolg versprechend, die die Nierenenergie stärken. Man verwendet dazu die Shu-Mu-Technik der Niere mit Bl 23 und Gb 25, die Yuan-Shu-Technik mit Bl 23 und Ni 3 oder auch nur den Tonisierungspunkt Ni 7. Er kann durch den Yuan-Punkt Ni 3 verstärkt werden. Weitere symptomentsprechende Punkte ergeben sich aus den individuellen Problemen des Patienten während der Umstellungszeit auf ein nikotinfreies Leben, das können Probleme der Verdauung ebenso sein wie Hauterscheinungen oder Gewichtszunahme.

101 ■ Diese Nebenwirkung sehen wir selten. Die Punkte der Ohrakupunktur bewirken auch eine Verminderung der Esslust. Allerdings ist es wichtig, den Patienten für lange Zeit

immer wieder einzubestellen und auch immer wieder eine Behandlung anzubieten, sollten sich erste Anzeichen andeuten, die auf Nebenwirkungen, auf Komplikationen oder auf Suchtverschiebung hinweisen.

102 ■ Wir empfehlen den Patienten nach einer ersten intensiveren Zeit von z. T. täglichen Sitzungen größere Intervalle von bis zu einigen Wochen, weitere Kontakte nach jeweils spätestens einem Monat beizubehalten. Meist fallen die ersten drei Tage zunächst sehr schwer, Rückfälle sind danach etwa nach drei Wochen gehäuft, nach drei Monaten und auch noch nach ein bis drei Jahren. Das zeigen die Erfahrungen.

103 ■ Ganz eindeutig ja. Die homöopathische Therapie kann teilweise ebenfalls sehr gute Erfolge bei einer Suchttherapie aufweisen. Die Kombination beider Therapieformen erhöht die Chancen für den Patienten rauchfrei zu werden.

104 ■ Dieses Ansinnen ist meist nicht erfolgreich. Die Akupunktur allein hat meist nicht so viel Wirkung, dass man freiwillig keine Lust mehr auf Zigaretten und Nikotin hat. Der eigene Wunsch, mit dem Rauchen aufhören zu wollen, sollte schon die erste Voraussetzung sein, um mit der Therapie zu beginnen. Das Ziel wird durch Akupunktur weitaus leichter erreichbar, aber von allein geht es dennoch nicht. Allerdings machen wir hin und wieder auch diese Erfahrung, dass ein Patient nach einer konstitutionellen Akupunkturtherapie plötzlich und auch für ihn selbst unerwartet nicht mehr raucht. Die Lust dazu ist verschwunden, die Zigaretten schmecken nicht mehr. Das haben wir schon immer mal wieder erlebt. Einige Patienten rauchen nur, weil sie andere Symptome wie Unruhe oder Spannungen dann besser verkraften können. Wenn diese Bedingungen durch Akupunktur verbessert werden, dann kann auch die Lust auf Nikotin gleichzeitig verschwinden, ohne dass dies vorher beabsichtigt war. Wir freuen uns dann natürlich mit unseren Patienten und sind dankbar dafür, dass die Akupunktur so schöne Blüten treiben kann.

Fall 11: Adipositas

105 ■ Meist reicht es nicht aus, die Patienten allein mit Akupunktur zu behandeln, wenn die Hyperphagieanfälle schon über einen längeren Zeitraum bestehen und schon mehrere Diäten versucht worden sind. Die Motivation des Patienten muss für einen längeren Zeitraum gestärkt werden. Ebenso wichtig sind vermehrte Bewegung, die psychische Betreuung des Patienten und eventuell die Einbeziehung des Umfeldes. Eventuelle Nahrungsmittelunverträglichkeiten sind oft Auslöser von Heißhungerattacken. Diese gilt es aufzuspüren und für einige Zeit zu vermeiden.

106 ■ Das ist die Milz-Leitbahn. Bei Schwächung des Erden-Elementes wird die Versorgung des Körpers vermindert. Die Energie der Milz hält den Körper zusammen. Das Auseinandergehen, im wahrsten Sinne des Wortes, wird meist von einer Milzschwäche begleitet.

107 ■ Der Tonisierungspunkt Mi 2 und der Yuan-Punkt Mi 3 verstärken die Funktion im Milzfunktionskreis. Eine Verbesserung der Versorgung wird ebenso durch die Shu-Mu-Technik erreicht. Dazu sticht man den Shu-Punkt der Milz, Bl 20, und den Mu-Punkt der Milz, Le 13. Alle vier Punkte sind auch in einer Sitzung mit acht Nadeln gut beidseits kombinierbar. Der Vorteil dabei besteht zusätzlich darin, dass die Yuan-Shu-Technik direkt mit genadelt wird. Auch das ist eines der Grundprogramme für Yin-Leitbahnen.

108 ■ Alle Milz- und alle Magen-Leitbahnpunkte gehören zum Erden-Element. Als Erden-Punkte sind innerhalb der antiken Punkte auf jeder Leitbahn auch noch im Yin die dritten, also die Yuan-Punkte und im Yang die fünften antiken Punkte vorhanden. Das sind die Ho-Punkte. Dieser Patientin wird besonders der Erdenpunkt der Yin-Leitbahn der Erde helfen. Das ist in der Milz-Leitbahn der dritte Punkt als Yuan-Punkt. Dieser wurde in der vorherigen Frage schon empfohlen.

109 ■ Die Punkte des eigenen Elementes einer Leitbahn nennt man auch Ben-Punkte. Sie haben tonisierende Wirkung auf die Leitbahn.

110 ■ Ein Tonisierungspunkt ist immer der Mutterpunkt des betroffenen Leitbahn-Elementes.

Die Milz ist eine Erden-Leitbahn, der Tonisierungspunkt Mi 2 ist ein Feuerpunkt. Feuer ist die Mutter der Erde. Als Feuerpunkt steigert Mi 2 auch die Stoffwechselleistungen und hilft dabei, einen Jojoeffekt beim Abnehmen zu verhindern.

111 ■ Ohrpunkte in der Suchttherapie sollten für längere Zeit belassen werden. Das ist am besten durch Dauernadeln zu erreichen. Allerdings sind Dauernadeln am Ohr gefährlich, wenn sie an knorpelhaltigen Stellen eingesetzt werden. Folgende vier Ohrpunkte sind sowohl in der Suchttherapie als auch ohne Ohrmuschelknorpel gut wirksam: Der Punkt der Begierde am Ohrläppchenrand hinten vermindert den Suchtdruck. Der Point de Jérôme am Ende der vegetativen Rinne verbessert die Lebensfreude, die Ernährungsumstellung fällt dadurch leichter. Der Antiaggressionspunkt unterhalb der Incisura intertragica vermindert die Nebenwirkung der Nervosität und Unruhe, wenn man weniger essen möchte als vorher. Der Frustpunkt liegt etwas vor der Incisura supratragica und hilft dabei, besser durchzuhalten, wenn zwischenzeitlich Frustrationen auftreten. Alle Punkte wirken meist am linken Ohr besser. Aber da eine solche Begleitung beim Abspecken für lange Zeit geleistet werden muss, werden diese vier Punkte meist nach etwa einer Woche am anderen Ohr erneut gesetzt. Man kann den Patienten selbst bitten, die Nadeln im Ohr von vergangener Woche einen Tag später zu entfernen. Nach einem Behandlungszeitraum von zunächst 1–2-mal wöchentlich für 1–2 Monate kann man die Therapieintervalle auf 1–2-mal monatlich ausdehnen. Meist ist es nötig, die Patienten für länger als ein Jahr lang eng an die Begegnungen in der Praxis vorzubereiten. Nach etwa 6–12 Monaten reichen teilweise auch schon Begegnungen von 1–2-mal im Quartal.

112 ■ Man sollte anstreben, den Gewichtsverlust nicht zu schnell zu erzielen. Das stellt für den Körper eine zu große Anstrengung dar. Vernünftig ist es und auch sehr realistisch, mithilfe der Akupunktur etwa bis zu 2 kg im Monat zu verlieren. Immerhin kann dadurch über ein Jahr eine schöne und stabile Gewichtsverminderung von bis zu einem halben Zentner erreicht werden. Die Patienten lassen sich meist gern davon überzeugen, dass dieses Ziel sehr vernünftig ist, und halten meist auch gut durch.

113 ■ Das sind besonders die Früchte, die in Bodennähe oder unter der Erde wachsen, wie Kartoffeln, Rüben, Möhren und andere Wurzeln. In heißem Zustand genossen haben sie eine noch stärker tonisierende Wirkung auf die Milz, weil das Feuer als Mutter der Erde die Milz tonisiert.

114 ■ Der Milz ist der süße Geschmack zugeordnet. Darum bekommt ein Patient mit Milz-Schwäche auch unweigerlich Süßhunger. Um diesen Süßhunger zu befriedigen, soll der Patient natürliche Süßen zu sich nehmen, aber ganz sicher nicht die bei uns so leicht erhältlichen Süßigkeiten mit großen Mengen raffiniertem Zucker bei gleichzeitig hohem Fettanteil. Natürliche Süßen finden Sie in Honig, in Früchten wie Bananen, Erdbeeren und Melonen, sowie in Körnern mit hohem Anteil von Vitalstoffen, wie sie besonders im Hafer zu finden sind. Haferkerne sättigen langanhaltend und stimulieren den Bewegungsdrang.

115 ■ Die 3 Erwärmer-Leitbahn steigert den Stoffwechsel. Er wird durch seine Punkte 3E 3, 3E 4 und 3E 6 aktiviert. 3E 3 ist der Tonisierungspunkt. Er wird durch den Yuan-Punkt 3E 4 verstärkt. Der Punkt 3E 6 ist der Ben-Punkt, also der Feuerpunkt dieser Feuer-Leitbahn. Er hat tonisierende Wirkung auf die Leitbahn. Der Meisterpunkt des Stoffwechsels und gleichzeitig der Milz-Zustimmungspunkt ist der Punkt Le 13. Er befindet sich am freien Ende der elften Rippe; bitte vorsichtig tangential stechen. Am wirkungsvollsten ist der Punkt mit Periostkontakt. Es bewährt sich, mit der Nadel den Knochen etwa 3–4-mal zu touchieren und dann die Nadel herauszuziehen. Sehr bewährt sind auch Injektionstechniken an diesem Punkt. Eine Fucus D6 Ampulle jeweils beidseits in diesen Punkt gespritzt, steigert ebenfalls die Stoffwechselleistungen. Die Milz und der Magen als Erden-Leitbahnen werden durch die jeweilige Shu-Mu-Technik energetisch verbessert: KG 12, Bl 21 für den Magen, Bl 20 und Le 13 für die Milz. Allgemeine Punkte, die den individuellen Problemen des Patien-

ten während der Abspeckzeit entsprechen, sind auch ratsam. Das können Punkte sein, die die Psyche ausgleichen, wie z. B. He 7. Er ist gut kombinierbar mit Pe 6. Der Punkt der göttlichen Gleichmut, gleichzeitig der Punkt für Zusatzenergie für drei Meilen mehr, ist Ma 36. Bei Schlafstörungen können Bl 62 und Ni 6 helfen. Allgemein beruhigend und ausgleichend wirkt LG 20, Bai Hui auf dem Kopf. Den Willen zu stärken und das Durchhaltevermögen zu verbessern gelingt durch die Verbesserung der allgemeinen Energie im Nierenfunktionskreis. Die Punkte Ni 7 als Tonisierungspunkt und Ni 3 als Yuan-Punkt verbessern die Nierenfunktion ebenso wie die Shu-Mu-Technik Bl 23 und Gb 25.

116 ■ Das ist die Herz-Leitbahn. Der Feuer-Typ als Patient neigt zu Suchterkrankungen. Er ist hitzig, lustbetont, liebt das Leben, neigt aber dazu, gern alles und sofort haben zu wollen. Feuer-Krankheiten sind verzehrend, gehen mit Hitze einher und hinterlassen beim Patienten viel Unruhe. Im Herzen wohnt Shen, der Geist. Wird das Herz gestört, so wird der Geist unruhig. Diese blumige Sprache aus der TCM zeigt sehr schön, wie dieser Patient sich fühlt. Meist erkennen sich die Patienten in den Bildern der chinesischen Medizin selbst schnell wieder.

Fall 12: Ess-Sucht

117 ■ Es ist der Punkt Le 13 als Stoffwechselmeisterpunkt. Man kann hier z. B. im Sinne der Homöosiniatrie eine Ampulle hepa-loges in den Punkt beidseits verteilen. Das bewirkt eine gute Steigerung des Stoffwechsels und kann mehrmals in der Woche wiederholt werden.

118 ■ Die Ohrakupunktur kann an folgenden Punkten eventuell mit Dauernadeln durchgeführt werden: Point de Jérôme, Punkt der Begierde, Antiaggressionspunkt und Antifrustrationspunkt. Da alle diese Punkte keine Knorpelpunkte sind, ist die Anwendung mit Dauernadeln nicht so komplikationsträchtig. Bei anderen Punkten muss man immer die Gefahr der Perichondritis beachten.

119 ■ Wichtig ist es, den Patienten viel trinken zu lassen. Eventuell lässt sich hier Pulsatilla D4

(Küchenschelle, Kuhschelle) verwenden. Dieses Mittel ist bei Durstlosigkeit indiziert. Zum Beispiel bewährt es sich sehr, den Patienten anzuleiten, dass er für etwa 6 Wochen täglich je zwischen 5- und 10-mal je 3 Kügelchen mit jeweils einem ½ Liter Wasser einnehmen soll. Dabei bleibt den Patienten fast keine Zeit mehr, nebenbei noch viel zu essen. Der Stoffwechsel wird angeregt, und die Abspeckerfolge steigen dabei deutlich. Das Mittel hepa-loges in Ampullenform hat sich außerordentlich gut im Punkt Le 13 bewährt.

Dieses Präparat wird eingesetzt, um den Leberstoffwechsel zu verbessern. Durch seine Zusammensetzung wirkt es allerdings ebenfalls dämpfend auf übermäßigen Hunger, verbessert die Verdauungsleistungen, hebt die Stimmung bei Übellaunigkeit und Unleidlichkeit, wirkt auf die Ausscheidungsfunktion der Haut und bewirkt eine allgemeine Entgiftung. Diese Aspekte sind beim Abnehmen sinnvoll.

> **Suchterkrankungen sind in aller Regel mit Akupunktur allein nicht ausreichend erfolgreich behandelbar.**

120 ■ a) Di 4
b) Dü 3, Le 2, Le 3

Fall 13: Asthma

121 ■ Ja. Aus rechtlichen Gründen darf man dem Patienten bei lebensbedrohlichen Zuständen keine schulmedizinisch anerkannte Methode verweigern. Mit einiger Erfahrung in der Akupunkturtherapie werden Sie darauf vertrauen, dass bei Atemnot auch gute Wirkungen mit Akupunktur zu erwarten sind.

122 ■ Es ist der Punkt KG 17. Er liegt in der Höhe des vierten Interkostalraumes direkt auf der Mitte des Sternums. Man sticht ihn tangential bevorzugt von oben nach unten. Man sollte den senkrechten Stich vermeiden, denn es können im Brustbein Mikroperforationen existieren, sodass die senkrecht gestochene Akupunkturnadel bis ins Mediastinum vordringen kann.

123 ■ Das ist das Grundprogramm der Shu-Mu-Technik mit Bl 13 und Lu 1. Diese beiden Punkte werden tangential horizontal von lateral nach medial gestochen. Lu 1 bitte sehr oberflächlich stechen. Die Gefahr eines Pneumothorax darf nicht unterschätzt werden. Aus diesem Grund wird auch Bl 13 auf dem Rücken tangential gestochen, auch wenn diese Gefahr bei diesem Punkt deutlich geringer ist. Lu 1 befindet sich unterhalb des Processus coracoideus, 6 Cun lateral der Mittellinie unter dem lateralen Schlüsselbeinanteil. Bl 13 liegt 1,5 Cun neben dem Dorn des dritten Brustwirbels. Dazu wird der Punkt Bl 17 auf dem Rücken gestochen. Er befindet sich 1,5 Cun neben dem Dorn des siebten Brustwirbels. Das ist die Höhe vom Unterrand der Skapula. Auch dieser Punkt wird tangential horizontal von lateral nach medial gestochen. Bl 17 verbessert die Atemexkursionen und die Verschieblichkeit des Zwerchfells. Alle Punkte sticht man sedierend, d. h. die Nadeln werden nach dem Einsetzen noch weiter durch Drehbewegungen der Nadel oder durch stochernde Bewegungen stimuliert. Das nennt man Roll-Dreh- bzw. Hebe-Senk-Technik.

124 ■ Nein. Moxa ist bei Hitze-Symptomen kontraindiziert. Der hochrote Kopf ist ein Hitze-Symptom.

125 ■ Meistens wird die Akupunktur am liegenden Patienten durchgeführt. Aber gerade der Asthmapatient kann schlecht liegen. Er wird dankbar sein, wenn er mit aufgerichtetem Oberkörper im Sitzen behandelt wird. Allerdings sollte besonders in einer vom Patienten als lebensbedrohlich empfundenen Situation ein wenig erfahrener Akupunkteur die erste Akupunkturerfahrung in solch einem Moment nicht am sitzenden Patienten machen. Es ist besser, die bisher erfolgreiche Therapie mit schulmedizinischen Medikamenten weiterhin anzubieten. Aber generell darf man Patienten auch im Sitzen akupunktieren. Es ist ratsam, dies nicht unbedingt in seiner ersten Akupunktursitzung zu tun, denn man sollte erst einmal ausprobieren, ob keine vegetativen Reaktionen, wie z. B. Kreislaufreaktionen bis hin zur Ohnmacht, auftreten. Im Sitzen ist der Thorax des Pa-

tienten hinten und vorn ohnehin besser erreichbar, um die Punkte zu stechen.

126 ■ Ganz sicher. Die Akupunktur hinterlässt keinerlei Wirkungseinschränkung für andere Therapien. Aber umgekehrt macht es keinen großen Sinn, denn Kortison führt dosisabhängig zu einer Verminderung bis zu einer aufgehobenen Wirksamkeit der Akupunktur.

127 ■ Der Asthmaanfall gilt nach den Regeln der TCM als Fülle-Störung. Besonders in der Lungen-Leitbahn ist die gestaute Energie durch die Diagnoseverfahren erkennbar. Der Puls ist an der Stelle Lu 9 rechts im tiefen Aspekt gespannt und gefüllt tastbar. Natürlich gibt es dabei auch Ausnahmen. Die Pulsdiagnose korreliert mit den TCM-Aussagen zu etwa 80 %. Die Zunge ist meist trocken und/oder rot als Hitze-Zeichen. Der Belag ist oft nicht gut zu beurteilen. Es wird sicher nicht möglich sein, einen Patienten im akutem Asthmaanfall nach allen Regeln der TCM-Diagnostik zu untersuchen.

128 ■ Asthma als Krankheit gilt nach der Traditionellen Chinesischen Medizin als Leere-Erkrankung. Besser sollte der Begriff der Schwäche verwendet werden, weil die Leitbahnen nur geschwächt aber nicht komplett ohne Energie durchströmt werden. Die Lungenenergie ist geschwächt, d. h. man muss die Asthmaintervalltherapie unbedingt in tonisierender Form durchführen.

129 ■ Auch hier werden zunächst Fernpunkte gestochen; Lu 7 und Di 4 gleichen energetisch die Metall-Energie durch die Lo-Yuan-Technik aus. Die Nahpunkte Lu 1 und Bl 13 auf dem Thorax sind ein Grundprogramm bei Erkrankungen mit Organbeteiligung, weil bei Asthma die Krankheit nicht nur in der Leitbahn liegt, sondern im Funktionskreis schon das Organ erreicht hat. Das Grundprogramm Yuan-Shu erfordert dazu noch den Punkt Lu 9 als Yuan-Punkt. Für die Hinten-vorn-Durchströmung werden dazu die Punkte Bl 17 und KG 17 kombiniert. Topografische Punkte der Ohr-, Schädel-, Mund- oder Handakupunktur können ebenfalls ergänzt werden.

130 ■ Die energetische Schwäche der Lunge wird zu einer schlechteren und verlangsamten

Durchströmung der Lunge führen. Dabei ist auch der Energieabfluss betroffen. Die langsamere Strömung baut sich nach und nach zu einer Stauungssituation auf. Der energetische Stau löst den Anfall aus. Die Therapie darf nach einem Asthmaanfall daher nicht damit enden, dass man durch sedierende Techniken den energetischen Stau beseitigt, sondern man muss im Intervall unbedingt anschließend dafür sorgen, dass der Durchfluss in der Lungen-Leitbahn wieder hergestellt wird. Die Lungen-Leitbahn-Schwäche des Asthma-Patienten kann durch viele Noxen überfordert werden. Zum Teil sind es Allergene, Witterungseinflüsse oder Anstrengungen, die den Patienten überfordern.

131 ▪ Das sind die Punkte, die allgemein allergische Dispositionen oder allergische Reaktionen verbessern: Der Punkt OP 78 ist die Ohrspitze. Er steigert die körpereigene Kortisolproduktion in der Nebennierenrinde. Man kann ihn von oben oder von unterhalb der Helixkrempe stechen. Von unten gestochen ist er meist wirksamer. Der Punkt OP 13 liegt auf dem unteren Tragusgipfel. Es ist der Nebennierenpunkt und führt ebenfalls zu einer vermehrten Kortisolproduktion in der Nebennierenrinde. Im Areal der Lunge OP 101 sucht man den reagibelsten Punkt. Er verbessert ganz allgemein die Atemfunktion.

Fall 14: Herz-Kreislauf

132 ▪ Die Zusammenhänge von Rückenproblemen und Herz-Kreislauf-Problemen ergeben sich aus der segmentalen Zuordnung der Zustimmungspunkte von Kreislauf und Herz bei Th 4 und Th 5.

133 ▪ Herzerkrankungen sollte man nur dann mit Akupunktur behandeln, wenn es sich um funktionelle Herzbeschwerden handelt. Bei organischen Herzerkrankungen hat sicher die westliche Schulmedizin bessere Methoden zur Verfügung. Sowohl die Herz- als auch die Perikard-Leitbahn sind Yin-Leitbahnen. Organerkrankungen sind Innen-Erkrankungen, somit kann man die Therapie mit Grundprogrammen durchführen. Das sind im Yin die Shu-Mu-Technik und die Yuan-Shu-Technik.

134 ▪ KG 14 und Bl 15 machen die Shu-Mu-Technik des Herzens aus, KG 17 und Bl 14 diejenige der Kreislauf-Leitbahn.

135 ▪ Das sind die Punkte He 7 mit Bl 15 und Pe 7 mit Bl 14.

136 ▪ Durch Akupunktur z. B. an He 7. Hier eignen sich die Dauernadeln als Pressneedles in der Zangentechnik gut, dazu Bl 15 als Yuan-Shu-Technik. Dieses Programm wird durch Pe 6 ergänzt, der Yin Wei Mai öffnet. In der Ohrakupunktur kommt dazu OP 100 für das Herz in der Hemiconcha inferior.

137 ▪ Man sticht zwei Nadeln ein, eine ulnar die andere radial der Sehne des M. flexor carpi ulnaris. Das geht am besten mit kleinen Pflaster-Dauernadeln. Der Patient kann durch Kneifen ab und zu beide Nadeln aktivieren.

138 ▪ Der klinische zerviko-thorakale Übergang liegt bei Th 4/5, und nicht bei C 7, wo sich der anatomische zervikothorakale Übergang befindet.

139 ▪ Dazu soll man das Herz mit Akupunkturnadeln „umkreisen", und zwar an den thorakalen Lokalpunkten wie z. B. Ma 16 und Ma 18, KG 17 und Mi 21. Diese Punkte lassen sich auch gut mit Neuraltherapie behandeln (z. B. Procain-loges 1 %). Als orale Zusatzmedikation empfiehlt sich für die nachlassende Herzleistungsfähigkeit bis NYHA II cratae-loges, 3-mal eine Tablette.

140 ▪ Paroxysmale Tachykardien werden schnell durch je zwei Nadeln an den Dorn von C 2 und die Huatuojiaji-Punkte bei Th 2 gebessert. Diese liegen in Höhe von Th 2 zwischen dem Dorn des Wirbels und dem medialen Ast der Blasen-Leitbahn.

141 ▪ Supraventrikuläre Herzrhythmusstörungen sind eine Akupunkturindikation, die ventrikulären nicht. Man sticht dazu Pe 6 und He 7.

142 ▪ Das gelingt durch die segmentale Akupunkturtherapie am Rücken. Dazu sticht man in Höhe des 4. Brustwirbels, d. h. am zervikothorakalen Übergang, folgende Punkte: Bl 43 (Gao Huang), er liegt 3 Cun lateral des Dorns von Th 4 an der Innenkante des Schulterblattes, und Bl 14 (Jue Yin Shu), er liegt 1,5 Cun lateral des Dorns von Th 4. Oft sind auch

gleichzeitig die erste oder auch weitere Rippen blockiert. Dann hilft die Akupunktur meist gar nicht. In diesen Fällen ist die Osteopathie oder Manuelle Therapie eine gute Behandlungsmöglichkeit. Sie wird ergänzt durch die Akupunktur an den Punkten Ma 11, Ma 12, Ma 13 und Ni 27.

143 ■ Mit den Punkten Ma 36, Mi 6 und KG 6. Diese bewährte Punktekombination dient dem Aufbau von verfügbarer Energie.

144 ■ Fangfrage! Ventrikuläre Extrasystolen sind nicht durch Akupunktur zu behandeln.

145 ■ Der 8. Zahn (Weisheitszahn) hat in jedem Quadranten eine reflektorische Beziehung zur Herz-Leitbahn. Daher ist es wahrscheinlich, dass bei der Behandlung dieses Zahnes ein Störfeld entstanden ist. Die Kenntnis dieser Zusammenhänge verdanken wir Jochen Gleditsch, der das System der Mundakupunktur entdeckt hat. Meist lässt sich mit submukösen Injektionen eines Neuraltherapeutikums das Störfeld beseitigen. Sehr geeignet ist Procain 1 % mit Zusatz von Ameisensäure. Damit wird die bestmögliche Repolarisierung der Membranspannung bei kleinstmöglichem Allergierisiko erzielt, denn Acidum formicicum ist ein homöopathisches Antiallergikum.

146 ■ Der Sitz des Geistes Shen ist das Herz. Das gesunde Shen zeigt sich in der deutlichen Trennung von Wachheit und Schlaf. Beides ist jeweils zu seiner Zeit ausgeglichen. Das Bewusstsein ist im wachen Zustand klar, das Gedächtnis ist funktionstüchtig, der Schlaf ist ruhig und erholsam. Die Konzentrationsfähigkeit ist gut.

147 ■ a
Alle genannten Symptome passen zum Herz-Feuer. Bei der Herz-Yin-Leere sind die Symptome ähnlich: Unruhe, Schlaflosigkeit, Hitzegefühl, der Puls ist schwach zu ertasten. Der Patient redet schnell und ermüdet auch schnell dabei.
Bei der Herz-Blut-Leere steht die Blässe im Vordergrund mit Schlaflosigkeit und Schwäche. Auch hier ist der Puls eher dünn und schwach zu tasten. Der Patient leidet unter starker Vergesslichkeit.

148 ■ Ja. Hypertonus ist in der TCM eine Hitze-Erkrankung. Bei Hitze-Erkrankungen ist Moxa kontraindiziert.

> **Bei Hitze-Erkrankungen ist Moxibustion kontrainduziert.**

149 ■ Die Herz-Yin-Schwäche hinterlässt eine Symptomatik, die das Yang betont. Somit wird dieser Patient seine Emotionen eher wortreich und mit Gesten ausdrücken.

Fall 15: Angina pectoris

150 ■ Ja. In diesem Fall ist es höchst wahrscheinlich, dass der Patient unter vertebragenen pektanginösen Zuständen leidet. Sie kommen häufig vor, besonders auch dann, wenn der Patient, wie in diesem Fall, viel sitzend arbeitet und dazu noch viele Stunden ein Fahrzeug steuern muss. Dennoch muss vor einer solchen Diagnose immer eine schulmedizinische Abklärung erfolgen, was bei diesem Patienten bereits geschehen war. Der vertebragene Zusammenhang ist durch die Akupunkturpunkte leicht erklärbar: Bl 14 neben dem Dorn von Th 4 ist der Zustimmungspunkt der Kreislauf-Leitbahn. Bl 15 neben dem Dorn von Th 5 ist der Zustimmungspunkt der Herz-Leitbahn. Wir sehen diese Zusammenhänge in der Praxis häufig. Der Blasenpuls war bei diesem Patienten verstärkt tastbar, auch das deutet auf die Beteiligung der Wirbelsäule hin, weil der Rücken energetisch von der Blasen-Leitbahn versorgt wird.

151 ■ Sie sind hier durchaus indiziert. Man sticht sie tangential horizontal von außen nach innen. Damit erreicht man entweder tatsächlich mit der Nadel oder auch nur energetisch mit der Nadelrichtung auch die Huatuojiaji-Punkte. Diese liegen jeweils zwischen dem medialen Ast der Blasen-Leitbahn und dem Lenkergefäß. Sie liegen genau über den Facettengelenken der Wirbel.

152 ■ Diese beiden Blasenpunkte als Zustimmungspunkte lassen sich sehr gut mit den Alarmpunkten der entsprechenden Funktionskreise kombinieren. Das sind bei Bl 14

für die Kreislauf-Leitbahn KG 17 auf dem Brustbein in Höhe des vierten Interkostalraumes und bei Bl 15 für die Herz-Leitbahn KG 14 unter dem Processus xiphoideus des Sternums. Das ist die Shu-Mu-Technik.

Man kann diese beiden Blasen-Leitbahnpunkte vom medialen Ast auch gut mit den in gleicher Höhe befindlichen Punkten des lateralen Blasen-Leitbahnastes kombinieren. Das sind die Punkte Bl 34 und Bl 44. Sie liegen jeweils 3 Cun von der Mittellinie an der Margo medialis der Skapula.

153 ■ c und d; es kann sein, dass bei einzelnen Patienten auch Antwort a zutrifft.

Allerdings neigen Facettengelenksblockaden an dieser Stelle gern zu Rezidiven. Dankenswerterweise spricht aber hier die Akupunktur gut an. Sowohl im Anschluss an manuelle Therapie als auch vor einer manuellen Therapie ist das dazu eine gute Ergänzung. Fernpunkte werden immer zentrifugal weiter distal gesucht. Klassische Fernpunkte findet man distal vom Knie- oder Ellenbogengelenk, wenn jeweils dieses große Gelenk auch zwischen dem Ort der Krankheit und den Fernpunkten liegt. Man sucht Fernpunkte über die betroffene Leitbahn, hier ist es die Blasen-Leitbahn, oder über die Partner der gekoppelten Leitbahn oder des Achsenpartners. Die Herz-Leitbahn verläuft von der Achselhöhle mit He 1 am Arm bis zum Nagelwinkel des kleinen Fingers. Er hat also gar keine Punkte auf dem Brustkorb vorn. Hätte er diese, so wären sie auch als Fernpunkte für die Wirbel hinten denkbar im Sinne einer Hinten-vorn-Durchströmung. Allerdings wären das dann auch keine Fernpunkte im klassischen Sinne.

154 ■ Das sind die Punkte Bl 60 und/oder Bl 62 sowie Dü 3. Bei der Kombination von Bl 62 mit Dü 3 müssen Sie beachten, dass Sie damit zwei gekoppelte außerordentliche Leitbahnen aufschließen. Das ist erfahrungsgemäß sehr wirksam, aber es soll nicht so bald wiederholt werden. Zwischen einer Woche und einem Monat bei einem sehr geschwächten Patienten sollte zwischen diesen Sitzungen dann vergehen. In der Zwischenzeit können weitere Akupunkturen durchgeführt werden, wenn nicht genau diese Kombination wieder gestochen wird.

155 ■ Fangfrage! Man würde keinen Patient bei einem solchen akuten Anfall mit Akupunktur behandeln. Hier liegen sicher die Grenzen der Akupunkturtherapie. Das ist auch ein rechtliches Problem.

Allenfalls würde ich in einer Notsituation an Akupunktur denken, wenn ich weit weg von jeglicher Zivilisation und ohne irgend eine medizinische Ausstattung bei zufällig mitgeführten Akupunkturnadeln einen Angina-pectoris-Anfall behandeln müsste. Aber dennoch hoffe ich, dass niemand von uns je in eine solche Situation kommen möge.

156 ■ Man kann es versuchen. Die Chancen sind dabei sicher nicht gut. Der Meisterpunkt der Gefäße Lu 9 ist dabei versuchsweise einsetzbar.

Fall 16: Rezidivierende Bauchschmerzen

157 ■ Nach dem Ba Gang handelt es sich bei dieser Symptomatik um eine Innen-, Kälte-, Fülle-Erkrankung. Das Yang-Organ Magen ist betroffen. Fülle erkennt man am Zungenbelag und an der Tatsache, dass Druck verschlechternd wirkt sowie an den kräftigen Pulsen. Die Kälteempfindlichkeit zeigt die Kälte-Symptomatik, die Tatsache einer Organbeteiligung und der psychischen Komponente zeigt die Innen-Erkrankung.

158 ■ Zur Behandlung eignen sich die beiden Grundprogramme mit 1. der Shu-Mu-Technik, also die Punkte KG 12 als Alarmpunkt des Magens mit Bl 21 als Zustimmungspunkt des Magens, und 2. die He-Mu-Technik. Dazu wird der Untere Einflussreiche Punkt des Magens Ma 36 gestochen. Alle Punkte werden beidseits akupunktiert. Als Lokalpunkte kommen in Frage: Ma 21 und Ma 25 sowie die geraden KG-Punkte zwischen KG 6 und KG 14, ohne Bauchnabel, also die Punkte KG 6, KG 10, KG 12 und KG 14. Die Lokalpunkte eignen sich gut für die Verwendung der Dongbang-Pressneedles als Dauernadeln. Zur allgemeinen Verbesserung des vegetativen Systems sind die Punkte der französischen Ohrakupunktur indiziert. Es werden bevorzugt diejenigen gestochen, die mit dem

RAC als aktive Punkte gefunden werden. Oft sind das die Punkte für den Magen, die psychotropen Punkte oder allgemeine Entspannungspunkte der Psyche wie z. B. der Punkt der Lebensfreude, Jérôme, Vegetativum u. a.

159 ▪ a
Knoblauch ist erfahrungsgemäß von energie- und temperatursteigernder Wirkung. Daher wird es als Gewürz für Menschen empfohlen, die oft frösteln, oder die unter Kälteempfindung leiden. Es ist empfehlenswert für Patienten mit eher trägem Energiefluss, denn Wärme beschleunigt.

160 ▪ b
Alle Symptome sprechen für einen Yang-Zustand im Magen-Funktionskreis. Der Yin-Zustand ist gekennzeichnet durch: Mangel an Magensäureproduktion und Verminderung des Muskeltonus im Magen, Appetitmangel und Kälteempfindlichkeit, das Verlangen nach warmer Nahrung und auch Aufstoßen.

161 ▪ Möglichkeiten: Ma 25 oder Le 3 oder KG 12. Durchfall und Verstopfung sind ein Problem der Dickdarm-Leitbahn, Magendrücken und Sodbrennen sind ein Problem der Magen-Leitbahn, die unverdauten Nahrungsrückstände sind auf eine Schwäche der Dünndarm-Leitbahn zurückzuführen.
Folgende Akupunkturpunkte sind Erfolg versprechend:
– Ma 25 hat die Leitbahnzugehörigkeit zum Magen. Es ist der Alarmpunkt des Dickdarms und hat lokoregionalen Bezug zum Dünndarm.
– Le 3 ist der Yuan-Punkt der Leber. Er ist besonders bei allen Verdauungsproblemen indiziert, bewirkt einen verbesserten Energiefluss in der Leitbahn und beseitigt die Stagnation des Qi im Bauchraum.
– KG 12 ist Meisterpunkt aller Hohlraumorgane. Dazu gehören die Leitbahnen von Magen, Dickdarm und Dünndarm. Er ist ferner der Alarmpunkt des Magens und der des Mittleren 3 Erwärmers.

162 ▪ Ma 36. Das ist der Untere Einflussreiche Punkt (He-Punkt) der Magen-Leitbahn. Diese Punktekategorie ist genau so definiert, dass damit das rebellische Qi wieder nach unten geleitet wird und die feuchte Hitze in der Yang-Leitbahn beseitigt wird.

Feuchte Hitze wird diagnostiziert, wenn es zu Entzündungen (Hitze) auf den Schleimhautorganen (Feuchtigkeit) kommt. He-Punkte als Untere Einflussreiche Punkte gibt es nur für Yang-Leitbahnen. In der He-Mu-Technik wird dieser Punkt als Grundprogramm für Yang-Erkrankungen mit dem Alarmpunkt (Mu-Punkt) der Leitbahn kombiniert. Der Mu-Punkt des Magens ist KG 12. Er befindet sich in der Mitte der Strecke zwischen dem Xiphoid (Oberkante) und dem Bauchnabel. Er ist auch der Alarmpunkt des Mittleren 3 Erwärmers. Dieser sorgt für die energetische Balance im Bauchraum.

163 ▪ Spasmolytische Wirkung auf das Abdomen haben folgende Punkte: Dü 3, Le 2 und Le 3, weil sie eine Serotoninausschüttung bewirken. Ma 45 und Ma 44 wirken spasmolytisch, v. a. im Bereich des Unterbauches oder am Magen selbst.

164 ▪ Von 7.00 Uhr bis 9.00 Uhr morgens.

165 ▪ Das ist der Punkt KG 12. Er liegt in der Mitte zwischen dem Bauchnabel und der Oberkante des Xiphoidfortsatzes des Sternums.

166 ▪ Der Bauchnabel selbst ist der Punkt KG 8. Er wird nicht mit Akupunkturnadeln gestochen. Die Moxibustion ist erlaubt. Er ist besonders hilfreich bei allen Schwäche-Syndromen und hat roburierende Wirkung. Bei Bauchschmerzen und Durchfällen ist er besonders bei Kindern schnell wirksam.
0,5 Cun neben dem Bauchnabel verläuft die Nieren-Leitbahn. In Bauchnabelhöhe liegt der Punkt Ni 16. Er wirkt lokal bei Bauchproblemen, bei Schmerzen, Durchfall oder auch Verstopfung. Man sticht ihn meist mit anderen Punkten zusammen.
2 Cun neben dem Bauchnabel befindet sich der Punkt Ma 25. Das ist der Alarmpunkt des Dickdarms. Daher ist dieser Punkt bei allen Arten von Verdauungsstörungen indiziert, sowohl bei Diarrhöe als auch bei der Obstipation. Er gehört zur Magen-Leitbahn, wirkt also auch bei funktionellen Magenerkrankungen. Er ist von der Lokalisation über dem Dünndarm gelegen, weshalb er gern bei allen Arten von Magen- oder Darmerkrankungen gestochen wird.
Weitere 2 Cun daneben, also 4 Cun neben dem Bauchnabel, liegt der Punkt Mi 15. Zu-

sammen mit Ma 25 wirkt er entschlackend und fördert die Verdauung. Auch allein gestochen hat er Einfluss auf funktionelle Verdauungsstörungen.

Ebenfalls in Bauchnabelhöhe, genau auf der Senkrechten, die durch die halbe Strecke geht, zwischen den beiden freien Enden der 11. und der 12. Rippe, liegt der Punkt Gb 26. Noch einmal zum „Mitdenken": Suchen Sie das freie Ende der beiden letzten Rippen auf. Gehen Sie genau in die Mitte davon und nun senkrecht nach unten bis auf Bauchnabelhöhe. Hier ist Gb 26. Einen Satellitenpunkt gibt es genau unter dem freien Ende der 11. Rippe in Bauchnabelhöhe und ebenfalls als Areal von Gb 26 als Fläche auf dem oberen Rand der Crista iliaca. Die beiden erstgenannten Lokalisationen sind bei lokoregionalen Beschwerden aller Art indiziert. Für die Lokalisation auf der Crista iliaca gilt auch noch die Indikation von ausstrahlenden Hüftschmerzen über dem Hüftknochen.

167 ▪ Milz und Magen gehören der Wandlungsphase Erde an. Dazu wird der feuchte Schleim zugeordnet. Die Schleimansammlung kommt besonders dann vor, wenn die Erde-Leitbahnen diesen nicht ausreichend abtransportieren können.

168 ▪ Ja. Hitze-Symptome sind zwar eine Kontraindikation für die Moxibustion, aber wenn bei dieser Durchfallerkrankung das Symptom der häufigen Stuhlentleerungen im Vordergrund steht und nicht die entzündliche Komponente im Darm das Hauptsymptom ist, so ist die Moxibustion meist sogar sehr hilfreich. Durchfall wird als Kälte-Symptom in der TCM beschrieben. Durchfallerkrankungen bei Kindern sprechen meist sehr schnell und gut auf Moxabehandlung an.

169 ▪ Eine Tonisierung ist am erfolgreichsten zurzeit der Maximaldurchflutung einer Leitbahn oder davor. Die Magen-Leitbahn hat ihre Maximalzeit zwischen 9.00 und 11.00 Uhr vormittags. Daher ist zu dieser Zeit und auch einige Zeit davor eine tonisierende Technik mit Akupunktur am erfolgreichsten. Erfahrungsgemäß macht die Berücksichtigung der Zeit nicht sehr viel zusätzliche Effekte aus. Es kann sein, dass man bis zu 5 % mehr Erfolge erzielt, wenn die Organuhrzeiten mitberücksichtigt werden. Die meisten Therapeuten verzichten darauf.

Fall 17: Kolitis

170 ▪ Es handelt sich um eine Kälte-Schwäche-Störung.

171 ▪ Die langsame Sprache ist ein Kälte-Zeichen. Ungeformter flüssiger Stuhl ist ein Kälte-Zeichen. Die Abneigung gegen Kälte und die Tatsache, dass die Wärmeanwendung zur Verbesserung führt, ist ein Kälte-Zeichen. Der langsame Puls, die blasse Zunge und auch die blasse Patientin sind Kälte-Zeichen.

172 ▪ Es sind dies der geschwächte Allgemeinzustand, die häufigen Stuhlentleerungen, die leise Stimme und der flache Puls.

173 ▪ Ja. Es liegen keine Zeichen von Hitze vor, die eine Kontraindikation darstellen würden. Die Colitis ulcerosa ist zwar eine entzündliche Darmerkrankung, aber meist leiden die Patienten mehr unter den häufigen Stuhlentleerungen als unter den Entzündungen. Es kann aber vorkommen, dass ein Patient mit Colitis ulcerosa nach Moxibustion keine Verbesserung der Symptomatik erfährt und eher von schlechten Erfahrungen damit berichtet. Dann sollte man zukünftig keine Moxatherapie mehr durchführen. Meistens bewirkt die Moxibustion aber eine schnelle Verbesserung der Symptome.

174 ▪ Ja. Meist helfen die Nahpunkte in so einem Fall sehr gut. Dennoch sollte man besonders zu Beginn der Akupunkturtherapie auch Fernpunkte stechen, und zwar zuerst. Der Energiefluss kann damit besser beeinflusst werden.

175 ▪ Es sind besonders acht Punkte: Man sticht dabei die geraden KG-Punkte zwischen KG 6 und KG 14. KG 8 als Bauchnabel darf nicht gestochen werden. Daneben kommen beidseits die Punkt Ma 21 und Ma 25 hinzu. Eben diese Punkte sprechen auch sehr gut auf Moxa an.

176 ▪ Am einfachsten kann man die Punkte Di 11 und Ma 36 beidseits stechen. Beide haben ein riesiges Indikationsspektrum und verbessern die Energetik im Bauchbereich.

177 ■ Für Yang-Leitbahnen sind die beiden Grundprogramme die Shu-Mu-Technik und die He-
Mu-Technik. Dabei ist der Shu-Punkt des
Dickdarms Bl 25, der Mu-Punkt des Dickdarms Ma 25, der He-Punkt als Unterer Ein-
flussreicher Punkt Ma 36.

Fall 18: Impotenz

178 ■ Ja. Es gibt einige Punkte, die die Erektionsfähigkeit verbessern können. Die Erfahrungen zeigen recht gute Ergebnisse. Nebenwirkungen sind bei dieser Methode so gut wie
nicht vorhanden; die Methode ist schonend
und wirksam. Besonders verbessert sich bei
einer Ansprechbarkeit des Patienten die Situation so, dass die Akupunkturen immer
seltener nötig werden. Allerdings kann man
nie vorher wissen, ob im Einzelfall ein Patient auf die Akupunktur anspricht oder
nicht. Chemische Mittel aus der Pharma-
industrie wirken meist sehr viel zuverlässi-
ger, haben aber keine Wirkung in der Richtung, dass sich nach und nach die Situation
auch ohne weitere Therapie verbessert. Und
die Nebenwirkungen sind z. T. für einzelne
Patienten erheblich.

179 ■ Unter den Fernpunkten sind besonders erfolgreich die Punkte der koreanischen Handakupunktur (Sooji chim) zu nennen. Dabei
werden die Punkte der A-Linie zwischen A 1
und A 8 gestochen oder gemoxt. Die Punkte
Ma 36 und Bl 40 am Kniegelenk verbessern
die genitale Durchblutung und die Mannes-
kraft.

180 ■ Dies sind v. a. die Punkte der KG 2-Schiene:
direkt über der Symphyse der Punkt KG 2,
0,5 Cun daneben jeweils der Punkt Ni 11 und
2 Cun neben der Mittellinie auf der Oberkante des Schambeins der Punkt Ma 30.

181 ■ In einigen Fällen kommt es nach der Akupunktur dieser fünf Punkte zu Spontan-
erektionen auch ohne sexuellen Stimulus.
Dann sollten Sie dem Patienten die Situation
etwas erleichtern, oft genieren sich die Patienten dann sehr. Ich gehe in einem solchen
Fall immer darauf ein, entschuldige mich, indem ich versichere, das sei ganz normal, ich
hätte nur vergessen, es vorher mitzuteilen.

Dann sage ich noch, dass es trotzdem nichts
zusätzlich kostet. Dann lachen die Patienten
und sind gleich wieder entspannt. Ich er-
wähne diese Nebenwirkung aber nie vorher,
sonst wären einige, die es nicht erleben, ent-
täuscht.

182 ■ Ja. Er liegt genau im Bereich der Prostata,
zwischen der Peniswurzel und der Anal-
öffnung.

183 ■ Der Patient sollte mit angezogenen Beinen
auf der Seite liegen. Mit der oben befindlichen Hand kann er seine obere Pobacke etwas zur Seite halten. Der Punkt liegt zwar
genau auf der Medianlinie, wird aber etwas
lateral von dieser eingestochen.

184 ■ An diesen Stellen bewährt sich die Injektionstechnik an den Akupunkturpunkten.
Wenn man zur Injektion ein homöopathisches Mittel auswählen kann, spricht man
von Homöosiniatrie. Ansonsten kann man
auch Injektionen an Akupunkturpunkten
einfach mit Kochsalz oder mit Neuraltherapeutika (Lokalanästhetika) vornehmen. Die
Vorteile sind u. a., dass der Patient nicht für
längere Zeit mit den liegenden Nadeln ver-
weilen muss. Er ist nach der Injektion sofort
fertig und kann gehen. Die Wirkung dieser
Methode hält allerdings nur etwa über einen
Tag lang an.

185 ■ Es ist der Punkt Ming Men LG 4 unter dem
Dorn von L 2.

186 ■ Nein, ganz im Gegenteil. Gerade Diabetiker
leiden oft unter erektiler Dysfunktion und
können versuchsweise mit Akupunktur Hilfe
bei ihrem Problem bekommen. Die Erfolge
halten sich in Grenzen, aber meistens
kommt es durch die Akupunkturbehandlung
wieder zu deutlichen Erektionen.

Fall 19: Wechseljahrbeschwerden

187 ▪ Nieren-Leitbahn und Milz-Leitbahn.

188 ▪ Bl 31 in Höhe des ersten Foramen sacrale 1,5 Cun neben der Mittellinie.

189 ▪ Im Yin ist die Kälte als innewohnende Temperatur verankert, d. h. wenn das Yin geschwächt wird oder in der Kraft nachlässt, entsteht eine Hitze-Symptomatik. Daher muss das Yin hier tonisiert werden.

190 ▪ Es eignet sich der Tonisierungspunkt der Milz Mi 2. Er wird in seiner Wirkung durch den Yuan-Punkt Mi 3 verstärkt. Mit Mi 4 wird die außerordentliche Leitbahn Chong Mai geöffnet. Mi 6 stärkt die Kräfte von Niere, Leber und Milz. Mit Mi 9 kann zusätzlich eine Ödemneigung bekämpft werden. Mi 9 ist als Wasserpunkt der Kältepunkt der Leitbahn der fünf antiken Punkte. Ni 10 als Wasserpunkt kann ebenfalls die Erfolge verbessern.

Fall 20: Vaginalmykose

191 ▪ Zur energetischen Verbesserung der Region sind die Punkte der KG 2-Schiene geeignet. Das sind: KG 2, Ni 11, Ma 30 am Oberrand der Symphyse und des Schambeines.

192 ▪ Das sind die Punkte Bl 27 bis Bl 30 oder Bl 31 bis Bl 34.

193 ▪ OP 92 (Blase) und OP 95 (Niere) in der Hemiconcha superior sowie die Region OP 101 (Lunge) und OP 91 (Dickdarm). Hier gilt die Regel der Wandlungsphase Metall: Lunge und Dickdarm regieren Haut und Schleimhaut.

194 ▪ Besonders geeignet ist Di 11. Ferner kann über die Luo-Punkt-Yuan-Punkt-Technik noch gestochen werden: Di 4 (Yuan-Punkt des Dickdarms) und Lu 7 (als Luo-Punkt der Lunge). Letzteren sticht man z. B. tangential, auf einer Seite von distal nach proximal, auf der anderen Seite von proximal nach distal, da Lu 7 auch der Mo-Punkt des Ren Mai ist. Diese kontralateral reziproke Technik bewährt sich besonders bei den Punkten, die an der oberen Extremität gleichzeitig Lo- und Mo-Punkte sind. Sollte der Punkt Ni 6 (Mo Yin Qiao Mai) zusätzlich gestochen wer-den, so muss beachtet werden, dass es sich hierbei um ein gekoppeltes außerordentliches Leitbahnpaar handelt. Diese gleiche Kombination (Lu 7 mit Ni 6) soll nicht zu oft hintereinander gemeinsam gestochen werden. Mindestens eine Woche Abstand sollte dazwischen liegen, bei sehr geschwächten Patienten auch bis zu etwa einem Monat.

195 ▪ Bl 67
Am besten ist bei dieser Indikation die Moxibustion geeignet. Allerdings soll man wirklich beachten, die Erwartungen nicht zu hoch zu schrauben, da der Punkt nur etwa zu 50 % Wirksamkeit aufweist.

196 ▪ Diese Punktkombination ist wahrscheinlich allein nicht ausreichend für das Symptom der vermehrten Schweißneigung. Diese wird nach der TCM-Diagnostik als Zeichen der Feuchtigkeit angesehen. Zum Vertreiben der Feuchtigkeit ist z. B. die Moxibustion geeignet, es sei denn, es liegen Hitze-Symptome vor. Es sollen die Milz und der Magen gestärkt werden, da die Feuchtigkeit diesen beiden Leitbahnen zugeordnet wird.
Es kann eventuell auch ein Problem des Lungenfunktionskreises dahinter stecken, denn die Lunge scheidet die klaren Flüssigkeiten aus. Dann sollte aber mit Lu 1 zusammen auch der Punkt Bl 13 in Shu-Mu-Technik gestochen werden, mit Bl 17 zusammen auch KG 17 als Programm der energetischen Durchströmung der Lunge von vorn nach hinten.
Die Niere trennt laut TCM die trüben und die klaren Flüssigkeiten. Daher kann auch die Tonisierung der Niere hilfreich sein. Ni 7 ist der Tonisierungspunkt. Es hat sich bewährt, zur Verstärkung des Tonisierungspunktes noch den Yuan-Punkt Ni 3 mit zu stechen.
Wenn das vermehrte Schwitzen als Symptom einer Schilddrüsendysfunktion auftritt, so hat sich auch der Punkt Ma 9 als Nahpunkt im Bereich der Schilddrüse bewährt.
Auch die Dickdarm-Leitbahn kann beteiligt sein, weil Lungen- und Dickdarmfunktionskreis die Haut regieren. Dann ist es allerdings sinnvoll, den Yuan-Punkt Di 4 mit dem Luo-Punkt Lu 7 zu verbinden. Dadurch wird das System der Metall-Leitbahnen energetisch ausgeglichen.

Zum Ausleiten der Feuchtigkeit eignen sich ebenfalls die antiken Punkte des Feuers, die des Holzes, sowie die der Erde. Das sind im Yang die zweiten antiken Punkte, im Yin die vierten antiken Punkte (dem Feuer zugeordnet), im Yang die dritten und im Yin die ersten antiken Punkte (dem Holz zugeordnet) sowie im Yang die fünften und im Yin die dritten antiken Punkte (der Erde zugeordnet). Wasser wird durch Holz gezehrt (Sohn-Mutter-Regel, Sedierung) und es wird durch die Erde gebändigt (Großmutter-Enkel-Regel). Feuer lässt Wasser austrocknen. Bei einigen Patienten folgt das Symptom des vermehrten Schwitzens einer körperlichen Schwäche. Hier eignen sich Ma 36, Mi 6 sowie KG 6.

197 ▪ b, c, e
Keiner von allen Akupunkturpunkten ist generell nur für die Schwangerschaft verboten. Man sollte allerdings mit sanften Techniken nadeln, also auf Sedierung möglichst verzichten.
Ma 17 gilt immer als verbotener Punkt für Akupunkturmanipulationen. Es ist die Brustwarze. Ebenso gilt KG 8 als verbotener Punkt. Es ist der Bauchnabel.
Le 15 gibt es nicht. Die Leber-Leitbahn endet am Punkt Le 14 in der Medioklavikularlinie im sechsten Interkostalraum.
Bei Schwangeren mit niedrigem Blutdruck muss man bei Punkten vorsichtig sein, die den Blutdruck senken können, z. B. Di 4 (Endorphinausschüttung), Dü 3 (Serotoninausschüttung) oder Le 3 (Serotoninausschüttung).

198 ▪ a
Alle anderen Antwortmöglichkeiten sind sedierende Techniken, die in der Schwangerschaft vermieden werden sollen.

199 ▪ Nein. Diesen Punkt gibt es nicht. Die Blasen-Leitbahn endet bei Bl 67.

200 ▪ Chong Mai. Diese Leitbahn verläuft in der Urogenitalregion und benutzt die Punkte Ma 30, KG 1 und die Nieren-Leitbahnpunkte Ni 11 bis Ni 21.

201 ▪ TCM-Diagnose: Leber und Galle bedrohen Magen und Milz, bändigender Zyklus, Holz durchbricht die Erde.

Diese Migräne ist nach den TCM-Gesichtspunkten eine Gallenblasenmigräne. Die Diagnose ist am ehesten die Fülle der Gallenblasen-Leitbahn. Menstruationsstörungen dieser Art gehen auf eine Milz-Schwäche zurück.

202 ▪ a
TCM-Diagnose: Milz-Schwäche, sie kann das Blut nicht mehr in den Gefäßen halten. Menstruationsstörungen dieser Art gehen auf eine Milz-Schwäche zurück.

Fall 21: Chronische Reizblase

203 ▪ Da eine chronische Krankheit vorliegt, sind bevorzugt die Nahpunkte zu stechen.

204 ▪ Über dem oberen Rand des Schambeinknochens liegen die Punkte KG 2, Ni 11 und Ma 30. Da sie sich schon im Schamhaarbereich befinden, spritzt man eher ein Neuraltherapeutikum an die fünf Stellen (Ni 11 und Ma 30 beidseits), damit die Patientin mit den Nadeln nicht so lang entblößt liegen bleiben muss. Diese drei Punkte nennt man die „KG 2-Schiene", da alle Punkte fast in einer Reihe liegen.

205 ▪ KG 2: genau am Symphysenoberrand.
Ni 11: 0,5 Cun lateral von KG 2.
Ma 30: 2 Cun lateral von KG 2 an der Schambeinoberkante.

206 ▪ Das sind die Punkte zwischen Bl 26 und Bl 34 beidseits.

207 ▪ Besonders wirksam ist an dieser Stelle die Moxibustion. Die Patientin zeigt Kälte-Symptome und wird auf Moxibustion wahrscheinlich besser reagieren als auf Nadeln allein.

208 ▪ Bl 26: 1,5 Cun lateral vom Dorn von L 5.
Bl 27 bis Bl 30: jeweils 1,5 Cun lateral der Mittellinie in Höhe der vier Foramina sacralia.
Bl 31 bis Bl 34: jeweils in einem der vier Foramina sacralia gelegen.

209 ▪ Zum Energieausgleich zwischen den beiden Wasser-Leitbahnen Blase und Niere nutzt man die transversalen, zwischen den gekoppelten Leitbahnen verlaufenden Luo-Gefäße. Auf der Blasenleitbahn wird der Luo-Punkt

Bl 58 mit dem Yuan-Punkt auf der Nieren-leitbahn Ni 3 verbunden.

210 ▪ Bl 58: 1 Cun laterokaudal von der Mitte der Gastroknemiusköpfe auf halber Höhe des Unterschenkels.
Ni 3: zwischen Malleolus internus und Achillessehne.

211 ▪ Ohrpunkte sowie alle Topografiepunkte sind immer Fernpunkte. Daher sind sie sowohl bei akuten als auch bei chronischen Erkrankungen indiziert.

212 ▪ In der Ohrtopografie nach chinesischer Schule finden sich die Punkte für Blase und Niere in der Hemiconcha superior. Es sind die Punkte OP 92 für die Blase und OP 95 für die Niere. Letzterer ist auch als allgemeiner Schmerzpunkt für den gesamten Körper wirksam. Aus der französischen Schule der Ohrakupunktur bewährt sich der Nierenpunkt bei schmerzhaften Harnwegserkrankungen.

213 ▪ Ja. Ohrpunkte können in diesem Fall mit den Punkten der Körperakupunktur kombiniert werden. Das gilt für alle topografischen Punkte. Bei einigen energetischen Punkten der französischen Ohrakupunktur wird von Kombinationen abgeraten.

214 ▪ OP 92: ein Bezirk im vorderen Viertel der oberen Hälfte der Hemiconcha superior.
OP 95: ein Bezirk etwa in der Mitte der oberen Hälfte der Hemiconcha superior.
Nierenpunkt der französischen Schule: an der vorderen Helixinnenkrempe in Höhe der Winkelhalbierenden der Fossa triangularis, verdeckter Punkt.

215 ▪ Im Sinne der TCM handelt es sich hierbei um eine Schwäche des Wasser-Elementes.

216 ▪ Sowohl die Blasen- als auch die Nieren-Leitbahn müssen tonisiert werden. Dazu sticht man die jeweiligen Tonisierungspunkte zusammen mit den entsprechenden Yuan-Punkten. Alle Punkte werden tonisierend gestochen. Der Yuan-Punkt verstärkt die Wirkung des Tonisierungspunktes. Es sind die Punkte Ni 7 als Tonisierungspunkt der Niere, Ni 3 als Yuan-Punkt der Niere; Bl 67 als Tonisierungspunkt der Blase wird besser mit Moxibustion behandelt, da eine Nadelung in diesem Punkt sehr schmerzhaft ist. Bl 64 ist der Yuan-Punkt der Blasen-Leitbahn.

217 ▪ Ni 3: zwischen Malleolus internus und Achillessehne.
Ni 7: 2 Cun oberhalb von Ni 3 am Vorderrand der Achillessehne.
Bl 67: am lateralen Nagelwinkel der fünften Zehe.
Bl 64: etwas distal der Basis vom Os metatarsale V an der lateralen Fußkante am Übergang vom roten zum weißen Fleisch.

218 ▪ Das ist die Shu-Mu-Technik. Dazu wird der Zustimmungspunkt (Shu-Punkt) der Blasen- und der Nieren-Leitbahn auf dem medialen Ast der Blasen-Leitbahn auf dem Rücken gestochen und der Alarmpunkt (Mu-Punkt) auf der Rumpfvorderseite. Es sind folgende Punkte: Bl 23 als Shu-Punkt der Niere, Bl 28 als Shu-Punkt der Blase, Gb 25 als Mu-Punkt der Niere und KG 3 als Mu-Punkt der Blase.

219 ▪ Bl 23: 1,5 Cun lateral vom Dorn von L 2.
Bl 28: 1,5 Cun lateral der Mittellinie in Höhe des zweiten Foramen sacrale.
Gb 25: am freien Ende der 12. Rippe.
KG 3: 1 Cun oberhalb der Symphysenoberkante. Beachten Sie bitte: Dieses Cun-Maß zwischen Bauchnabel und Symphyse bedeutet proportionale Cun und nicht digitale Cun, d. h. ein Cun ist hier ein Fünftel der gesamten Strecke zwischen Bauchnabel und Symphysenoberkante und nicht eine Daumenbreite, wie beim digitalen Cun.

> **Cun beschreibt die Maßeinheiten in der Akupunktur. Proportionale Cun sind die Orientierungshilfen für den Rumpf, digitale Cun die für die Extremitäten. Letztere werden in Daumenbreiten angegeben.**

220 ▪ Die Funktion der Blasenentleerung ist nach der TCM von der Energie der Tai-Yin-Achse mit Lungen- und Milz-Leitbahn abhängig sowie von der Nierenenergie. Milz und Lunge sind an der Regulation des Wasserhaushaltes, an seiner Verteilung und Ausscheidung beteiligt. Die Niere steuert die Aufgaben der Milz und der Lunge dabei, in der Niere befinden sich die Yin- und die Yang-Wurzel aller Organe.

221 ▪ Als Grundprogramm der Behandlung von gestörten Yin-Leitbahnen eignet sich beson-

ders die Yuan-Shu-Technik. Dabei werden die Zustimmungspunkte (Shu-Punkte) der Leitbahnen auf dem Rücken zusammen mit den Quellpunkten (Yuan-Punkte) gestochen, die bei Yin-Leitbahnen immer mit dem 3. antiken Punkt identisch sind. Für die betroffenen Leitbahnen von Milz, Niere und Lunge sticht man die folgenden Zustimmungspunkte: den der Milz mit Bl 20, den der Niere mit Bl 23 und eventuell den der Lunge mit Bl 13, letzteren eher seltener, da Bl 13 nicht in der Nähe des Segmentes liegt. Die Quellpunkte sind Mi 3, Ni 3 und Lu 9.

222 ■ Bl 20: 1,5 Cun lateral vom Dorn von Th 11.
Bl 23: 1,5 Cun lateral vom Dorn von L 2.
Bl 13: 1,5 Cun lateral vom Dorn von Th 3.
Mi 3: etwas proximal vom Großzehengrundgelenk an der inneren Fußkante am Übergang vom roten zum weißen Fleisch.
Ni 3: zwischen Malleolus internus und Achillessehne.
Lu 9: am radialen Ende der Handbeugefalte etwas radial der A. radialis.

223 ■ Die Leitbahnenergie wird durch den jeweiligen Tonisierungspunkt gestärkt. Dieser wird durch den Yuan-Punkt verstärkt, der auch bei der Yuan-Shu-Technik gestochen wird. Es sind folgende Tonisierungspunkte: Mi 2, Ni 7 und Lu 9. Der Tonisierungspunkt der Lunge ist identisch mit dem Quellpunkt Lu 9.

224 ■ Mi 2: etwas distal vom Großzehengrundgelenk an der inneren Fußkante am Übergang vom roten zum weißen Fleisch.
Ni 7: 2 Cun oberhalb von Ni 3 am Vorderrand der Achillessehne.
Lu 9: am radialen Ende der Handbeugefalte etwas radial der A. radialis.

225 ■ Die Gesamtenergie des Körpers wird verbessert durch die Punkte Ma 36, Mi 6 und KG 6. Die Nadelung dieser Punkte ist sehr wirkungsvoll, und schon nach wenigen Anwendungen verhilft es den Patienten zu deutlich mehr Kräften und kann als eigenständige Punktekombination in einer Sitzung eingeschoben werden. Die Patienten liegen dabei auf dem Rücken, entspannen sich mit den fünf Nadeln und spüren schon bald eine Verbesserung des Allgemeinbefindens.

226 ■ Ma 36: 1 Cun lateral der unteren Begrenzung der Tuberositas tibiae.

Mi 6: 3 Cun über dem Malleolus internus an der Hinterkante der Tibia.
KG 6: 1,5 Cun unterhalb des Bauchnabels auf der Mittellinie. Bitte beachten: Es handelt sich hier um proportionale Cun.

227 ■ Die Sexualkraft beim Mann und bei der Frau wird durch die Punktekombination mit Ma 36, Mi 6 und KG 6 ebenfalls günstig beeinflusst. Ferner ist der Punkt Bl 40 sehr erfolgreich.

228 ■ Ma 36: 1 Cun lateral der unteren Begrenzung der Tuberositas tibiae, s. o.
Mi 6: 3 Cun über dem Malleolus internus an der Hinterkante der Tibia, s. o.
KG 6: 1,5 proportionale Cun unterhalb des Bauchnabels, s. o.
Bl 40: mitten in der Kniekehle zwischen den beiden Grübchen.

229 ■ Es wird auf der Hohlhandseite die A-Linie akupunktiert. Diese verläuft genau zwischen den Körperpunkten Pe 7 in der Mitte der Handgelenksbeugefalte und Pe 9 auf der Mitte der dritten Fingerkuppe. Die A-Linie entspricht dem Konzeptionsgefäß. Der Punkt A 1 in einer Kuhle in der Mitte der Handgelenksbeugefalte entspricht den Genitalien, also etwa dem Körperpunkt KG 1. Der Punkt A 8 etwa in der Mitte der Handfläche entspricht dem Bauchnabel, also etwa dem Körperpunkt KG 8. Die sechs Punkte zwischen A 1 und A 8 liegen in genau sieben gleichen Abständen dazwischen. Die genaue Lokalisation lässt sich durch die Drucksensibilität mithilfe einer einfachen stumpfen Sonde ermitteln. Unter der suchenden Sonde findet der Therapeut auch kleine Verquellungszonen, die zwar nur so groß wie ein größeres Sandkörnchen, aber dennoch gut tastbar sind. Sie decken sich allermeist mit den Druckdolenzzonen. Beim Punkt A 3 liegt der Hauptenergiepunkt des Mannes, beim Punkt A 4 derjenige der Frau. Besonders indiziert bei allen Arten von Schwäche-Erkrankungen, insbesondere bei Potenzschwäche sind die Punkte A 1, A 3 oder A 4 und A 8. Es schadet aber auch nicht, die gesamte Strecke durch Handmoxen zu erwärmen. Dabei kann man kaum etwas falsch machen. Die Moxen werden über einer Kerze entzündet, da sie sonst durch den Anteil von Aktivkohle nur schlecht

entflammbar sind, der aber auch den sonst sehr intensiven Geruch weitgehend bindet. Die Moxen werden mithilfe einer Pinzette auf die Handinnenfläche gesetzt. Wenn der Patient die Wärme als angenehm empfindet, wird dieselbe Moxe zum nächsten Punkt weitergeschoben. Man kann auf die betreffenden Punkte vorher kleine Metallplättchen kleben, die eine punktgenaue Wärmewirkung ermöglichen. Sie bringen außerdem eine leichte Isolierung gegenüber dem direkten Hautkontakt. Auch hier muss die Gefahr der Verbrennung beachtet und vermieden werden. Die Punkte können auch mit Nadeln oder durch spezielle Druckkügelchenpflaster stimuliert werden. Leider halten letztere auf der Handinnenfläche nur sehr begrenzt. Die Wirkung dieser Handakupunktur oder Moxibustion betrifft nicht nur den Bereich der sexuellen Kraft, sondern auch alle anderen Bereiche der Lebenskraft.

230 ▪ A 1: etwa 0,5 cm distal der Mitte der Handgelenksbeugefalte.
A 8: etwa genau in der Mitte der Handinnenfläche (ohne die Finger).
A 2 bis A 7: jeweils in Siebtel-Abständen zwischen A 1 und A 8.

231 ▪ Alle Symptome sind Indikationen für Yin Qiao Mai.

Fall 22: Pollinose

232 ▪ Im Allgemeinen gilt, je akuter eine Erkrankung ist, desto mehr wird mit Fernpunkten behandelt. Die Pollinose kann man aber sehr erfolgreich mit den drei Nahpunkten im Gesicht einleiten: Di 20 beidseits und PaM 3 zu PaM 4 als Yin Tang zwischen den Augenbrauen bis zur Nasenwurzel.

233 ▪ Dabei sticht man für die Lungen-Leitbahn den Zustimmungspunkt Bl 13 neben dem Dorn von Th 3 1,5 Cun neben der Mittellinie und vorn auf dem Thorax den Lu 1 unter dem Processus coracoideus 6 Cun lateral der Mittellinie unterhalb der Klavikula.

234 ▪ Dazu sticht man neben der Shu-Mu-Technik von Bl 13 mit Lu 1 noch den KG 17 vorn. Das ist der Meisterpunkt der Atemwege, zusammen mit Bl 17 hinten, das ist der Zustimmungspunkt des Zwerchfells. Er verbessert die Atemexkursion des Zwerchfells. Punkte vorn auf dem Brustkorb und solche hinten am Thorax führen zu einer Verbesserung der energetischen Organversorgung. Auch jede Shu-Mu-Technik ist eine Hinten-Vorn-Durchströmungstechnik.

235 ▪ Di 11 regt das Immunsystem an, Di 4 mit Lu 7 verbessern durch den Einfluss auf die darmassoziierten Lymphknoten die Immunantwort.

236 ▪ Bei Störfeldern eignet sich die Injektion von Ameisensäure mit Procain (Mischspritze mit z. B. Formisoton D 4 und/oder D 6 und Procain 0,5 %) an z. B. die Tonsillen oder an die Punkte KG 2, Ni 11 und Ma 30 für urogenitale Störfelder. Dadurch werden die Störherde im Unterleib sehr erfolgreich erreicht.

237 ▪ Zur Verbesserung des Terrains kann man antihomotoxische Ausleitungsmittel als orale oder parenterale Zusatzmedikation geben, z. B. Lymphomyosot, Aesculus compositum von Heel oder/und Galium Heel.

238 ▪ Mit dem Meisterpunkt des Stoffwechsels Le 13 erreicht man eine Verbesserung der Krankheitssymptome, wenn Blockaden im Stoffwechsel vorliegen. Di 4 hat, neben seiner wichtigen Bedeutung als Hauptschmerzpunkt im Körper, sowohl Einfluss auf die Darmfunktion als auch auf den Niesreiz.

239 ▪ Die Histaminausschüttung wird durch Bl 40 gelindert. Dieser Punkt wird daher auch oft als Meisterpunkt der Haut bezeichnet. Weitere Linderung bringen z. T. Mi 9 und auch Ohrakupunktur.

240 ▪ OP 78: Allergiepunkt, an der oberen Spitze der Ohrmuschel von unten gestochen.
OP 71: Urtikariabezirk, eine längliche Zone am ventralen Scapharand in Höhe des Tuberculum Darvinii.
OP 13: Nebennierenrinde, am unteren Tragusgipfel beim zweigipfeligen Tragus, sonst am unteren Tragusdrittel.
OP 51: Vegetativum, auf dem Crus inferior der Anthelix, halb von der Helix verdeckt.
OP 22: Endocrinum, Zone zur ventralen Seite der Incisura intertragica.
Ferner bewähren sich die Punkte der französischen Ohrakupunkturschule nach Nogier

am unteren Ohrläppchenrand für Nase und Niesen. Ventral liegt der Punkt Nase, dorsal der Punkt Niesen.
Ohrpunkte sollen vor der Verwendung ausgemessen werden, man sticht dann von obiger Auswahl die aktiven Punkte.

241 ▪ Es kommen in der koreanischen Handakupunktur (Sooji chim) meist die Punkte für Nase und Augen in Betracht. Die topografische Zone für die Nase liegt etwa in der Mitte der Innenseite der dritten Endphalanx, die Zonen der Augen liegen etwas weiter distal davon und weiter seitlich am Finger. Augenreizungen mit tränenden Augen und Nasensymptome wie die bekannte Triefnase sind damit schnell zu beseitigen. Man kann Druckkügelchenpflaster verwenden. Der Vorteil dabei ist, dass der darin angeleitete Patient sich auch selbst nach eine Weile damit helfen kann. Noch wirksamer ist aber der Nadelstich. Da diese Punkte an Stellen mit hoher Nervenversorgung liegen, ist die Akupunktur hier recht schmerzhaft. Als ziemlich schmerzarm hat sich die Verwendung von speziellen Handakupunkturnadeln mittels Applikator bewährt. Die indizierten Handpunkte sind druckschmerzhaft und werden durch Drucktestung aufgefunden. Die Handpunkte können auch mit Moxakegeln erwärmt werden. Dazu gibt es spezielle Moxakegel mit Aktivkohle. Diese haben kaum mehr Geruchsentwicklung.

242 ▪ Teilweise muss über mehrere Jahre hinweg behandelt werden. Das wird individuell angepasst, abhängig davon, wie der einzelne Patient auf die Behandlung anspricht.

243 ▪ Ja, das ist einer der Neupunkte neben der Nase.

244 ▪ Er liegt am oberen Ende der Nasolabialfalte. Er ist besonders wirksam bei Kieferhöhlenaffektionen.

245 ▪ a
Die japanischen Führungsröhrchennadeln sind besonders schmerzarm einzusetzen und daher besonders für schmerzhafte Körperregionen, wie etwa das Gesicht, für empfindliche Patienten oder auch Kinder oder für Patienten, die zum ersten Mal akupunktiert werden, geeignet.

Fall 23: Tinnitus

246 ▪ Tinnitus kommt als Nieren-Schwäche oder als Leber-Fülle-Typ vor. Es gibt auch Mischformen.

247 ▪ Nach Traditioneller Orientalischer Medizin öffnet sich die Niere im Ohr. Gerade das Innenohr hat somit eine starke Verbindung zu dem energetischen Zustand der Nieren-Leitbahn.

248 ▪ Der Patient mit einem Leberfülle-Typ-Tinnitus leidet unter dumpferen Ohrgeräuschen. Sie wechseln ab und zu die Tonhöhe und auch die Lautstärke. Der Patient ist eher sanguinisch mit Tendenz zum hohen Blutdruck. Die Geräusche treten teilweise in den Hintergrund, wenn es in der Umgebung laut ist. Nachts ist das Geräusch weniger bis nicht mehr hörbar, es gleicht einem Rauschen.
Der Nieren-Schwäche-Typ beim Tinnitus leidet unter geringerer Symptomatik. Die Geräusche sind wenig veränderlich, es ist mehr ein Pfeifen als ein Rauschen. Die Frequenz des Ohrengeräusches ist höher. Meist ist der Patient auch eher blass und hat eher niedrigen Blutdruck. Die Geräusche sind dabei eher langsam entstanden, sie werden auch nachts als lästiger Pfeifton wahrgenommen.

249 ▪ Beim Leber-Fülle-Tinnitus-Typ ist die Prognose etwas günstiger.

250 ▪ So lange es Veränderungen beim Tinnitus gibt, sollte auch die Behandlung fortgeführt werden. Jede Bewegung im Geschehen ist prognostisch günstig. Insgesamt ist die Tinnitustherapie leider nicht sehr erfolgreich.

251 ▪ Als eine Form der Hinten-Vorn-Durchströmung bei der Shu-Mu-Technik verwendet man die Punkte Bl 23 und Gb 25.

252 ▪ Der Patient liegt dazu entweder auf der Seite, damit vorn und hinten gleichzeitig genadelt werden kann, oder die Nadel an Bl 23 wird tangential waagerecht von außen nach innen gestochen und dann mit einem Pflaster fixiert. Danach kann der Patient auf dem Rücken auf den Nadeln liegen ohne Gefahr oder Schmerz. Es kann aber auch nacheinander die Moxatherapie an den Punkten vorgenommen werden.

253 ■ Die Tonisierung wird für die Nieren-Leitbahn angestrebt, um die Nierenenergie zu verbessern. Die Moxatherapie ist dabei möglich, z. B. mit einer glühenden Moxazigarre, mit Moxakegeln oder mit der Moxapfeife. Es werden tonisierend folgende Punkte behandelt: der Tonisierungspunkt der Nieren-Leitbahn Ni 7 sowie verstärkend jeweils beidseits der Quellpunkte der Leitbahn Ni 3. Ferner sticht man Gb 25 am freien Ende der 12. Rippe. Es soll mit der Nadel ein leichter Periostkontakt an der Rippe erreicht werden. Dazu noch Bl 23, er liegt etwa 1,5 Cun neben dem Dorn von L 2 auf dem medialen Ast der Blasen-Leitbahn.

Die Sedierungstechniken werden für den Leber-Fülle-Typ angewandt. Es eignet sich der Punkt Le 2 als Sedierungspunkt der Leitbahn sowie Le 3 als Quellpunkt zur Verstärkung. Beide Punkte führen zu einer vermehrten Serotoninausschüttung. Die Punkte sollen in sedierender Technik gestochen werden.

254 ■ Der Punkt Dü 3 führt als Spasmolysepunkt zu allgemeiner Verminderung der Anspannung. Gleichzeitig wird dadurch die HWS günstig energetisch beeinflusst, was beim Tinnitus ebenfalls wichtig ist.

255 ■ 3E 17: hinter dem Ohrläppchen gelegen, vor dem Processus mastoideus etwas oberhalb der Unterkante des Ohrläppchens.

3E 18: etwa 1 Cun über 3E 17 und etwas weiter nach dorsal auf dem Schädelknochen hinter der Ohrmuschel.

3E 19: hinter der Ohrmuschel auf dem Schädelknochen etwa in Höhe vom Punkt 3E 21.

3E 20: auf dem Schädelknochen genau über der höchsten Stelle der Ohrmuschel. Dazu wird die Ohrmuschel vorsichtig senkrecht von hinten nach vorn geknickt, es entsteht dabei eine Tüte. Der Punkt liegt genau oberhalb der Tüte.

Dü 19: bei leicht geöffnetem Mund in Höhe des Kiefergelenks vor dem Tragus der Ohrmuschel gelegen. Tragus ist der etwa dreieckige Knorpelzipfel vorn am Ohr vor dem Eingang in den Gehörgang. Vorsicht: bitte keine Gelenk eröffnende Akupunktur!

3E 21: 0,5 Cun oberhalb von Dü 19.

Gb 2: 0,5 Cun unterhalb von Dü 19.

Die drei letztgenannten Punkte kann man mit einer Nadel von oben nach unten oder umgekehrt auffädeln, aber das ist meist recht schmerzhaft.

> **Merkhilfe für die drei Punkte: 2 + 19 = 21, Gb 2 unten = tiefste Zahl, Dü 19 darüber, 3E 21 oben = höchste Zahl.**

Gb 8: 1,5 Cun oberhalb von 3E 20 über der Ohrspitze.

Gb 9: 0,5 Cun hinter Gb 8.

Gb 10: in Höhe des Ohrmuscheloberrandes etwa 1,5 Cun hinter 3E 20.

Gb 11: genau zwischen Gb 10 und Gb 12.

Gb 12: direkt hinter der unteren Begrenzung vom Processus mastoideus.

Gb 20: in der fingerbeerendicken Lücke zwischen M. sternocleidomastoideus und M. trapezius an der Unterkante des Os occipitale.

Bl 10: 1 Cun dorsoventral im 45°-Winkel von Gb 20 auf dem lateralen Rand des M. trapezius.

256 ■ Der topografische Reflexpunkt des Ohres liegt genau lateral, etwa mittig am Mittelfingerendglied. Hier setzt man zunächst für etwa 20–30 Minuten dort eine kleine koreanische Handnadel, wo die höchste Druckdolenz herrscht. Danach werden auf die Punkte Druckkügelchenpflaster geklebt, die bis zu mehreren Tagen belassen werden können. Das verbessert die Therapieerfolge.

257 ■ Der Nieren-Schwäche-Typ darf nur mit wenigen Nadeln pro Sitzung behandelt werden, der Leber-Fülle-Typ kann jeweils mehr Nadeln verkraften.

258 ■ Mit Kenntnissen der Reflexzonen am Fuß kommt man zu der Verbindung von Mi 1 und dem Ohr. Empirisch haben sich Moxabehandlungen hier bewährt. Die Nadelung ist an dieser Stelle recht schmerzhaft und sollte besser unterbleiben. Die Punkte Mi 2 und Mi 3 besitzen eine reflektorische Verbindung mit der Halswirbelsäule. Die Nadelung hier kann den Tinnitus verbessern, wenn das Ohrgeräusch durch HWS-Probleme entstanden ist. Die Reflexzonentherapie am Fuß geht auf Hanne Marquardt zurück.

259 ■ c

Die Moxibustion ist bei Hitze-Symptomatik kontraindiziert. Das Yang zu stärken kann bedeuten, auch die Hitze zu vermehren. Das Yin zu stärken bedeutet, durch die dem Yin innewohnende Kälte einen Gegenpol zu setzen. Bei der Yin-Schwäche entstehen Hitze-Symptome als Zeichen der Pseudo-Yang-störung. Hitze-Symptome sind z. B. Fieber, Rötung, Entzündung, schneller Puls, wenig Harnausscheidung, trockene Stühle usw.

260 ■ a

Artemisia vulgaris ist Beifußkraut, daher können Patienten auch allergisch darauf reagieren, wenn Moxibustion bei einem Beifußallergiker durchgeführt wird.

261 ■ b, c, d

Fangfrage! Es ist absolut nicht von Bedeutung, dass der Patient älter als 60 Jahre ist. Die Akupunkturpunkte haben keine Altersbegrenzung. Allerdings soll man Ma 17 überhaupt nicht stechen. Es ist die Brustwarze. Der Punkt dient nur der Orientierung. Man kann die Brustwarzen zwischen zwei Fingern kneifen, das führt zur Entspannung der glatten Muskulatur, ist also z. B. bei einer Gallenkolik recht hilfreich. (Bitte mit Vorsicht und dem genügenden Maß an Behutsamkeit anwenden, damit Sie nicht wegen unsittlicher Handlungen belangt werden können.) Man kann diesen Tipp an den Patienten weitergeben und er stimuliert dann seine Brustwarzen selbst. KG 8 darf nicht gestochen werden, es ist der Bauchnabel. Er steht z. B. aber für die Moxibustion zur Verfügung. Besonders bei Schwäche-Symptomatik ist die Moxibustion an KG 8 hilfreich. Dü 20 gibt es nicht, die Dünndarm-Leitbahn hat nur 19 Punkte.

262 ■ Ja. Topografische Punkte sind immer Fernpunkte, da es sich um ein Mikrosystem handelt. Daher sind sie bei akuter Krankheitsproblematik auch immer gut geeignet und meistens schnell wirksam. Also auch ein spezifischer Ohrpunkt gilt am Ohr als Fernpunkt für das Ohr, weil das System dabei gewechselt wird.

263 ■ Bei sehr geschwächten Patienten müssen Sie zuerst entscheiden, ob eine Akupunktur überhaupt sinnvoll ist. Gegebenenfalls nimmt man so lange von der Akupunktur Abstand, bis der Patient energetisch wieder in einer besseren Ausgangslage ist. Die Minimierung

der Nebenwirkungen ist ansonsten durch folgende Maßnahmen angezeigt: Der Patient soll z. B. während oder auf jeden Fall nach der Akupunktur viel trinken. Geeignet sind klares, kohlensäurefreies Wasser oder auch je nach Geschmack dünner Tee. Auch die Temperatur des Getränks soll den momentanen Vorlieben des Patienten angepasst werden. Wichtig ist ein ruhiges Ambiente während der Akupunktur, der Patient soll sich wohl fühlen. Er soll genügend Zeit mitbringen und sich nicht für seine Akupunkturtherapie abhetzen müssen. Die Umgebungstemperatur soll für den Patienten angenehm sein. Er muss eine bequeme Haltung einnehmen können. In manchen Praxen wird ruhige angenehme Musik angeboten, das bleibt den Möglichkeiten der Praxis und den Wünschen des Patienten überlassen. Grundsätzlich ist die Akupunktur im Liegen vorzuziehen, wenn der Patient das wünscht und die Technik es zulässt. So sind in Ausnahmefällen auch Akupunkturbehandlungen im Sitzen möglich. Die Wirksamkeit wird dadurch meist nicht beeinflusst. Der Patient soll in keiner nervlich angespannten Phase sein und sich innerlich auf die Behandlung einlassen können. Auch eine gerade eingenommene ausgedehnte Mahlzeit ist ungünstig.

264 ■ Das ist der Punkt Bl 23. Er liegt auf dem medialen Ast der Blasen-Leitbahn etwa 1,5 Cun lateral vom Dornfortsatz des zweiten Lendenwirbels.

265 ■ Der Patient leidet dabei unter Hitzeempfindungen an den Handtellern, den Fußsohlen und im Thoraxbereich. Dieses Symptom kommt bei der Yin-Leere der Niere vor. Diese energetische Störung kann in einem späteren Stadium auch Tinnitus hervorrufen.

Fall 24: Erkältung

266 ■ Ja. Zittern ist Zeichen des inneren Windes. Die genannten Punkte sind genau diejenigen, die den „Wind vertreiben". Gb 20 wird auch „Teich des Windes" genannt, LG 16 ist die „Residenz des Windes", dem Punkt LG 14 wird nachgesagt, er beseitigt die Wind-Hitze-Symptome und ist daher bei Fieber gut geeignet. Er führt physiologisch zu Vasodila-

267 ■ Ma 40

Dieser Punkt hat sekretolytische Eigenschaften. Es ist der Luo-Punkt der Magen-Leitbahn. Die Magen-Leitbahn gehört zur Wandlungsphase Erde. Die Feuchtigkeit ist der Erde zugeordnet. Mi 4 kommt ebenfalls als mögliche richtige Antwort in Betracht, allerdings bewirkt Ma 40 weitaus mehr Schleimlösung.

268 ■ d

KG 22 liegt auf der Oberkante des Manubrium sternii. Man sticht ihn senkrecht von oben auf das Brustbein zu. Periostkontakt erhöht die Wirkung.

269 ■ Es werden kombiniert: Lu 1 als Mu-Punkt (Alarmpunkt) und Bl 13 als Shu-Punkt (Zustimmungspunkt).

Lu 1 liegt genau unterhalb des Processus coracoideus. Gehen Sie vorsichtig mit der Nadel um, es besteht hier Pneumothoraxgefahr. Man sticht Lu 1 tangential horizontal von lateral nach medial. Dann wirkt der Punkt auf die Atemwege. Sticht man ihn von medial nach lateral, so wirkt er bei lokalen Erkrankungen auf die Schulter.

Bl 13 liegt auf Höhe der Unterkante des dritten Brustwirbels 1,5 Cun lateral der dorsalen Medianlinie. Er wird tangential horizontal von außen nach innen gestochen. Dadurch geht man der Pneumothoraxgefahr aus dem Weg.

> **Vorsicht bei der Nadelung von Lu 1 – Pneumothoraxgefahr!**

270 ■ Das ist zu ihrer Minimalzeit der Fall. Sie liegt zwischen 15.00 und 17.00 Uhr. In unseren Regionen ist die Organuhr teilweise um bis zu zwei Stunden verschoben und zwar nach hinten, d. h. die Minimalzeit der Lunge liegt dann erst bei 17.00 bis 19.00 Uhr.

271 ■ OP 82, das ist der Nullpunkt.

272 ■ Bl 13 und Lu 9

Das Element Metall ist bei der Trauer betroffen. Die emotionalen Aspekte sind Li-Komponenten und werden am besten durch die Yin-Leitbahn behandelt, das ist hier die Lungen-Leitbahn. Bl 13 ist der Shu-Punkt (Zustimmungspunkt) der Lunge, Lu 9 ist der Yuan-Punkt.

273 ■ b

Der schnelle Puls, die trockene und rote Zunge sowie die trockene Haut sind Hitze-Zeichen. Hier ist die Moxibustion immer kontraindiziert. Der schwach zu tastende Puls und das Gefühl der Schlappheit sind Schwäche-Symptome, eine Tonisierung mit Nadeln ist also indiziert. Die Shu-Mu-Technik und auch die Yuan-Shu-Technik sind Grundprogramme für Erkrankungen der Yin-Funktionskreise (Shu-Mu auch für Yang geeignet), wenn eine Li-Komponente bei der Erkrankung vorhanden ist. Li heißt innen. Da hier bei einer Erkältung die Lunge mitbetroffen ist, sind diese beiden Techniken indiziert.

274 ■ c

Alle drei Punkte sind in der Lage, Schleimansammlungen zu lösen und zu beseitigen. Schleim wird der Wandlungsphase Erde zugeordnet. Dazu gehören die Leitbahnen des Magens und der Milz. Ma 40 ist der Luo-Punkt, Mi 3 ist der Yuan-Punkt. Lu 9 ist der Erdenpunkt der Lungen-Leitbahn.

275 ■ Alle Antworten sind richtig.

276 ■ b

Wind-Hitze befällt die Lunge und führt zum vermehrten Schwitzen. Wenn Wind-Kälte die Lunge befällt, so wird zunächst neben dem Husten als Symptom auch die Muskulatur betroffen sein, und es kommt zu Gliederschmerzen.

277 ■ d

Die Schwäche-Symptome gehen auf der Zunge nicht mit dem dicken Belag einher. Der schnelle Puls kann auch bei der Lungen-Leere auftreten, es ist ein Hitze-Zeichen. Es kommt v. a. beim Astmaanfall vor. Die Lunge ist durch die Leere nicht mehr in der Lage, Schleim und Hitze zu beseitigen.

278 ■ b und d

279 ■ Dies wird als Kriterium für die Schwäche der Lungen-Leitbahn angesehen. Daher wird man die Lungen-Leitbahn tonisierend behandeln. In Betracht kommen der Tonisie-

rungspunkt Lu 9 und die Moxibustion für den Aspekt der Zufuhr von Wärme. Es werden insgesamt wenige Nadeln pro Sitzung gesetzt. Die Intervalle zwischen den Sitzungen und auch die Dauer der einzelnen Sitzungen sind länger.

Fall 25: Glaukom

280 ▪ Ja, durchaus. Die Erfolge sind meist befriedigend, aber es ist wichtig, mit dem Augenarzt eng zusammenzuarbeiten. Schäden durch den grünen Star können nur durch Facharztbetreuung rechtzeitig erkannt werden. Dabei ist der Druck im Auge gar nicht die wichtigste Komponente. Ebenso wichtig ist es, rechtzeitig zu erkennen, wenn die Akupunktur nicht ansprechen sollte, damit andere Therapien für den Patienten gesucht und vielleicht auch gefunden werden können.

281 ▪ Das ist das Element Holz mit den Leitbahnen von Leber und Gallenblase.

282 ▪ Topografische Punkte sind immer Fernpunkte und diese sind hier auch indiziert. Erfolg versprechend ist die Ohrakupunktur mit den Punkten OP 8 (Augenpunkt) und OP 97 (Leber, sie öffnet sich im Auge). Bei der koreanischen Handakupunktur (Sooji chim) befinden sich die topografischen Punkte der Augen auf der Fingerbeere des Mittelfingers volarseitig an seinem Endglied. Bei der japanischen Schädelakupunktur nach Yamamoto ist das Auge innerhalb der A-Linie der frontalen Basispunkte geeignet, aber sehr schmerzhaft.

283 ▪ In der Körperakupunktur kommen nur wenige Fernpunkte in Betracht. Das liegt z. T. daran, dass die entsprechenden Nahpunkte sich auf viele Leitbahnen verteilen. Nach dem Prinzip der Hinten-Vorn-Durchströmung ist der Punkt Gb 20 ein wirksamer Punkt, zumal das Holz auch mit der Yang-Leitbahn Gallenblase eine enge Beziehung zum Auge besitzt. Le 2 und Le 3 kommen noch in Betracht, sie helfen diesem Patienten dabei, die gestaute Leber-Yang-Energie zu dämpfen.

284 ▪ Es kommen fast alle Punkte der Hauptleitbahnen und auch Extrapunkte um das Auge

herum in Frage: Gb 1, Bl 1 und Ma 1. Meist wird statt Ma 1 der Punkt Ma 2 bevorzugt. Er ist weniger schmerzhaft, leichter zu stechen und hat in diesem Fall ähnliche Wirkungen wie Ma 1. Gb 14, PaM 3 zu PaM 4, Tai Yang und 3E 23.

285 ▪ Beides sind Punkte zwischen den Augen. PaM 3 liegt genau zwischen den Augenbrauen, PaM 4 liegt auf der Nasenwurzel. Man sticht die Punkte senkrecht von oben nach unten. Dazu wird vorher über der Nase eine Hautfalte gekniffen. Der Einstich ist dadurch etwas weniger schmerzhaft. Es ist der Punkt Yintrang. Dazu kann man auch Bl 1 und/oder Bl 2 ergänzend stechen.

286 ▪ Eine der original überlieferten Techniken für Bl 1, die auch heute wieder erfolgreich angewendet wird, ist der Stich im medialen Drittel des Oberlides. Der Patient hält die Augen dabei geschlossen. Eine 4 – 5 cm lange, sehr dünne Nadel wird z. B. mithilfe eines Führungsröhrchens eingesetzt. Der Augapfel wird vom Therapeuten mit einem Finger etwas nach lateral gedrückt. Die Nadel kann im Idealfall bis fast zum Anschlag vorgeschoben werden. Man umrundet damit den Augapfel. Sollte dabei ein Widerstand verspürt werden, so zieht man die Nadel sofort wieder raus. Wenn die Nadel einmal ganz eingeführt werden konnte, wird sie auch sofort wieder entfernt. Diese Methode sieht für den Betrachter von außen sehr unangenehm aus, aber der Patient berichtet meist, dass er dabei kaum etwas Unangenehmes spürt, auch fast keinen Schmerz.

287 ▪ Meist stellen sich schnell Verbesserungen ein. Etwa nach einem Monat sollte man eine Kontrolluntersuchung durch den behandelnden Augenarzt erbitten.

288 ▪ Die Glaukomtherapie wird anfangs etwa 2 – 3-mal wöchentlich durchgeführt, danach für etwa 3 – 4 Sitzungen nur noch wöchentlich. Die Intervalle werden dann auf eine Sitzung pro Monat verlängert. Weitere 2 – 3 Behandlungen können danach noch für etwa einmal im Quartal nötig werden. Wenn diese Therapie gut verläuft, was sehr häufig der Fall ist, dann werden durchschnittlich 10 – 12 Sitzungen innerhalb eines Jahres benötigt.

289 ▪ Nein. Leider wird das ziemlich aussichtslos sein. Akupunktur kann nur die gestörte Funktion verbessern, sie kann keine zerstörte Struktur reparieren.

> **Akupunktur kann nur die gestörte Funktion verbessern, sie kann keine zerstörte Struktur reparieren.**

Fall 26: Neurodermitis

290 ▪ Das ist Bl 40 mitten in der Kniekehle.

291 ▪ Das ist das Element Metall mit den Funktionskreisen von Lunge und Dickdarm.

292 ▪ Die He-Mu-Technik ist ein Grundprogramm für Yang-Leitbahnen. Dabei werden die Unteren Einflussreichen Punkte (He-Punkte) zusammen mit den Alarmpunkten (Mu-Punkte) gestochen. He-Punkte existieren nur für die Yang-Organe. Zur Verbesserung der Ausscheidungsfunktion sind die Leitbahnen von Dickdarm, Magen, Dünndarm, Blase und Gallenblase geeignet.

Die entsprechenden He-Punkte sind
– für die Dickdarm-Leitbahn: Ma 37,
– für die Magen-Leitbahn: Ma 36,
– für die Dünndarm-Leitbahn: Ma 39,
– für die Blasen-Leitbahn: Bl 40 (s. o.),
– für die Gallenblasen-Leitbahn: Gb 34.

> **He-Punkte existieren nur für die Yang-Organe.**

Die entsprechenden Mu-Punkte sind
– für die Dickdarm-Leitbahn: Ma 25,
– für die Magen-Leitbahn: KG 12,
– für die Dünndarm-Leitbahn: KG 4,
– für die Blasen-Leitbahn: KG 3,
– für die Gallenblasen-Leitbahn: Gb 24.

293 ▪ Die Lungen-Leitbahn wird mit Lu 9 tonisiert. Die Dickdarm-Leitbahn wird mit Di 11 tonisiert. Mit den Punkten Di 4 und Lu 7 wird das transversale Luo-Gefäß zwischen dem Dickdarm und der Lungen-Leitbahn geöffnet. Das sorgt für gegenseitigen Energieausgleich. Di 4 ist der Yuan-Punkt der Dickdarm-Leitbahn, Lu 7 ist der Luo-Punkt der Lungen-Leitbahn. Diese Punktekombination wirkt auch durch den Einfluss auf die darmassoziierten Lymphknoten auf das Immunsystem.

294 ▪ Zum Beispiel bei der Psoriasis. Bei der Schuppenflechte liegt eine Fülle-Störung vor. Daher ist stattdessen eher Lu 5 als Sedierungspunkt indiziert, um gestaute Fülle-Energie abzuleiten.

295 ▪ Ma 36, er wird auch der Punkt der „göttlichen Gleichmut" genannt. He 3 ist der „Punkt der Lebensfreude". Die Punkte He 7 und Pe 6 (KS 6) führen zu allgemeiner Beruhigung, Bl 62 und Ni 6 fördern den erholsamen Schlaf und können somit auch die Psyche stärken.

296 ▪ Ma 36: 1 Cun lateral der unteren Begrenzung der Tuberositas tibiae.
He 3: am ulnaren Ende der Ellenbeugefalte.
He 7: am ulnaren Ende der Handgelenksbeugefalte radial der Sehne vom M. flexor carpi ulnaris.
Pe 6: zwei Cun proximal der volaren Handgelenksfalte zwischen den Sehnen der Mm. flexor carpi radialis und palmaris longus.
Bl 62: unter dem Malleolus externus.
Ni 6: unter dem Malleolus internus.

297 ▪ Beim Juckreiz bewähren sich die Punkte Mi 10 und Gb 31. Der Milzpunkt wird in tonisierender Form gestochen, d. h. er wird sanft in der Exspiration eingesetzt, z. B. in Leitbahnrichtung von distal nach proximal tangential und man lässt ihn etwa 30 Minuten liegen. Der Gallenblasenpunkt wird eher sedierend gestochen. Dazu wird die Nadel nach der Applikation noch mehrmals stimuliert, entweder durch „Anschniksen" der Nadel, sodass diese in Schwingung versetzt wird oder durch Hebe-Senk- oder Roll-Dreh-Technik. Die Nadel wird dabei entweder stochernd etwas tiefer geschoben und in schneller Abfolge gleich wieder etwas herausgezogen oder zwischen zwei Fingern leicht hin und her gedreht, wobei unbedingt darauf geachtet werden muss, dass bei der Drehung der Nadel kein ganzer Kreis beschrieben wird, damit sich keine Gewebefasern an der Nadelspitze aufspulen können.

298 ▪ Ma 36: 1 Cun lateral dem unteren Ende der Tuberositas tibiae.

Ma 37: 3 Cun distal von Ma 36.

Ma 39: 1 Cun distal der Mitte zwischen Knie-gelenksspalt und oberem Sprunggelenksspalt und 1 Cun lateral der Tibiavorderkante.

Bl 40: mitten in der Kniegelenksbeugefalte.

Gb 34: vor und unterhalb des Fibulaköpf-chens.

Ma 25: 2 Cun neben der Mittellinie in der Höhe des Bauchnabels.

KG 12: auf der vorderen Mittellinie des Kör-pers zwischen dem Processus xiphoideus und dem Bauchnabel.

KG 4: 2 Cun oberhalb der Symphyse und 3 Cun unterhalb des Bauchnabels.

KG 3: 1 Cun oberhalb der Symphyse und 4 Cun unterhalb des Bauchnabels.

Gb 24: im 7. Interkostalraum in der Medio-klavikularlinie.

299 ■ Die Cun-Angaben der Punkte am Rumpf sind als proportionale Cun zu sehen, diejenigen an den Extremitäten als digitale Cun. So sind z. B. die Cun-Maße für die KG-Punkte ober-halb der Symphyse ein Fünftel der Strecke zwischen der Symphyse und dem Bauchna-bel. Bei den digitalen Cun-Maßen sind Dau-menbreiten gemeint.

300 ■ Mi 10: auf dem Oberschenkel zwei Cun ober-halb der Kniescheibe in der senkrechten Ver-längerung der Innenkante der Kniescheibe.
Gb 31: lateral am Oberschenkel unter dem Mittelfinger, wenn der stehende Patient die gestreckten Hände an die seitliche Hosen-naht anlegt.

301 ■ Haut und Schleimhäute werden von den Leitbahnen der Lunge und des Dickdarms re-giert. Das bedeutet, dass Störungen in diesen Leitbahnen oder in den Funktionskreisen zu Erkrankungen der Haut oder der Schleim-häute führen können. Daher sind Hautkrank-heiten wie z. B. die Neurodermitis oft die Vorläufer-Krankheiten für die Entwicklung von Asthma oder anderen Lungenerkrankun-gen.

302 ■ Ja. Die genannten Punkte sind die Ho-Punkte der Yin-Leitbahnen der unteren Extremität. Sie gehören zur Wandlungsphase Wasser und können somit beim trockenen Ekzem er-folgreich eingesetzt werden.

303 ■ Es sind die Ho-Punkte als fünfte antike Punk-te. Sie sind dem Element Wasser im Yin zu-geordnet, daher werden sie adjuvant beim trockenen Ekzem eingesetzt. Für eine Beto-nung im Yin bei dieser Erkrankung spricht das Auftreten der Hauterscheinungen an der unteren Extremität und auf der Innenseite. Erfolg versprechend sind die Punkte Lu 5, Pe 3 und He 3 in den Ellenbeugen. Damit wird auch noch das Metamerie-Prinzip er-füllt, da Ellenbogen und Kniegelenk nach der Metamerie-Regel zusammengehören.

Fall 27: Pruritus

304 ■ Juckreiz wird als Zeichen von innerem Wind angesehen und somit dem Element Holz zu-geordnet. Dazu gehören die Leitbahnen von Leber und Gallenblase.

305 ■ Neben dem Juckreiz selbst als Zeichen für in-neren Wind ist es ebenfalls ein Wind-Zei-chen, dass die Lokalisation des Symptoms den Ort wechselt. Die wechselhafte Sympto-matik mit den verschiedenen Schmerzcha-rakteren, die immer mal wieder dazu kom-men, und auch die wechselhafte Intensität sind Holz-Zeichen.

306 ■ Man kann von einer Yang-Fülle-Störung aus-gehen. Viele auffällige Wind-Zeichen mit ausgeprägter Symptomatik sind vorhanden. Ein wichtiger Hinweis ist auch, dass Wärme lindert. Feuer ist in den Wandlungsphasen Sohn von Holz, hat also einen sedierenden Einfluss. Da bei dieser Patientin der sedie-rende Einfluss der Hitze auf die Holz-Erkran-kung eine Verbesserung bringt, muss bei der Erkrankung eine Fülle-Störung vorliegen.

307 ■ Die Windkomponente in der Leber-Leitbahn kann mit Le 2, dem Feuerpunkt und Le 3, dem Yuan-Punkt zur Verstärkung beseitigt wer-den. Der Sedierungspunkt der Gallenblase ist der Gb 38, ebenso der Feuerpunkt. Juck-reiz wird durch Mi 10 und Gb 31 gelindert.

308 ■ Dazu eignen sich besonders die Punkte OP 78, der Allergiepunkt und der OP 13, der Punkt der Nebenniere.

309 ■ Ja. Man sticht dazu alle Lokalpunkte im Um-kreis auf die juckenden Areale zu. Auch tan-gential unter diese Region rings herum ge-stochene Akupunkturnadeln erzielen häufig schnelle Erfolge.

310 ■ Es ist eine gute Möglichkeit, z. B. an den juckenden Stellen mit einer Moxazigarre zu erwärmen. Feuer als Sohn des Holzes ist zur Verminderung der Fülle geeignet. Es liegen auch keine Kontraindikationen vor.

311 ■ Nein. Scharf gewürzte Speisen haben Metall-Charakter. Metall ist die Großmutter von Holz, hat daher durch den bändigenden Zyklus einen sedierenden Einfluss auf das Element Holz. Diese Patientin soll ruhig ausprobieren, ob ihr solche Nahrung hilft.

312 ■ Behandlungsziel ist es, das Holz zu beruhigen. Sedierenden Einfluss haben das Sohnelement Feuer mit der roten Farbe und das Großmutterelement Metall mit der weißen oder silbrig glitzernden Farbe.

313 ■ Grün und blau-schwarz haben einen tonisierenden Einfluss und sind daher nicht zu empfehlen. Es sind die Farben der Elemente Holz selbst und des Wassers als Mutterelement.

Systematik der Leitbahnen und ihre Zuordnungen

314 ■ 12 Hauptleitbahnen:
– Lunge, Dickdarm, Magen, Milz,
– Herz, Dünndarm, Blase, Niere,
– Perikard, 3 Erwärmer, Gallenblase, Leber.
Es ist sinnvoll, diese 12 Leitbahnen in dieser Reihenfolge auswendig zu lernen. Davon kann man viele Kenntnisse ableiten. Man weiß die energetische Abfolge, die Stellung innerhalb der Umläufe und auch die Zuordnung von Yin und Yang. In der obigen Antwort stehen die drei Zeilen mit jeweils den Namen von vier Leitbahnen für die drei Umläufe. 1 und 4 sind die Yin-Leitbahnen, 2 und 3 sind die Yang-Leitbahnen.

315 ■ Die Jue-Yin-Achse des dritten Umlaufs umfasst die Leitbahnen von Leber und Perikard, auch Kreislauf-/Sexualitäts-Leitbahn (KS) genannt.

316 ■ Hierbei handelt es sich um die 3 Erwärmer-Leitbahn. Teilweise wird auch von Dreifacher Erwärmer gesprochen. Allerdings ist diese Bezeichnung nicht ganz korrekt, denn diese Leitbahn stellt keine dreifache Energie zur Verfügung, sondern sie versorgt die drei Körperetagen von Brustraum, Bauchraum und Beckenbereich.
Jeder dieser drei Teile hat seinen eigenen zusätzlichen Alarmpunkt: Mu-Punkt für den Oberen 3 Erwärmer ist KG 17 (auch antiker Meisterpunkt der Atemwege), Mu-Punkt für den Mittleren 3 Erwärmer ist KG 12 (auch Mu-Punkt für den Magen und antiker Meisterpunkt des Yang), Mu-Punkt für den Unteren 3 Erwärmer ist KG 7. Der gemeinsame Alarmpunkt der gesamten 3 Erwärmer-Leitbahn ist KG 5.

317 ■ Man nennt sie auch Perikard-Leitbahn oder Kreislauf-Sexualitäts-Leitbahn oder Kreislauf-Sexus-Leitbahn. In den meisten Büchern wird neuerdings nur noch der Name Perikard-Leitbahn verwendet.

318 ■ Die Nieren-Leitbahn beginnt im inneren Verlauf des Körpers in der Niere. Von dort aus zieht sie zu dem Zustimmungspunkt der Niere bei Bl 23. Von beiden Seiten des inneren Verlaufs gelangt die Leitbahn bei LG 1 und bei KG 17 an die Körperoberfläche. Das Organ der Blase wird vom inneren Verlauf der Nieren-Leitbahn ebenfalls erreicht. Am Quellpunkt Ni 3 strömt die innere Energie in den äußeren Verlauf der Leitbahn.

319 ■ In der Yang-Ming-Achse verbinden sich die Dickdarm- und die Magen-Leitbahn. Beide versorgen den vorderen Yang-Bereich des Körpers als Hauptleitbahnen.

320 ■ a) Lunge – Dickdarm – Magen – Milz
b) Herz – Dünndarm – Blase – Niere
c) Perikard – 3 Erwärmer – Gallenblase – Leber

321 ■ Es sind dies die Punkte Ni 3, Le 3 und Mi 3. Es sind ebenfalls die dritten antiken Punkte. Sie entsprechen in diesem Fall den Yin-Leitbahnen der Wandlungsphase Erde. Mi 3 liegt proximal vom Großzehengrundgelenk an der inneren Fußkante zwischen „rotem und weißem Fleisch". Le 3 liegt etwa auf gleicher Höhe, ungefähr 2 Cun nach proximal von der Schwimmhaut zwischen erstem und zweitem Zeh. Ni 3 liegt im Bereich des Innenknöchels genau zwischen der erhabensten Stelle des Malleolus internus und der Achillessehne.

322 ■ a
Es ist nach den Achsen gefragt, daher sind die Tai-Yin-Achse des ersten Umlaufs mit

Milz und Lunge, die Shao-Yin-Achse des zweiten Umlaufs mit Niere und Herz und die Jue-Yin-Achse des dritten Umlaufs mit Leber und Perikard gemeint. Alle Yin-Leitbahnen haben entweder ihren Anfangs- oder ihren Endpunkt am Thorax. Hier vereinigen sich die Yin-Achsen.

323 ■ a
Der erste Umlauf liegt ventral, der zweite dorsal, der dritte genau jeweils dazwischen.

324 ■ b
In jedem Umlauf ist eine Yin-Leitbahn am Arm, eine Yang-Leitbahn am Arm, sowie eine Yang-Leitbahn des Beines und eine Yin-Leitbahn des Beines zusammengefasst.

325 ■ Als Achse wird innerhalb eines Umlaufs die Verbindung von zwei „gleichgeschlechtlichen" Leitbahnen beschrieben. Die Achse gleicht energetische Dysbalancen von oben nach unten aus oder umgekehrt. Im dritten Umlauf heißt die Yang-Achse Shao-Yang-Achse. Sie umfasst die beiden Leitbahnen der Gallenblase und des 3 Erwärmers. Die Yin-Achse des dritten Umlaufs ist die Jue-Yin-Achse. Sie umfasst die beiden Leitbahnen von Leber und Perikard. Die beiden Achsen des dritten Umlaufs verlaufen an den Extremitäten mittig, d. h. zwischen den jeweiligen Achsen des ersten und des zweiten Umlaufs.

326 ■ Leber-Leitbahn

327 ■ Lunge – Dickdarm - Magen – Milz

328 ■ Perikard-Leitbahn (auch Kreislauf-Sexualitäts-Leitbahn)
3 Erwärmer (auch San-Jiao-Leitbahn)
Gallenblasen-Leitbahn
Leber-Leitbahn

329 ■ Im dritten Umlauf sind das die Perikard-Leitbahn mit der 3 Erwärmer-Leitbahn als gekoppelte Leitbahnen des Armes, sowie die Gallenblasen-Leitbahn mit der Leber-Leitbahn als gekoppelte Leitbahnen des Beines.

330 ■ a, c, e, g, j
Im nährenden Zyklus lautet die Folge der fünf Elemente Wasser, Holz, Feuer, Erde, Metall. Es ist unerheblich, mit welchem Element man den Zyklus beginnt. Es ist ein sich

ständig wiederholender Kreislauf. Daher sind auch folgende Antworten richtig: c, e, g, j, a oder c, g, j, a, c oder g, j, a, c, e oder j, a, c, e, g.

331 ■ d
Die Knochen enthalten im Körper die meisten Mineralsalze, so wie im natürlichen Wasser (meist Salzwasser) ebenfalls der größte Gehalt von Mineralsalzen zu finden ist.
Eine schöne Eselsbrücke hat sich einer unserer Teilnehmer in den Akupunkturkursen ausgedacht: „Wasser ist die Wandlungsphase des Winters. Da bricht man sich am ehesten die Knochen beim Skilaufen."

332 ■ Dünndarm- und Blasen-Leitbahn

333 ■ Tai-Yang-Achse

334 ■ Herz-Leitbahn

335 ■ Perikard-Leitbahn: 9 Punkte
3 Erwärmer-Leitbahn: 23 Punkte
Gallenblasen-Leitbahn: 44 Punkte
Leber-Leitbahn: 14 Punkte

336 ■ e
Zwischen gekoppelten Hauptleitbahnen gibt es transversale Luo-Punkte. Man sticht zum Ausgleich der Fülle oder Leere-Störung in den gekoppelten Leitbahnen diese beiden Punkte reziprok. Dabei kann man den Luo-Punkt der sich in Fülle befindlichen Leitbahn zusammen mit dem Yuan-Punkt der sich in Leere (besser sagt man in „Schwäche") befindlichen Leitbahn stechen. Man kann auch umgekehrt verfahren und sticht den Luo-Punkt der Leitbahn, die die Schwäche aufweist, zusammen mit dem Yuan-Punkt der Fülle-Leitbahn. Man erreicht dadurch einen Ausgleich der gestörten Energie von außen nach innen oder umgekehrt. Ich bevorzuge die Technik des Luo-Punktes der Leere (besser Schwäche).
Zu Antwortmöglichkeit d: Es führt auch zu energetischem Ausgleich, wenn die Luo- und Yuan-Punkte auf Achsenpartnern reziprok gestochen werden, allerdings erreicht man dabei nicht die transversalen Luo-Verbindungen. Diese bestehen nur zwischen gekoppelten Leitbahnen. Man erreicht dabei einen Ausgleich der gestörten Energie von oben nach unten oder umgekehrt.

337 ▪ a, c, e, g

Luo-Punkte gehören zwar nicht selbst zu den fünf antiken Punkten einer Hauptleitbahn, aber sie liegen alle im Bereich dieser antiken Punkte, also nie am Oberschenkel oder am Oberarm sondern immer distal vom Kniegelenk oder distal vom Ellbogengelenk. Der Yuan-Punkt ist immer weiter distal als der Luo-Punkt auf einer Leitbahn zu finden. Luo-Punkte werden je nach Erfahrung bei energetischen Dysbalancen zum Ausgleich der Fülle oder der Leere gestochen. Beides für sich ist wirksam, aber man darf diese beiden Möglichkeiten nicht miteinander kombinieren. Daher kann man entweder den Luo-Punkt auf der Fülle-Leitbahn stechen – dann ist sedierende Technik sinnvoll –, oder man sticht den Luo-Punkt auf der Schwäche-Leitbahn – dann ist eine tonisierende Technik angebracht. Man kann den Luo-Punkt mit dem Ting-Punkt einer Leitbahn kombinieren, aber das ist nicht zwingend erforderlich und stellt auch eher eine Ausnahme dar. Stattdessen wird der Luo-Punkt einer Leitbahn oft mit dem Yuan-Punkt der gekoppelten Leitbahn kombiniert. Die Wirkung wird damit verstärkt.

338 ▪ d

Zu den fünf Wandlungsphasen gehören die Elemente: Holz, Feuer, Erde, Metall und Wasser.

339 ▪ e

Bei der Wandlungsphase Metall ist für die Emotion die Trauer zugeordnet, als Yin-Leitbahn findet man hier die Lunge.

340 ▪ Leber. Man sagt, die Leber öffnet sich im Auge. Das bedeutet, dass der Leberfunktionskreis und das Auge eine reflektorische Verbindung zueinander haben. Der energetische Zustand der Leber lässt sich häufig an den Augen erkennen. Die geröteten Augen sind ein Zeichen für das aufsteigende Leber-Feuer. Die sehr blassen Konjunktiven werden der Leber-Yin-Schwäche zugeordnet. Nicht zuletzt erkennt jeder Arzt an den ikterischen Skleren den angestiegenen Bilirubinspiegel des Blutes.

341 ▪ Der salzige Geschmack ist dem Element Wasser zugeordnet. Salzige Speisen stärken Niere und Blase sowie auch Leber und Gallenblase, weil Wasser die Mutter von Holz ist. Wasser nährt das Holz.

342 ▪ Holz, Erde, Wasser, Feuer, Metall.

Das Holz bändigt (durchbricht) die Erde.
Die Erde bändigt (saugt es auf) das Wasser.
Das Wasser bändigt (löscht) das Feuer.
Das Feuer bändigt (schmilzt) das Metall.
Das Metall bändigt (schneidet) das Holz.

343 ▪ c

In der Mundakupunktur werden alle Zähne auch den Wandlungsphasen und somit den Leitbahnen zugeordnet. Die vier Schneidezähne oben und unten im Kiefer haben eine energetische Verbindung mit dem Wasser, also mit den Leitbahnen der Niere und der Blase. Bei Patienten mit langanhaltenden Energiedefiziten in diesen Leitbahnen kommt es häufig zu Schmerzen an diesen Zähnen oder auch zu anderen Zahnerkrankungen, wie Karies, Zahnschmelzverfärbungen, Schwund des Zahnfleisches oder Überempfindlichkeit gegen Temperaturschwankungen. Nierenkranke Patienten haben überzufällig häufig Probleme mit den Schneidezähnen.

344 ▪ Nierenfunktionskreis. Man sagt, die Niere öffnet sich im Ohr. Das Organ der Niere sieht der Form des äußeren Ohres etwas ähnlich. Ohrenerkrankungen werden durch Verbesserung der verfügbaren Energie in der Nieren-Leitbahn günstig beeinflusst.

345 ▪ a) Herz-Leitbahn
b) Dünndarm-Leitbahn
c) Blasen-Leitbahn
d) Nieren-Leitbahn
e) Lungen-Leitbahn
f) Dickdarm-Leitbahn
g) Magen-Leitbahn
h) Milz-Leitbahn
i) Perikard-Leitbahn
j) 3 Erwärmer-Leitbahn
k) Gallenblasen-Leitbahn
l) Leber-Leitbahn
m) Magen-Leitbahn
n) Nieren-Leitbahn
o) Ren Mai
p) Perikard-Leitbahn

346 ▪ 67 Punkte

347 ▪ Keine der Yin-Leitbahnen. Am Kopf sind von den äußeren Leitbahnverläufen der Hauptleitbahnen nur Yang-Leitbahnen vertreten.

348 ■ Das ist der Frühling, die Jahreszeit, in der das Holz, d. h. die Pflanzen besonders schnell wachsen. Die grüne Farbe steht im Vordergrund, schnelle Veränderungen kommen hier vor, und alles verläuft recht wechselhaft. Holz-Charakter wird auch mit der Jugend verglichen, mit Vitalität, mit Spann- und Schaffenskraft, mit Energie und Vehemenz. Holz-Erkrankungen verlaufen meist heftig und stürmisch, mit wechselnden Lokalisationen, wie z. B. der rheumatische Schub.

349 ■ Das sind die Leber- und die Gallenblasen-Leitbahn. Sie gehören zu der Wandlungsphase Holz.

350 ■ Im Brustkorbbereich verläuft die Magen-Leitbahn etwa in der Medioklavikularlinie, vier Cun neben dem Konzeptionsgefäß.

351 ■ außen-innen
Fülle-Leere
Hitze-Kälte
Yang-Yin

352 ■ d

353 ■ d, e, f und g

354 ■ a

355 ■ b und c
Schleim wird der Erde zugeordnet. Schneller Puls ist ein Hitze-Zeichen.

356 ■ a, b, c und d
Alle Aussagen sind richtig. Trauer wird dem Element Metall zugeordnet, Metall greift das Holz an. Die Gallenblase wird dem Element Holz zugeordnet. KG 17 ist der Meisterpunkt der Atemwege.

357 ■ a, b und d
Die Milz-Leitbahn hält das Blut in den Gefäßen. Den Holz-Leitbahnen Leber und Gallenblase sind die Muskeln als Gewebe zugeordnet. Die Milz-Leitbahn verläuft an der medialen Fußkante. Das Bindegewebe ist der Wandlungsphase Erde zugeordnet. Zur Erde gehören die Magen- und die Milz-Leitbahn.

358 ■ Alle Aussagen sind falsch.
Die Achsen des dritten Umlaufs sind folgende: Die Leber-Leitbahn bildet mit der Perikard-Leitbahn die Jue-Yin-Achse. Die Gallenblasen-Leitbahn bildet mit der 3 Erwärmer-Leitbahn die Shao-Yang-Achse. Die Kopplungen im zweiten Umlauf sind folgende: Dünndarm-Leitbahn mit Herz-Leitbahn und Nieren-Leitbahn mit Blasen-Leitbahn.
Die Dünndarm-Leitbahn versorgt zwar die dorsalen Anteile des Körpers, aber sie gehört zum zweiten und nicht zum dritten Umlauf. Die einzige Leitbahn, die in ihrem äußeren Verlauf die Mittellinie kreuzt, ist die Dickdarm-Leitbahn. Die beiden letzten Punkte Di 19 und Di 20 liegen auf der kontralateralen Körperseite. Die Nieren-Leitbahn hat folgende Besonderheiten: Sie beginnt als einzige Leitbahn unter dem Fuß und bildet in Höhe des Innenknöchels eine Schleife in sich selbst.
Über den Rücken verläuft von den Haupt-Yang-Leitbahnen nur die Blasen-Leitbahn mit ihren zwei Ästen. Die Magen-Leitbahn verläuft sogar auf der Körpervorderseite.

359 ■ Das sind die drei Yang-Leitbahnen des Beines: Magen-, Gallenblasen- und Blasen-Leitbahn. Die Magen-Leitbahn beginnt im Gesicht mit Ma 1 unter dem Auge in der senkrechten Linie der Pupille beim Blick geradeaus etwa am oberen Rand der unteren Orbitabegrenzung. Die Gallenblasen-Leitbahn beginnt im Gesicht mit Gb 1 im lateralen Lidspaltenwinkel. Die Blasen-Leitbahn beginnt im Gesicht mit Bl 1 im medialen Lidspaltenwinkel und wird in Europa auf das Os nasale zu gestochen.

360 ■ Das sind die drei Yin-Leitbahnen des Beines: Milz-, Leber- und Nieren-Leitbahn.

361 ■ a – B, b – A, c – D, d – E, e – C

362 ■ Blasen-Leitbahn

363 ■ a) Yang-Ming-Achse: Dickdarm-Magen-Leitbahn
b) Shao-Yang-Achse: Gallenblasen-3 Erwärmer-Leitbahn
c) Tai-Yang-Achse: Dünndarm-Blasen-Leitbahn

364 ■ Gruppen-Luo-Punkte fassen eine bestimmte Gruppe von Leitbahnen zusammen: alle Yang- oder alle Yin-Leitbahnen einer Extremität. Wenn zum Ausgleich von Fülle oder Schwäche der Luo-Punkt der Gegenseite indiziert ist, so beeinflussen die Gruppen-Luo-Punkte auch die gesamte Gruppe dieser Leitbahnen. Beispielsweise sind bei Schulterschmerzen, die das gesamte Gelenk betreffen, die Leitbahnen von Dickdarm, Dünn-

darm und 3 Erwärmer gleichzeitig betroffen, daher ist der Ausgleich über Gruppen-Luo-Punkte möglich: Diagnose hier z. B. Yang oben in Fülle. Es wird über folgende Punkte abgeleitet: zum Yang nach unten, zu Gb 39 homolateral, zum Yang kontralateral, ebenfalls oben mit 3E 8 oder zum Yin oben homolateral mit Pe 6. Durch diese drei Richtungen wird die Regel oben-unten, rechts-links und außen-innen berücksichtigt.

365 ▪ Die Perikard-Leitbahn hat 9 Punkte, die 3 Erwärmer-Leitbahn hat 23 Punkte, die Gallenblasen-Leitbahn hat 44 Punkte, die Leber-Leitbahn hat 14 Punkte.

366 ▪ Leber-Leitbahn

367 ▪ Der Nieren-Leitbahn. Die Nieren beherbergen den Willen.

368 ▪ Nein. Sowohl der gelbe Zungenbelag als auch die rote Farbe des Zungengrundes sind Hitze-Zeichen. Dabei ist die Moxibustion kontraindiziert.

369 ▪ Das ist das Wasser-Element. Dadurch kann man mit diesen Punkten einen kühlenden Effekt auf die Leitbahnen ausüben. Auch beim trockenen Ekzem helfen diese Punkte. Sie befeuchten, kühlen und beruhigen.

370 ▪ a
Die Milz als Yin-Leitbahn des Elementes Erde soll alles zusammenhalten. Die Erde ist das Zentrum. So führt die gute Funktion im Milz-Funktionskreis zu straffem Bindegewebe und guter Wasserausscheidung. Die Schwächung führt zu Ptosen und Wasseransammlungen, ebenso zu der Neigung, leicht zuzunehmen. Die Fülle der Leber ist beim Holz-Typ zu erkennen. Holz steht für Energie, Bewegung und Aktivität. Bei dem Syndrom der Leber-Fülle kommt es eher schnell zu Abmagerung.

371 ▪ Das ist die Milz-Leitbahn. Sie regiert daher auch den Bereich mit dem meisten Yin, den gynäkologischen Raum.

372 ▪ Das ist die Dünndarm-Leitbahn. Sie beinhaltet daher auch den Schlüsselpunkt für die übergeordnete Yang-Leitbahn Du Mai, das Lenkergefäß.

373 ▪ Witterung ist die Kälte (Jahreszeit: Winter), Sinnesorgan: Ohr (die Niere öffnet sich im Ohr), Geschmack: salzig, die größten Wasservorräte der Erde sind Salzwasser.

374 ▪ Die 5 Elemente (dieser Begriff drückt Statik aus) nennt man auch die 5 Wandlungsphasen (dieser Begriff drückt den dynamischen Aspekt dabei mit aus). Im hervorbringenden Zyklus (Mutter-Sohn-Zyklus) sind es in der Reihenfolge mit dem Holz beginnend (dieser ist dem Frühjahr zugeordnet): Holz, Feuer, Erde, Metall, Wasser.
Holz ist die Nahrung für das Feuer, Feuer hinterlässt Erde (Asche), in der Erde reifen die Metalle (Bodenschätze), Metalle hindern das Wasser am weiteren Durchsickern in die Erde (früher nahm man an, dass das Kondenswasser, das sich an den Metallen abscheidet, aus dem Metall ausgeschwitzt wird). Die Gewebe sind: Muskel für Holz (Aspekt der Dynamik vom Frühling, von der Jugend), Blutgefäße für Feuer, Binde- und Fettgewebe für Erde (hält alles zusammen und sorgt für die Ernährung, so wie die „Mutter" Erde), Haut und Schleimhaut für Metall (liefert Trennungslinien, Septen, Kompartimente), Knochen für Wasser (weil im Knochengewebe der höchste Anteil der Mineralisierungssalze enthalten ist).

375 ▪ Holz gehört zum Osten (viele Wälder mit Holzvorräten).
Feuer gehört zum Süden (südliche Länder bieten mehr Sonne und Wärme).
Erde ist die Mitte, das Zentrum.
Metall gehört zum Westen (Metall verarbeitende Industrie im Westen).
Wasser gehört zum Norden (mehr Wasservorkommnisse im Norden).

376 ▪ Sehen = Holz; die Leber öffnet sich am Auge.
Hören = Wasser; die Niere öffnet sich im Ohr.
Riechen = Metall; die Lunge öffnet sich in der Nase.
Schmecken = Erde; die Milz öffnet sich am Mund.
Sprechen = Feuer; das Herz öffnet sich auf der Zunge.

377 ▪ a
Kälte ist Ausdruck des Yin. Bei einer Yang-Schwäche überwiegt der Yin-Anteil eines Funktionskreises, daher ist die Kälteempfindung bei der Nieren-Yang-Schwäche zu beobachten.

378 ◾ e

Die in zunehmendem Alter nachlassende Nierenenergie bedingt den Haarausfall, auch die graue Verfärbung.

379 ◾ b

Die Herz-Leitbahn als Feuer-Leitbahn beherbergt Shen als den Geist. Bei Störungen der Herzfunktion entsteht Unruhe bis hin zu Panikreaktionen. Die Reaktionen werden als hitzig beschrieben.

380 ◾ a

Bewegung (Motio und Emotio) wird der Wandlungsphase Holz zugerechnet. Alle plötzlich auftretenden Beschwerden sind Wind-Zeichen. Muskelgewebe gehört zur Holz-Wandlungsphase.

Einzelne Akupunkturpunkte

381 ◾ a und b

Der Yuan-Punkt ist der Quellpunkt. Er liegt bei allen Yin-Hauptleitbahnen auf dem Punkt des dritten antiken Punktes, also auch genau als drittperipherster Punkt. Er ist mit diesem identisch. Für die Yang-Hauptleitbahnen ist der Yuan-Punkt der viertperipherste Punkt, nur bei der Gallenblasen-Leitbahn als Ausnahme der fünftperipherste Punkt. Im Yang ist der Yuan-Punkt keiner der antiken Punkte, im Yin ist er auch nur mit dem dritten antiken Punkt übereinstimmend.

Der Luo-Punkt ist der Durchgangspunkt und liegt immer proximal vom Yuan-Punkt als ein Punkt im Bereich der antiken Punkte. Beide Punkte gehören aber nicht zum System der antiken Punkte

Der Zustimmungspunkt ist der Shu-Punkt, auch Back-Shu-Punkt genannt. Er befindet sich immer auf dem medialen Ast der Blasen-Leitbahn auf der Rumpfrückseite. Nur der Zustimmungspunkt der Blasen-Leitbahn liegt somit auf der eigenen Leitbahn.

Alle Alarmpunkte (Mu-Punkte) liegen auf der Rumpfvorderseite. Nur die Alarmpunkte von Lungen-, Leber- und Gallenblasen-Leitbahn liegen auf der entsprechenden eigenen Leitbahn. Ansonsten sind die weiteren Alarmpunkte auf dem Konzeptionsgefäß mit sechs Alarmpunkten verteilt. Es sind diejeni-

gen der Blasen-, Dünndarm-, 3 Erwärmer-, Magen-, Herz-, Perikard-Leitbahn.

382 ◾ Ting-Punkt = erster antiker Punkt: Gb 44
Yong-Punkt = zweiter antiker Punkt: Gb 43
Yü-Punkt = dritter antiker Punkt: Gb 41
In der Gallenblasen-Leitbahn gibt es eine Besonderheit bezüglich des dritten antiken Punktes: Der dritte antike Punkt ist sonst immer auch der numerisch drittperipherste Punkt. Nur bei der Gallenblase ist es der numerisch viertperipherste Leitbahnpunkt.

383 ◾ c

Der Punkt Mi 15 ist 4 Cun neben dem Bauchnabel zu finden.

384 ◾ Gb 21 ist der höchste Punkt der Schulter. Er ist auf dem Rumpf oben gelegen, auf halber Strecke zwischen der Unterkante des Dornfortsatzes vom 7. Halswirbel (LG 14) und dem Akromion.

385 ◾ Ja. Die genannten Punkte sind die Ho-Punkte der Yin-Leitbahnen der unteren Extremität. Sie gehören zur Wandlungsphase Wasser und können somit beim trockenen Ekzem erfolgreich eingesetzt werden.

386 ◾ Das Cun-Maß ist ein patientenrelevantes Maß für die individuellen Körperproportionen. Man orientiert sich damit am Patientenkörper, um Akupunkturpunktlokalisationen finden zu können. An den Extremitäten misst man meist mit digitalem Cun-Maß. Dieses beschreibt z. B. für 1 Cun die Daumenbreite des Patienten in Höhe des Interphalangealgelenkes. Für 3 Cun rechnet man die Breite der vier ulnaren Patientenfinger in Höhe der Interphalangealgelenke, genauer gesagt von der Radialseite des PIP des Zeigefingers bis zur Ulnarseite des DIP des kleinen Fingers.

Als proportionales Cun-Maß beschreibt man am Rumpf die einzelnen Abstände. So rechnet man zwischen Symphysen-Oberkante und Bauchnabel z. B. 5 Cun, ein Cun ist damit als ein Fünftel dieser Strecke definiert.

Cun-Maße als Abstandsangaben erleichtern das Auffinden der Akupunkturpunkte. Dennoch soll man nie dieses Maß als alleinige Richtlinie zur Punktlokalisation nehmen. Erst durch das Ertasten der Akupunkturpunkte kann man sich sicher sein, dass man die richtige Einstichstelle gefunden hat. Was man dabei genau tasten soll, lässt sich leider nicht mit Worten vermitteln, man muss es eben tasten lernen. Es ist sinnvoll, sich am Beginn der Akupunkturausbildung immer wieder die Bestätigung eines erfahrenen Kollegen zu holen. Auch Punktsuchgeräte sind hilfreich. Allerdings zeigen diese weitaus mehr Punkte an, als man für die Akupunktur zur Verfügung hat. Daher muss man das ungefähre „Zielgebiet" eines Akupunkturpunktes schon in etwa vorher bestimmen. Für die Festlegung einer Einstichstelle im Millimeterbereich macht so ein elektrisches Punktsuchgerät dann schon Sinn. Ich verwende allerdings bevorzugt meine Tastfähigkeiten und finde in aller Regel den Punkt schneller durch mein Fingerspitzengefühl.

387 ▪ Gb 41 ist der Einschaltpunkt des Gürtelgefäßes. Daher beinhaltet er alle Indikationen, die eines Ausgleichs von Fülle und Schwäche zwischen oben und unten oder rechts und links oder vorn und hinten bedürfen. Er ist als Fernpunkt sehr wirksam bei seitlichen Kopfschmerzen, ebenfalls bei Symptomen, die akut das Innen- oder das Mittelohr betreffen und bei Schmerzen im Bereich der Crista iliaca.

388 ▪ He 3. Dieser Punkt liegt am ulnaren Ende der Ellbogenfalte, gegenüber von Di 11. Es ist der fünfte antike Punkt der Herz-Leitbahn, also der Ho-Punkt. Er ist ein Wasserpunkt. Man sticht ihn senkrecht zur Haut.

389 ▪ Man findet Lu 1 sechs proportionale Cun lateral der vorderen Medianlinie auf dem Thorax unter der Klavikula etwa in Höhe des 2. Interkostalraumes (Kann sich allerdings auch auf den ersten oder auf den 3. Interkostalraum projizieren). Man sticht diesen Punkt genau unter dem Processus coracoideus der Skapula. Die Stichrichtung ist immer horizontal tangential zur Haut. Wenn es sich um Indikationen der Atemwege handelt, sticht man von außen nach innen, wenn es sich um Indikationen lokal an der gleichseitigen Schulter handelt, sticht man von innen nach außen.

390 ▪ Nein. Sicher muss hier auch eine weitergehende schulmedizinische Diagnostik erfol-

gen. Vielleicht ist Ma 36 dabei auch nicht zu 100 % erfolgreich, aber eine Kontraindikation liegt nicht vor. Ma 36 ist so vielseitig wirksam, dass man fast alle Indikationen damit behandeln kann, sofern keine Kontraindikationen für die Akupunktur allgemein vorliegen.

391 ▪ Di 4

392 ▪ Fangfrage! Die Gallenblasen-Leitbahn hat nur 44 Punkte.

393 ▪ Di 4. Er ist in der Schwimmhaut zwischen dem ersten und zweiten Os metacarpale gelegen. Stellt man sich eine Winkelhalbierende zwischen diesen Mittelhandknochen vor, so liegt Di 4 am Übergang vom proximalen Drittel zum mittleren Drittel. Man kann die Wirksamkeit dieses Punktes noch steigern, indem man ihn auf den zweiten Mittelhandknochen zu sticht, eventuell auch mit Periostkontakt. Das ist den meisten Patienten unangenehm. Di 4 kann daher auch den Blutdruck senken. Diese Wirkung ist leider für den Hypertoniker nicht ausreichend, aber es stellt eine relative Gefahr beim Hypotonen dar. Bitte Vorsicht bei der Nadelung.

394 ▪ d
Ma 30 ist 2 Cun lateral der vorderen Mittellinie an der Oberkante des Schambeinknochens gelegen.

395 ▪ a) Lu 1 birgt die Gefahr des Pneumothorax.
b) Lu 7 liegt handgelenksnah genau an der Austrittsstelle des Ramus superficialis des N. radialis.
c) Dü 8 liegt über dem N. ulnaris am Ellbogen.
d) Bl 54 liegt über dem N. ischiadicus.
e) Pe 6 liegt über dem N. medianus.

396 ▪ Man bezeichnet ihn auch als das laterale Knieauge. Er liegt an der Unterkante der Patella in der Schnittlinie mit ihrer lateralen Begrenzung. Es ist ein wichtiger Lokalpunkt bei Kniegelenksschmerzen, besonders bei solchen, die außen lokalisiert sind.

397 ▪ Am freien Ende der 11. Rippe liegt der Punkt Le 13, am freien Ende der 12. Rippe liegt Gb 25. Le 13 ist der Meisterpunkt der Yin-Organe, also der Zang-Organe. Ebenfalls ist es der Alarmpunkt der Milz. Gb 25 ist der Alarmpunkt der Niere.

398 ■ In der Mitte verläuft das Lenkergefäß, auch Du Mai genannt. 1,5 Cun daneben liegt der mediale Ast der Blasen-Leitbahn, 3 Cun neben der Mittellinie ist der laterale Ast der Blasen-Leitbahn. Unter dem Dornfortsatz von L 2 liegt der Punkt LG 4, etwa 1,5 Cun lateral davon ist der Punkt Bl 23, das ist der Zustimmungspunkt der Niere. Bl 23 wird daher auch Shen Shu genannt. Weitere 1,5 Cun davon entfernt auf dem lateralen Ast der Blasen-Leitbahn liegt der Punkt Bl 52.

399 ■ a) Mi 6 liegt etwa drei Cun proximal von der erhabensten Stelle des Malleolus internus an der Hinterkante der Tibia.
   b) He 3 liegt am ulnaren Ende der Ellenbeugefalte.
   c) Dü 3 liegt auf der Spitze der Falte, die an der ulnaren Handkante beim Faustschluss entsteht. Es gibt Satellitenpunkte dazu, die sich in der Nähe um diesen Punkt herum befinden.
   d) Ni 6 liegt unter dem Malleolus internus.
   e) Lu 9 liegt am radialen Ende der Handgelenksbeugefalte in der Wandung der A. radialis oder auch radial davon.
   f) He 7 liegt am ulnaren Ende der Handgelenksbeugefalte radial der Sehne des M. flexor carpi ulnaris.
   g) Bl 40 liegt in der Mitte der Kniekehle zwischen den beiden Grübchen.

400 ■ Alle diese Punkte liegen auf dem Kreuzbein. Bl 27 bis Bl 30 sind 1,5 Cun lateral der Mittellinie. Weiter nach innen gelegen befinden sich genau auf der gleichen Höhe die Punkte Bl 31 bis Bl 34 über den Foramina sacralia.

401 ■ Sie liegen über den Facettengelenken der Brust- und Lendenwirbelsäule auf dem Rücken zwischen dem Lenkergefäß und dem medialen Ast der Blasen-Leitbahn. Es sind auf jeder Seite 17 Punkte. Sie haben hauptsächlich lokale Wirkung bei Störungen des Bewegungsapparates, z. B. bei Blockaden der kleinen Wirbelgelenke.

402 ■ Als internistische Lokalisation von Mi 9 gilt der Punkt an der Unterkante des Condylus medialis genau an der Innenseite des Unterschenkels. Er wird auch als „Lasix-Punkt" bezeichnet. Daran kann man seine diuretische Wirksamkeit erkennen. Er wird bei Schwellungen besonders der unteren Extremität

eingesetzt sowie bei allen anderen Wasseransammlungen im Körper.
Als orthopädische Lokalisation bezeichnet man den Punkt genau am Pes anserinus. Hier inserieren die Sehnen des M. sartorius, M. semitendinosus und M. gracilis. Daher sind die Indikationen dieser Punktlokalisation mehr im Bereich von Verspannungen dieser Muskeln zu suchen. Nicht selten findet man das bei der kraniokaudalen Blockierung im ISG.

403 ■ Er liegt radial der Sehne des M. flexor carpi ulnaris am ulnaren Ende der Handbeugefalte.

404 ■ Es ist der Augenpunkt. Er wird bei Erkrankungen der Augen gestochen, auch wenn es sich um die Augenhilfsorgane handelt. So ist er z. B. bei der Konjunktivitis erfolgreich und auch bei tränenden Augen.

405 ■ LG 26. Er liegt zwischen Nasensteg und Oberlippe. Er wird zwei Drittel von der Oberlippe entfernt und ein Drittel vom Nasensteg entfernt gestochen. Es ist ein wichtiger Notfallpunkt, der bei allen kollaptischen Zuständen sehr wirksam ist. Er hat ebenfalls gute schmerzlindernde Wirkung beim Pseudoradikulärsyndrom (s. Fall 1). Beim Kollaps wird der Punkt notfallmäßig auch teilweise nur mit dem Fingernagel tief eingedrückt. Jeder mechanische Reiz an dieser Stelle hat wiederbelebenden Einfluss, also würde man nicht erst nach einer Akupunkturnadel suchen. Er hilft auch bei epileptischen Anfällen (s. S. 61).

406 ■ LG 4. Er liegt unter dem Dornfortsatz des 2. Lendenwirbels. Er ist ferner indiziert bei Kälte, bei Schwäche und bei chronischer Müdigkeit. Er hat ebenfalls gute Wirkungen bei nachlassender Libido und bei Potenzstörungen des Mannes, besonders bei der erektilen Dysfunktion.

407 ■ Das ist LG 20 auf der Scheitelmitte als höchster Punkt des Kopfes. Er liegt von oben gesehen genau auf der Linie, die die Hinterränder der beiden Ohren miteinander verbindet.

408 ■ Lu 5. Er liegt in der Ellenbeugefalte radial der distalen Sehne des M. biceps brachii.

409 ■ Pe 9 ist der Tonisierungspunkt der Leitbahn. Er liegt in der Mitte der Fingerspitzenkuppe

vom Mittelfinger. Als Ting-Punkt einer Yin-Leitbahn gehört er zur Wandlungsphase Holz. Die Perikard-Leitbahn ist eine Feuer-Leitbahn. Holz ist die Mutter des Feuers, daher tonisiert Pe 9 die Leitbahn.

410 ■ Ja. Gb 36 ist der Xi-Punkt der Leitbahn. Man nennt ihn auch Akutpunkt. Er wird vorwiegend bei akuten Funktionsstörungen des Organs genadelt. Der Patient empfindet den Punkt dabei als sehr druckschmerzhaft. Der Punkt liegt an der Vorderkante der Fibula etwa 6 Cun über der erhabensten Stelle des Malleolus externus.

411 ■ Ma 25 und Mi 15. Beide Punkte gemeinsam haben eine entschlackende Wirkung und fördern die Verdauung.

412 ■ Am Ellbogengelenk verlaufen alle sechs Ho-Punkte der oberen Extremität. Es sind dies die Punkte Lu 5, Pe 3, He 3, Dü 8, 3E 10 und Di 11. Alle diese Punkte sind bei lokalen Schmerzen am Ellbogengelenk indiziert. Bei der Epicondylopathia humeri-radialis (Tennisellbogen) sind wegen der Nähe zu den betroffenen Extensoren die Punkte Di 11, 3E 10 und eventuell Lu 5 indiziert. Bei der Epicondylopathia humeri-ulnaris (Golferellbogen) sind wegen der Lokalisation an der ulnaren Seite die Punkte Dü 8, He 3 und eventuell Pe 3 betroffen.

Lu 5 liegt in der Ellenbeugefalte radial der distalen Bizepssehne. Es ist der Sedierungspunkt der Lungen-Leitbahn. Er ist auch bei festgehaltener Trauer, ferner bei akuten Lungenerkrankungen, wie der akuten Bronchitis, sowie bei Hauterkrankungen und da besonders der Psoriasis indiziert. Alle Yin-Ho-Punkte sind wirksam beim trockenen Ekzem, da sie Wasser-Punkte sind.

Pe 3 liegt auf gleicher Höhe ulnar der distalen Bizepssehne. Er beseitigt die innere Hitze und ist daher bei innerer Unruhe, Nervosität und Schlafstörungen indiziert.

He 3 liegt am ulnaren Ende der Ellenbeugefalte. Man nennt ihn auch „Punkt der Lebensfreude". Daher ist er indiziert bei psychischen Dysbalancen. Er wirkt auch auf funktionelle Herzstörungen, die mit Hitze-Symptomen in der Herz-Leitbahn einhergehen. Man erkennt diese auch u. a. an der geröteten Zungenspitze und an Unruhe bis hin zu Verwirrungszuständen.

Dü 8 liegt im Sulcus ulnaris zwischen dem Epicondylus humeri-ulnaris und dem Olecranon. Dieser Punkt darf nur oberflächlich gestochen werden, da der N. ulnaris sonst verletzt werden könnte. Eine weitere Indikation ist das Schulter-Arm-Syndrom, wenn es irgendwo zwischen akut und chronisch anzusiedeln ist.

3E 10 liegt 1 Cun proximal des Olecranons am oberen Ende der Fossa olecrani und muss bei angebeugtem Unterarm gestochen werden.

Di 11 liegt am radialen Ende der Ellenbeugefalte gegenüber dem Punkt He 3. Di 11 liegt etwa am dorsalen Ende des M. extensor carpi radialis longus. Er hat gute Wirkung auf das Immunsystem, da er die dickdarmassoziierten Lymphgebiete stimuliert. Es ist der Tonisierungspunkt der Dickdarm-Leitbahn, denn Erde ist die Mutter von Metall.

Alle Yang-Leitbahn-Ho-Punkte sind als fünfte antike Punkte Erden-Punkte. Sie stärken die Mitte einer Leitbahn, also ihre Ausgeglichenheit.

413 ■ Bl 60

414 ■ Ma 38 muss tief gestochen werden, und die Nadel soll lang belassen werden. Man kann das mit einer Dauernadel und in gleicher Sitzung mit einer tiefen Nadel stechen. Die tiefe Nadel wird „stochernd" für kurze Zeit sedierend manipuliert, höchstens etwa für eine Minute. Danach wird die Dauernadel am selben Punkt appliziert. Diese Methode bewährt sich sehr, v. a. bei akuten und heftigen Schmerzen der Schulter. Man kann auch eine Pyonex-Dauernadel zuerst in den Punkt setzen, dann eine längere Nadel durch das Pflaster hindurchstechen, manipulieren und wieder herausziehen. Die Pyonex-Nadel verbleibt bis zu einer Woche.

415 ■ Bl 43 liegt auf dem lateralen Ast der Blasen-Leitbahn in Höhe des Dornfortsatzes von Th 4 an der Margo medialis der Skapula.

Gb 20 liegt in einer fingerbeerendicken Lücke zwischen dem M. sternocleidomastoideus und dem M. trapezius an der Unterkante der Okzipitalschuppe.

Ma 36 liegt 1 Cun lateral der Tibiavorderkante in Höhe der Unterkante der Tuberositas tibiae.

416 ■ 3E 4. Es ist der Quellpunkt (Yuan-Punkt) der Leitbahn.

417 ■ KG 2, Ni 11 und Ma 30
KG 2 liegt genau auf der Symphysenoberkante in der vorderen Medianlinie. Ni 11 liegt etwa 0,5 Cun lateral davon. Weitere 1,5 Cun lateral, also 2 Cun lateral der Mittellinie liegt auf der Schambeinoberkante der Punkt Ma 30. Alle drei Punkte sind stark lokal wirksam auf den urogenitalen Bereich sowie auch als Fernpunkte auf dem lumbosakralen Bereich. Die Nadelung ist an dieser Stelle besser durch Neuraltherapie zu ersetzen. Dabei spritzt man ein Lokalanästhetikum an diese Punkte. Bevorzugt sollte ein Procainpräparat verwendet werden, denn es besitzt die beste Wirkung auf die Membranspannung der Zellen, durch Ameisensäurezusatz wirkt es gut penetrierend und antiallergisch.

418 ■ Das ist der Punkt 3E 17. Dieser Punkt hat Wirkung auf das Ohr bei funktionellen Erkrankungen, wirkt bei Windeinfluss mit Krankheitssymptomen in der Region und lindert vertebragenen Schwindel. Er hat enge Beziehungen zum Querfortsatz des Atlas. Auch bei Nackenschmerzen wird er eingesetzt.

419 ■ Lu 9, Pe 7, He 7
Lu 9 liegt am radialen Ende der Handgelenksbeugefalte über der Pulsation der A. radialis. Es macht nichts, wenn man Akupunkturnadeln in die Arterie sticht, denn Akupunkturnadeln sind keine Hohlnadeln. Im Allgemeinen entsteht danach keine Blutung, denn die Wandspannung der muskelreichen Mediaschicht einer Arterie verschließt das Loch direkt. Man kann den Punkt auch radial von der Arterie stechen.
Pe 7 liegt in der Mitte der Handgelenksbeugefalte zwischen den Sehnen des M. flexor carpi radialis und des M. palmaris longus.
He 7 liegt am ulnaren Ende der Handgelenksbeugefalte. Meist ist die Beugefalte eine nicht so korrekte Orientierung, da oftmals mehrere Falten an dieser Stelle vorhanden sind. Man soll sich dann an der Höhe des Gelenkspaltes des Karporadial- oder des Karpoulnargelenks orientieren.
Alle drei Punkte haben lokoregionale Wirkung. Lu 9 ist der Meisterpunkt der Gefäße.

Er ist zugleich auch der Tonisierungspunkt und der Yuan-Punkt der Lunge. Pe 7 ist der Quellpunkt und der Sedierungspunkt der Perikard-Leitbahn. Auch He 7 ist Quellpunkt und Sedierungspunkt der Leitbahn.

420 ■ Über der Klavikula liegt etwa 2 Cun neben der Mittellinie Ma 11. Weiter lateral in der Medioklavikularlinie liegt Ma 12, unterhalb der Klavikula liegt Ma 13 in der Medioklavikularlinie und Ni 27 unter Ma 11. Die Kombination dieser vier Punkte hat Einfluss auf Blockaden der ersten oberen Rippen und auch auf solche der oberen Brustwirbelsäule.

421 ■ Auf der Innenseite liegt hinter dem Malleolus internus Ni 3 zwischen dem erhabensten Punkt des Knöchels und der Achillessehne. Unter dem Malleolus internus liegt Ni 6, außen hinter dem Malleolus externus liegt zwischen der erhabensten Stelle des Knöchels und der Achillessehne der Punkt Bl 60, unter dem Malleolus externus liegt Bl 62. Die Kombination dieser vier Punkte wirkt gut bei Knöchelschmerzen, bei Achillodynien, beim Fersensporn und bei Schmerzen im oberen Sprunggelenk. Ni 6 und Bl 62 schalten jeweils außerordentliche Leitbahnen ein. Diese sorgen für einen Yin-Yang-Ausgleich. Es sind Yin Qiao Mai und Yang Qiao Mai. Beide zusammen fördern den Schlaf, beruhigen und wirken ausgleichend.

422 ■ Lu 7 als Luo-Punkt der Lunge befindet sich knapp proximal des Processus styloideus des Radius auf der Radialiskante. Da an dieser Stelle der Ramus superficialis des N. radialis austritt, muss der Punkt sehr vorsichtig gestochen werden. Es wird eine Hautfalte abgehoben und die Nadel wird tangential eingesetzt. Für tonisierende Technik wird im Verlauf der Leitbahn gestochen, für die sedierende Technik sticht man in Gegenverlaufsrichtung.

423 ■ Dü 11 liegt über dem Schulterblatt genau in der Mitte der Fossa infraspinata.

424 ■ Di 15 befindet sich bei abduziertem Arm im vorderen der beiden Grübchen zwischen Arm und Rumpf. Man sticht diesen Punkt von oben. Eine Stichvariante von Di 15 ist etwas weiter nach vorn in der Muskelloge zwischen dem oberen und dem vorderen Anteil des M. deltoideus gelegen; der Punkt wird

hierbei von vorn gestochen. Di 15 ist als lokaler Nahpunkt bei chronischen Schulterschmerzen oder als kontralateraler Punkt bei akuten Schultergelenksproblemen indiziert.

425 ▪ a – A, b – B, c – C
Ma 36 als der „Drei-Meilen-Punkt" verschafft dem müden Körper wieder Reserven. He 7 beruhigt. Lu 9 ist der Meisterpunkt der Gefäße.

426 ▪ a) KG 17 liegt in Höhe des 4. ICR auf dem Sternum in der vorderen Medianlinie.
b) Gb 34 liegt vor und unterhalb des Fibulaköpfchens.
c) KG 12 liegt zwischen Bauchnabel und Oberkante des Xiphoidfortsatzes auf der Medianlinie.

427 ▪ a) Pneumothoraxgefahr
b) Gefahr der Gelenkeröffnung im Ellbogengelenk
c) sehr schmerzhaft
d) Pneumothoraxgefahr

428 ▪ Fangfrage! Die Gallenblasen-Leitbahn hat nur 44 Punkte.

429 ▪ Am lateralen Nagelwinkel der großen Zehe.

430 ▪ LG 14

431 ▪ An der unteren Extremität. An jedem Fuß befinden sich vier Punkte auf dem Fußrücken, etwas proximal der Interdigitalfalten. Sie bewirken eine verbesserte Durchblutung der Extremität und erreichen die arterio-venösen Anastomosen.

432 ▪ b
An dieser Stelle ist meist ein deutliches Grübchen zu tasten. Der Punkt hilft bei Kopfschmerzen, bei funktionellen Augenerkrankungen und bei Konzentrationsstörungen.

433 ▪ Dü 3
Als dritter antiker Punkt einer Yang-Leitbahn ist er ein Holz-Punkt. Holz tonisiert das Feuer. Die Dünndarm-Leitbahn ist eine Feuer-Leitbahn, Dü 3 ist also ein Tonisierungspunkt. Er öffnet Du Mai, ist daher auch Kardinalpunkt. Er führt zu einer hohen Serotoninausschüttung und ist daher spasmolytisch wirksam.

434 ▪ Es ist der Ma 25. Er liegt 2 Cun lateral der Mitte des Bauchnabels. Bitte beachten Sie:

Es sind proportionale Cun gemeint, nicht digitale Cun. An dieser Stelle sind die Proportionen für eine horizontale vordere Körperhälfte mit 8 Cun angegeben.

435 ▪ a
Beide Leitbahnen beginnen am Auge.

436 ▪ b
Lu 9 ist der Meisterpunkt der Blutgefäße.

437 ▪ d
Das ist empirisch festgestellt worden. Die Lunge scheidet die klaren Flüssigkeiten aus. Lunge und Dickdarm sind gekoppelt.

438 ▪ Fangfrage! Die Blasen-Leitbahn hat nur 67 Punkte.

439 ▪ Lu 5. Er befindet sich als fünfter antiker Punkt in der Ellenbeuge radial neben der distalen Bizepssehne. Alle fünften antiken Punkte im Yin sind Wasser-Punkte und haben kühlende Eigenschaften.

440 ▪ 3E 14 ist Nahpunkt für Schultererkrankungen, die sich auf den seitlichen Umlauf beziehen, z.B. bei schmerzhafter Einschränkung der Abduktion.

441 ▪ Das sind die Punkte über den acht Foramina sacralia: Bl 31 bis Bl 34 beidseits. Sie sind indiziert bei lokalen Rückenschmerzen, bei Energieverlust im Yang und bei urogenitalen Problemen. Für letztere Indikation werden noch Punkte auf dem Konzeptionsgefäß dazu gestochen, z.B. KG 2 und KG 3, eventuell auch Ni 11 und Ma 30. Diese Punkte über der Symphyse werden auch bevorzugt mit Neuraltherapie behandelt.

442 ▪ Das ist der Ma 36. San heißt „drei". Ma 36 ist der Drei-Meilen-Punkt des Beines.

443 ▪ a
Man nennt diese Punkte auch die „Da wo's"-Punkte, das ist abgeleitet von: „Da wo's weh tut".

444 ▪ Pe 6. Nei Guan heißt inneres Grenztor oder auch innerer Durchgang. Dadurch wird es dem Patienten ermöglicht, Kontakt zu seinen inneren Gefühlen herzustellen. Der Punkt trägt daher auch den Beinamen: Tor zum gebrochenen Herzen. Er befindet sich 2 Cun proximal der volaren Handgelenksbeugefalte zwischen den Sehnen des M. flexor carpi

radialis und des M. palmaris longus. Er ist der Luo-Punkt der Leitbahn und schaltet als Mo-Punkt den Yin Wei Mai ein.

445 ▪ 3 Erwärmer 5. Er wird auch als äußeres Grenztor oder äußerer Durchgang bezeichnet. Er bewirkt die Öffnung des Patienten zu seiner Umwelt. Er liegt Pe 6 gegenüber, nämlich 2 Cun proximal von der dorsalen Handgelenksfalte. Er ist der Luo-Punkt der Leitbahn. Er schaltet als Mo-Punkt den Yang Wei Mai ein.

446 ▪ Bl 15. Es ist der Zustimmungspunkt (Shu-Punkt) des Herzens Xin. Er befindet sich auf dem medialen Ast der Blasen-Leitbahn 1,5 Cun lateral der dorsalen Medianlinie auf Höhe des Dornfortsatzes des 5. Brustwirbels.

447 ▪ Bl 20. Es ist der Zustimmungspunkt der Milz (Pi). Er liegt 0,5 Cun neben dem Dornfortsatz des 11. Brustwirbels.

448 ▪ Neben dem 8. Brustwirbeldorn liegt kein Punkt der Blasen-Leitbahn. Hier wird ein Wirbel übersprungen zwischen Bl 17 (neben Th 7) und Bl 18 (neben Th 9). Es kann allerdings vorkommen, dass an dieser Stelle dennoch ein Ah-Shi-Punkt zu tasten ist.

449 ▪ Ma 35, Ex 31 und Ex 32. Diese Punkte liegen um die Kniescheibe herum platziert. Ex 31 liegt genau über der Mitte der oberen Kniescheibenbegrenzung, Ma 35 liegt an der Schnittlinie zwischen äußerer und unterer Kniescheibenbegrenzung und Ex 32 genau an der Schnittlinie von innerer und unterer Kniescheibenbegrenzung. Diese Punkte sind gute Lokalpunkte für Kniegelenkserkrankungen, und sie eignen sich auch für die Injektionsakupunktur.

450 ▪ Bl 31, der Meisterpunkt der Hormone. Er wird auch als Meisterpunkt für das Klimakterium bezeichnet. Er eignet sich für Akupunktur, auch mit Dauernadeln und auch für die Injektionstechnik z. B. mit homöopathischen Mitteln.

451 ▪ Mi 21. Man bezeichnet diesen Punkt auch als Luo-major, als den großen Luo-Punkt. Er öffnet das Sekundärgefäß zwischen dem ersten und dem zweiten Umlauf.

452 ▪ c
Die chinesische Bezeichnung Jing ming wird mit „klare Augen" übersetzt. Dieser Punkt verbessert das Sehvermögen. Er hilft ferner die Druckwerte des Glaukom-Patienten zu senken, und er verbessert das Schlafen, sowohl bei zu viel Schläfrigkeit als auch bei Schlafunvermögen. Er hat Wirkungen auf die Hypophyse und kann bei lichtmangelbedingten depressiven Verstimmungen ebenso erfolgreich eingesetzt werden, wie auch bei verschiedensten Ursachen der Konjunktivitis. Die Augen werden in der TCM als die Öffnungsstelle des Geistes angesehen. Daher werden auch die seelischen Aspekte von Aufhellung durch diesen Punkt ermöglicht.

453 ▪ d
Gb 41 ist von den fünf antiken Punkten der Holzpunkt der Holz-Leitbahn. Er hat somit tonisierende und beschleunigende Wirkung auf die fließende Leitbahnenergie. Er ist auch der Mo-Punkt, d. h. Öffnungspunkt der außerordentlichen Leitbahn Dai Mai (Gürtelgefäß).
Gb 37 ist der Luo-Punkt der Leitbahn, Gb 38 ist der Sedierungspunkt der Leitbahn, Gb 39 ist der Gruppen-Luo-Punkt der drei unteren Yang-Leitbahnen von Magen, Gallenblase und Blase.

454 ▪ c und d
KG 8 ist der Bauchnabel. Er gilt als tabu für alle Nadeltechniken. Die Moxibustion ist erlaubt und auch gängig. KG 8 ist in seiner Wirkung roborierend. Er stärkt den geschwächten Körper, auch wenn die Patientin sehr erschöpft ist z. B. nach kurz aufeinander folgenden Geburten.

455 ▪ d, alle Antworten treffen zu
LG 11 liegt durch seine Position genau zwischen den Zustimmungspunkten des Herzens: beiseits Bl 15. Über die Shao-Yin-Achse bekommt der Punkt die Wirkung zur Niere. Das Kopfhaar ist die Zuordnung zur Nieren-Leitbahn.

456 ▪ Di 10. Er liegt 2 Cun distal von Di 11 auf der geraden Linie zwischen Di 11 und Di 4 bei gebeugtem Arm und gestreckter Hand. Er hat allgemein kräftigende Wirkung, setzt Reserveenergie frei und verbessert die Durchblutung der Extremitäten, natürlich beson-

ders die der oberen Extremität. Die Kombination mit dem Drei-Meilen-Punkt des Beines Ma 36 stärkt im Körper besonders die Muskelkraft. Di 10 hat eine Metamerie zu Ma 36.

457 ▪ KG 12. Er ist Alarmpunkt des Magens und Meisterpunkt der Yang-Organe.

458 ▪ Pe 6 (Yin Wei Mai), 3E 5 (Yang Wei Mai) und Lu 7 (Ren Mai).

459 ▪ Mi 4. Er öffnet Chong Mai.

460 ▪ Am freien Ende der 11. Rippe liegt Le 13, der Alarmpunkt der Milz, am freien Ende der 12. Rippe liegt Gb 25, der Alarmpunkt der Niere.

461 ▪ Ma 38

462 ▪ 3E 14

463 ▪ Pe 3

464 ▪ Pe 7

465 ▪ KG 6. Er liegt 1,5 (proportionale) Cun unter dem Bauchnabel.

466 ▪ Er liegt auf der Höhe der Symphysen-Oberkante etwa ½ Cun neben der Mittellinie, also neben KG 2.

467 ▪ Er liegt auf Höhe der Symphysen-Oberkante etwa 2 Cun neben der Mittellinie, also neben KG 2 und 1,5 Cun lateral von Ni 11.

468 ▪ Das sind die Alarmpunkte (Mu-Punkte).

469 ▪ Gb 30

470 ▪ Pe 6

471 ▪ Ma 39 (eventuell auch Ni 1)
Dabei handelt es sich um den Unteren Einflussreichen Punkt der Blasen-Leitbahn. Die Miktionsbeschwerden gelten als Hitze-Zeichen. Die Unteren He-Punkte beseitigen Hitze aus den Yang-Leitbahnen. Erfahrungsgemäß werden auch Erfolge mit dem Punkt Ni 1 unter dem Fuß beobachtet. Wir sind allerdings immer sehr zurückhaltend mit der Nadelung dieses Punktes, weil hier die Erbenergie erreicht und unter Umständen auch verbraucht wird.

472 ▪ Er liegt auf der Rückseite des Beines am lateralen Ende der Kniekehle etwa 1 Cun lateral vom Punkt Bl 40, der in der Mitte der Kniebeugefalte zwischen den beiden Grübchen lokalisiert ist.

473 ▪ a) Ma 36 wird bei Erkrankungen des Abdomens bevorzugt eingesetzt.
b) Di 4 wird bei Erkrankungen des Kopfes, besonders des Gesichtes bevorzugt eingesetzt.
c) Bl 40 wird bei Erkrankungen der Lumbalregion bevorzugt eingesetzt.

474 ▪ Es sind die Punkte von unten nach oben: Gb 2, Dü 19 und 3E 21. Sie liegen alle drei in einem Abstand von je einem halben Cun zueinander. Dü 19 in der Mitte liegt bei leicht geöffnetem Mund auf der Höhe des Temporomandibulargelenkes vor dem Tragus. Alle drei Punkte haben gute lokoregionale Wirkung auf das Ohr.

Fall 28: Behandlung mit antiken Punkten

475 ▪ Kältepunkte im Yang sind hier erfahrungsgemäß wirksam. Es sind die zweiten antiken Punkte, die Yong-Punkte der Yang-Leitbahnen.

476 ▪ Hier eignen sich besser die Yang-Leitbahnen. Der Patient hat seine Beschwerden in Yang-Bereich.

477 ▪ Antike Punkte werden v. a. verwendet, wenn Krankheitsursachen auf Witterungsverhältnisse zurückzuführen sind oder wenn Witterungseinflüsse eine Krankheit beeinflussen können. Sie sind außerdem bei funktionellen Störungen und bei Therapieresistenzen Erfolg versprechend.

478 ▪ Die jeweils in jeder Hauptleitbahn vorkommenden fünf antiken Punkte repräsentieren alle Elemente (Wandlungsphasen). Sie befinden sich im Bereich zwischen den Fingern und den Ellbogengelenken zwischen den Zehen und den Kniegelenken. Im Yang ist der erste antike Punkt dem Metall zugeordnet (Eselsbrücke: Yang = **m**ännliches Prinzip, englisch **m**an und **m**etal), im Yin entspricht der erste antike Punkt dem Holz-Element (Eselsbrücke: Yin = **w**eibliches Prinzip, englisch **w**oman und **w**ood). Der Wasser-Punkt kühlt, der Feuer-Punkt wärmt alle Symptome im Leitbahnverlauf. Der Holz-Punkt gibt der Leitbahn Dynamik, der Metall-Punkt sorgt für Abgrenzung von sich in der Leit-

bahn ausbreitendem Geschehen, der Erden-Punkt versorgt die Gesamtleitbahn.

479 ■ Diese Punkte liegen im Bereich der Unterarme und Unterschenkel, zwischen dem Ellbogen und den Fingerspitzen oder zwischen dem Kniegelenk und den Fußspitzen.

480 ■ Der Punkt, der dem Mutterelement einer Leitbahn entspricht, ist der Tonisierungspunkt, derjenige, der dem Sohnelement entspricht, ist der Sedierungspunkt.

481 ■ d

482 ■ c

Fall 29: Symptome bei Kopfschmerz

483 ■ Fülle-Zeichen sind heftiger Schmerz, belegte Zunge und kräftige Pulse. Die akute Symptomatik passt als Yang-Symptom zu Hitze und zu Fülle.

484 ■ Hitze-Zeichen sind der gerötete Zungenkörper und der schnelle Puls. Die akute Symptomatik passt als Yang-Symptom zu Hitze und zu Fülle.

485 ■ Ein Kälte-Zeichen ist, dass der Patient friert.

486 ■ Typische Schwäche-Zeichen fehlen.

487 ■ Die Technik der Tonisierung ist eine schonende Technik. Die Nadel wird in Leitbahnfließrichtung eingeführt. Man setzt wenig Reize zur Tonisierung. In einer Exspirationsphase wird die Nadel gestochen. Das Entfernen der Nadel geschieht in Inspiration, damit die nach innen gerichtete Energieaufnahme den Energieverlust durch die Stichöffnung verhindert. Nach der Nadelentfernung kann man die Einstichstelle noch ein wenig nachmassieren, damit die zugeführte Energie im Körper des Patienten verbleibt. Die tonisierend gestochene Nadel wird eventuell leicht im Uhrzeigersinn gedreht, soll aber nie einen ganzen Kreis beschreiben, da es dabei zu Gewebezerreißungen kommen kann, wenn sich Gewebe an der Nadelspitze im Körper verfängt. Die Nadel aus Gold oder diejenige mit einer Goldbeschichtung ist für Tonisierungen etwas besser geeignet, allerdings auch gleich sehr viel teurer. Man soll

zur Tonisierung sehr milde und möglichst schmerzarme oder schmerzfreie Nadelungen vornehmen. Die Intervalle zwischen den einzelnen Sitzungen sind länger, etwa ein bis höchstens zwei Sitzungen pro Woche. Bei langwierigem Verlauf kann man die Intervalle auch auf bis zu 1-mal im Monat verlängern. Auch die einzelne Sitzung benötigt mit etwa 30–45 Minuten mehr Zeit. Der Patient soll dabei möglichst entspannt liegen. Auch ist auf genügend hohe Umgebungstemperatur zu achten. Eventuell wird der Patient zugedeckt. Unter die Füße können Wärmekissen gegeben werden, unter den Knien wird eine weiche Rolle als angenehm empfunden. Die allgemeine Nadeltechnik der Tonisierung, wie sie bis hierhin beschrieben wurde, ist sowohl bei Yin- als auch für Yang-Leitbahnen einsetzbar.

488 ■ Auch die Erwärmung der Akupunkturpunkte ist eine tonisierende Technik. Elektroakupunktur kann tonisierend eingesetzt werden. Bei der Anwendung von Elektroakupunktur wirken höhere Frequenzen tonisierend, etwa bei bis zu 100 Hertz. Bei der Laseranwendung wird der permanente Laserstrahl als Tonisierungstechnik benutzt.

489 ■ Die Tonisierung über die Tonisierungspunkte ist sinnvoll, wenn eine Leitbahn geschwächt ist.

490 ■ Alle Tonisierungspunkte entsprechen bei den antiken Punkten dem Mutterelement der betroffenen Leitbahn.

491 ■ Als tonisierend wirkende Punktekombination ist die Verbindung des Tonisierungspunktes zusammen mit dem Yuan-Punkt sinnvoll. Man nennt das die Tonisierungs-Yuan-Punkt-Technik. Im Yin entspricht der Yuan-Punkt dem dritten antiken Punkt, im Yang ist es der viertperiphere Punkt mit Ausnahme der Gallenblasen-Leitbahn, bei der der viertperiphere Punkt schon der dritte antike Punkt ist. Der Yuan-Punkt ist in der Gallenblasen-Leitbahn der folgende, also der fünftperiphere Punkt.

492 ■ Die Nadel wird tangential gegen die Leitbahnfließrichtung eingestochen. Man verwendet dicke Nadeln und eine grobe Technik. Der Einstich erfolgt bevorzugt während

der Exspiration, um der größeren Schmerzhaftigkeit der dickeren Nadel entgegenzuwirken. Die Patienten sind dafür dankbar. Nach dem Einstich wird die Nadel nicht einfach nur belassen, wie es bei der Tonisierung meist der Fall ist, sondern sie wird öfter und grob stimuliert. Dazu verwendet man die Hebe-Senk-Technik oder die Roll-Dreh-Technik. Wir setzen durch Drehungen und Stochern mit der Nadel stärkere Reize. Die Beschreibung eines vollen Kreises soll wegen der Gefahr der Gewebezerreißung vermieden werden. Die Nadel wird nach dieser kräftigen Stimulation nur kurz belassen, etwa zwischen 10 und 20 Minuten, in Einzelfällen auch noch kürzer. Beim Herausziehen bleibt ein größeres Loch. Auch die Provokation einer Mikroblutung an den zu sedierenden Punkten ist erwünscht. Das Blut soll nicht direkt abgewischt werden. Die Intervalle bei sedierenden Stichtechniken sind kürzer. Der Patient kann täglich, in Einzelfällen sogar auch mehrmals täglich behandelt werden.

493 ■ Das Verfahren des blutigen Schröpfens ist sedierend wirksam. Man sticht mit einem Schnepper oder mit anderen geeigneten Materialien kleine Blutungsquellen in die Haut. Dazu wählt man energetisch gestaute Regionen oder auch Sedierungspunkte.

494 ■ Sedierungstechniken sind kontraindiziert bei Schwäche-Symptomen.

495 ■ Sedierungs- oder Tonisierungstechniken werden nur in der Körperakupunktur angewendet. Innerhalb der Mikrosysteme als reflexorganotrope Systeme kann man analoge Punkte verwenden, die den Sedierungspunkten entsprechen. Besonders in der Ohrakupunktur sind grobe Techniken zu vermeiden, an knorpelhaltigen Stellen besteht immer die Gefahr der Perichondritis.

496 ■ Man verwendet Moxakraut als getrocknetes Kraut der Artemisia vulgaris (Beifußkraut), das nicht nur eine sehr gleichbleibende Wärme abgibt, sondern auch noch eine Wellenlänge von etwa 633 Nanometer abstrahlt. Diese Wellenlänge entspricht der Schwingungsresonanz einer gesunden Zellmembran mit ausreichendem Membranruhepotenzial und wird auch durch den Softlaser erreicht. Das Moxakraut wird als Zigarre oder kleiner Kegel verwendet. Mit der Glut dieser Moxazigarre erwärmt man den Akupunkturpunkt, indem man die glühende Zigarre in die Nähe des Punktes bringt. Moxakegel werden so lange abgebrannt, bis der Patient eine angenehme Wärme an dieser Hautstelle verspürt. Meist allerdings muss man die Kegel schon entfernen, bevor sie komplett abgebrannt sind. Eine kleine Menge gepresstes Moxakraut wird zum Beispiel auch auf Ingwerscheibchen über dem Akupunkturpunkt verbrannt. Auch hier muss der Patient ununterbrochen unter Aufsicht stehen. Verbrennungen sind dabei leider sehr schnell möglich. Die Moxibustion an der Nadel wird mit Moxakraut auf einer Stahlnadel durchgeführt, dabei wird das Moxakraut fest gepresst auf die Nadel aufgesteckt und angezündet. Es existieren auch vorgefertigte Moxakegel zum Aufstecken auf Stahlnadeln. Sie ähneln kleinen Schaschlikspießchen. Hierbei kommt es meist zu intensiver Wärmeempfindung bis in die Tiefe der Nadelspitze. Die Gefahr der Verbrennungen muss bei jeder Moxibustion beachtet werden.

497 ■ Moxibustion ist bei Wärme-Symptomatik kontraindiziert, sei es, dass diese lokal als Symptom auftritt, z. B. bei Entzündungen, oder generell, z. B. bei Fieber. Beachtet werden muss, dass bei der Yin-Schwäche HitzeSymptome auftreten können. Schwäche des Yin führt zu Mangel an Kälte, also auch möglicherweise zu Hitze- oder Wärme-Symptomen. Die Yang-Schwäche (wird auch als Pseudo-Yin bezeichnet) ist die häufigste Indikation für die Moxibustion.

498 ■ Dieses Disharmoniemuster zu erkennen, ist nicht immer ganz einfach. Es kombinieren sich dabei die Symptome der Kälte mit denen der Schwäche. Ein Kälte-Symptom der Zunge ist die blasse Zungengrundfarbe. Wenig oder fehlenden Zungenbelag bezeichnen wir als Schwäche-Symptom. Kälte-Symptom in der Pulsdiagnostik ist der langsame Puls, Schwäche-Symptom der nur gering tastbare Puls. Er ist leicht unterdrückbar. Die Sprache des Patienten ist leise (Schwäche) und langsam (Kälte), die Urinausscheidung ist wenig konzentriert (Schwäche- und auch Kälte-Zeichen, da Hitze alles austrocknet).

499 ■ Mit Laserapplikation ist es leichter zu tonisieren.

500 ■ An einem einzelnen Akupunkturpunkt ist die Lasertherapie vielfach mehr tonisierend wirksam als eine Nadel. Man kann nur bis zu etwa fünf Nadeln in einem Akupunkturprogramm durch nacheinander gesetzte Laserimpulse an den verschiedenen Akupunkturpunkten ersetzen. Bis zu dieser Zahl ist die tonisierende Wirkung der Laserbehandlung wirksamer. Bei größerer Anzahl von Punkten im Programm wirken die gleichzeitig applizierten Nadeln untereinander synergistisch und verbessern dadurch das Therapieergebnis. Es wird im Allgemeinen eine energetische Dichte von 100 Millijoule pro Akupunkturpunkt benötigt. Diese Energiedichte wird erreicht durch die Multiplikation von der Milliwattzahl des Lasergerätes mit der Dauer der Strahlung in Sekunden (Joule = Wattsekunde). Also ein Laser mit der Leistung von z. B. 10 Milliwatt benötigt 10 Sekunden pro Akupunkturpunkt, der mit 50 Milliwatt nur 2 Sekunden. Die Laseranwendung ist absolut schmerzfrei und schonend.

501 ■ Mit Akupunkturnadeln ist es prinzipiell leichter zu sedieren als zu tonisieren, da bei der Nadelung das Gewebe perforiert wird.

502 ■ a und b
Eine Wei-Ni-Leitbahn gibt es nicht. Bei Möglichkeit d werden die Kardinalpunkte beschrieben, die die außerordentlichen Leitbahnen aufschließen. Diese Kardinalpunkte (Schlüsselpunkte, Einschaltpunkte, Mo-Punkte) gehören nicht zu den antiken Punkten. Man sagt, dass die Punkte in der Peripherie der Extremitäten deshalb antike Punkte genannt werden, weil die Patienten sich angeblich früher ihrem Therapeuten gegenüber nicht entkleiden durften. Sie haben hinter einem Vorhang nur die Unterarme und die Beine hervorgestreckt. Ob das jemals wirklich so gewesen ist, lässt sich heute nicht mehr nachprüfen. Zumindest sind diese dort gelegenen Punkte in der Lage, jede Leitbahn mit allen Aspekten der fünf Wandlungsphasen auch zu behandeln. Die fünf antiken Punkte entsprechen den fünf Wandlungsphasen.

503 ■ a, c, e, g, i, k, m, o
Tonisierungspunkte und Sedierungspunkte sind immer auch antike Punkte, denn sie entsprechen dem Mutter- bzw. dem Sohn-Element der Wandlungsphase der Leitbahn. Die antiken Punkte sind die Holz-, Feuer-, Erden-, Metall- und Wasser-Punkte. Sie liegen alle in dem Bereich zwischen Ellbogen und Fingerspitzen oder zwischen Kniegelenk und Fußspitzen. Es gibt fünf antike Punkte pro Hauptleitbahn.
Shu- und Mu-Punkte (Zustimmungs- und Alarmpunkte) liegen auf dem Rumpf.
Luo- und Yuan-Punkte gehören nicht zu den antiken Punkten. Allerdings sind die Yuan-Punkte im Yin mit dem dritten antiken Punkt identisch.
Xi-Cleft-Punkte sind die Akutpunkte. Sie liegen in der Nähe der antiken Punkte und meist auch in diesem Bereich, allerdings gehören sie nicht zu den antiken Punkten.
Meisterpunkte verteilen sich über den gesamten Körper. Zum Teil überschneiden sie sich mit antiken Punkten.
Am Kopf verlaufen keine Yin-Hauptleitbahnen in ihrem äußeren Verlauf. Nur Ren Mai als eine der außerordentlichen Leitbahnen besitzt Akupunkturpunkte am Kopf. Im Punkt LG 20 als höchstem Punkt des Kopfes öffnet sich die Leber-Leitbahn. Allerdings gehört keiner dieser Punkte zu den antiken Punkten.
Bei den Unteren Einflussreichen Punkten (He-Punkte), die nur für die Yang-Hauptleitbahnen existieren, überschneiden sich diejenigen der Bein-Yang-Leitbahnen (Magen-, Gallenblasen- und Blasen-Leitbahn) mit den entsprechenden Ho-Punkten als fünfte antike Punkte. Allerdings sind die He-Punkte der Arm-Yang-Leitbahnen (Dickdarm-, 3 Erwärmer- und Dünndarm-Leitbahn) ebenfalls am Bein lokalisiert, auf der Magen- und der Blasen-Leitbahn. Sie gehören allerdings ebenfalls nicht zu den antiken Punkten, auch wenn sie in deren Bereich liegen.

504 ■ Der dritte antike Punkt bei den Yin-Leitbahnen ist identisch mit dem Yuan-Punkt (Quellpunkt).

505 ■ Lu 9 ist der Tonisierungspunkt der Lunge. Er bewirkt bei sanfter Stichtechnik eine Verbesserung der Fließgeschwindigkeit der Leitbahnenergie. Auch die Stichrichtung im Leitbahnverlauf wirkt tonisierend.
Lu 9 ist ebenfalls Yuan-Punkt der Lungen-

Leitbahn. Der Yuan-Punkt verstärkt die Wirkung des Tonisierungspunktes oder diejenige des Sedierungspunktes, je nachdem, mit wem er kombiniert wird. Daher ist Lu 9 als Tonisierungspunkt recht kräftig wirksam. Zur Verstärkung des Sedierungspunktes Lu 5 wird Lu 9 sedierend gestochen und zwar gegen die Leitbahnfließrichtung. Die Nadel wird während der Inspiration eingesetzt und zwischendurch noch mehrmals mit der Hebe-Senk-Technik oder mit der Roll-Dreh-Technik stimuliert. Die Verweildauer der sedierenden Nadeln ist mit etwa 10–20 Minuten kurz.

506 ■ Die Nadeln werden bei Inspiration eingestochen und zwar gegen die Fließrichtung der Leitbahn. Man wendet danach starke Stimulationstechniken an, wie die Hebe-Senk-Technik oder die Roll-Dreh-Technik. Die Verweildauer der Nadeln ist eher kurz. Die Nadelung kann oft wiederholt werden, d. h. die Intervalle zwischen den Sitzungen sind auch eher kurz.

507 ■ a

508 ■ a
Goldnadeln oder auch beschichtete Nadeln sind für die Tonisierung am besten geeignet. Die Stichrichtung im Leitbahnverlauf ist ebenfalls eine gute tonisierende Technik. Allgemein stärken schwächere Reize mehr als es die starken Reize tun. Die Dauer einer tonisierenden Akupunktur ist deutlich länger als die einer sedierenden. Die Intervalle zwischen den einzelnen Sitzungen sind ebenfalls länger für die Tonisierungstechnik als bei der Sedierung.

509 ■ b
Silbernadeln oder auch beschichtete Nadeln sind für die Sedierung am besten geeignet.

510 ■ Es handelt sich um eine recht dicke Nadel mit dreikantigem Schliff statt einer Rundnadel. Sie ist für sedierende Techniken besser geeignet. Sie beschleunigt die Leitbahnfließenergie und ist zum Ableiten von Hitze geeignet. Man verwendet diese Nadel nur bei kräftiger Konstitution. Nach der schnellen und groben Nadelung kommt es meist zu einer kleinen Blutung. Diese ist erwünscht.

Fall 30: Effort-Syndrom

511 ■ Bei dieser Patientin ist sicherlich der gesamte energetische Haushalt stark vermindert. Es besteht die Möglichkeit, dass durch die massiven Schlafstörungen keine energetischen Reserven mehr vorhanden sind. Daher ist es ratsam, zunächst von einer Akupunkturtherapie abzusehen. Eventuell kann man es versuchen, aber meist gelingt in solchen Fällen keine Hilfe. Diese Frau sollte zunächst dafür sorgen, dass sie ihren Energiehaushalt verbessern kann. Krankschreibung, Urlaub und Psychotherapie können zunächst wahrscheinlich eher dabei helfen, die Reserven aufzufüllen. Starke energetische Verluste, bei denen man mit der Erschöpfung aller Selbstheilungskräfte rechnen muss, sind eine Kontraindikation zur Akupunktur.

512 ■ a
Man stellt sich vor, dass die energetische Versorgung des menschlichen Organismus über die 12 paarigen Hauptleitbahnen erfolgt. Die außerordentlichen Leitbahnen sind als Reservestationen zu sehen, die entweder Energie zusätzlich zur Verfügung stellen oder die auch überschüssig angestaute Energie abfangen können. Nach der Nadelung wird im besten Falle die Fließenergie wieder auf ein richtiges Maß gesetzt, d. h. die Akupunktur sorgt für einen energetischen Ausgleich, sie kann die Fließenergie beschleunigen oder bremsen.

513 ■ a, b, e, f, i, j
Frauen und Männer müssen jeweils Yin- und Yang-Anteile in sich vereinen, es gibt niemals ein reines Yin oder ein reines Yang.
Magen und Milz werden der Wandlungsphase Erde zugeordnet, Erde ist die Mutter des Metalls, Lunge und Dickdarm werden der Wandlungsphase Metall zugeordnet. Hierzu gehört ebenfalls die Zuordnung von Trockenheit (Beginn der Heizperiode im Herbst) und Trauer (allgemeine Feiertage im Herbst, an denen wir unserer Verstorbenen gedenken, z. B. Totensonntag, Allerheiligen usw. im Herbst).
Muskeln und Sehnen werden der Wandlungsphase Holz zugeordnet mit den Leitbahnen Leber und Gallenblase, Magen und Milz stehen für die Wandlungsphase Erde,

dieser wird das Bindegewebe und das Fettgewebe zugeordnet.

Lunge und Dickdarm regieren Haut- und Schleimhaut, die Zähne und die Körperhartsubstanzen, wie auch die Knochen werden von Niere und Blase regiert. „Regiert" heißt hier soviel wie: Der energetische Zustand der Leitbahnen beeinflusst das entsprechende Gewebe. Die Krankheitssymptome an den einzelnen verschiedenen Geweben werden umso wahrscheinlicher auftreten, wenn die dazugehörigen Leitbahnen in einem schlechten energetischen Zustand sind. Wind-Zeichen sind z. B. schneller Wechsel der Lokalisation sowie auch Hautausschläge mit Bläschen und Juckreiz.

Schneller Puls ist ein Zeichen für Hitze. Die Pulsschläge sind bei 4–5 Schlägen pro Atemzug des Patienten als normal zu erachten, über 5 Schläge pro Atemzug werden als schneller Puls, unter vier als langsamer Puls bezeichnet.

Di 4 ist bei niedrigem Blutdruck kontraindiziert, da er durch die Endorphinausschüttung zu weiterer Blutdrucksenkung führen kann. Leider sind diese Effekte für die Behandlung der Hypertonie meist nicht ausreichend, aber sie sind bei Hypotonie unbedingt zu beachten.

Fangfrage! Ting-Punkt der Gallenblasen-Leitbahn ist Gb 44! Es gibt keinen Punkt Gb 45. Ansonsten ist der Tingpunkt der Gallenblase tatsächlich bei einer Gallenkolik als Notfallpunkt indiziert.

Rücken und Rumpfvorderseite werden in ihren Polaritäten immer so zugeordnet, dass die sonnenbeschienene Seite des Rückens z. B. beim Bauern auf dem Feld dem Yang-Bereich des Körpers zugeordnet wird. Die Rumpfvorderseite ist bei diesem Feldarbeiter näher der „Mutter Erde" zugewandt, daher wird sie dem Yin-Bereich zugeordnet. Yin- und Yang-Zuordnungen werden immer nur im direkten Vergleich miteinander festgelegt.

514 ■ Die Nieren-Leitbahn. Aus diesem Grund soll man die Nierenenergie sehr schützen. Jede Sedierung ist zu vermeiden. Der Patient soll dazu angehalten werden, für eine ausreichende Flüssigkeitszufuhr zu sorgen. Die einzige Diagnose, die es erlaubt, die Nieren-

energie zu sedieren, ist die Nierenkolik. Hier haben die Punkte Ni 1 oder auch Ni 2 einen sedierenden Einfluss auch auf die Schmerzsituation. Es gibt natürlich leider auch hier Therapieversager mit Akupunktur. Diese Methode ist niemals eine Allheilmethode oder eine zwingende Monotherapie. Jeder Therapeut muss die Wahl der Mittel seinen Patienten anpassen. Akupunktur arbeitet mit den Reserven der Patienten. Man weiß vorher nie, wo diese sind oder wie viele energetische Reserven dem Patient zur Verfügung stehen.

515 ■ Chinesische Begriffe:
außen – innen = Biao – Li
Hitze – Kälte = Re – Han
Fülle – Schwäche = Shi – Xue
Yang - Yin

516 ■ c und d
Kälte ist ein Yin-Zeichen, daher geht die Yin-Fülle mit Kälte einher. Viel Zungenbelag ist immer auch ein Fülle-Symptom, daher geht auch die Yang-Fülle mit viel Zungenbelag einher. Bei der Yang-Fülle hat der Patient eine laute Stimme. Bei jeglicher Hitze-Symptomatik ist die Moxibustion kontraindiziert. Hitze-Symptome können z. B. Fieber, lokale Überwärmung einer Körperregion, Rötung, schnelles Sprechen und auch schneller Puls sein. Das ist eine patientenbezogene individuelle Aussage: Man spricht von schnellem Puls, wenn die Pulsfrequenz höher ist als fünf Pulsschläge pro Atemzug des Patienten.

517 ■ b
Bei dem Disharmoniemuster Fülle des Yang ist die Hitze eines der Symptome, das gilt sowohl bei echter Yang-Fülle als auch beim Pseudo-Yang. Dieses wird auch als Yin-Schwäche bezeichnet. Bei jeder Hitze-Symptomatik ist die Moxibustion kontraindiziert, da sie dem Körper noch zusätzlich Wärme vermitteln würde.

518 ■ a, b, c, e, f, g, h, i; nur Aussage d ist falsch
Die Sedierungstechnik ist eine grobe Akupunkturtechnik. Man empfiehlt, sie in der Behandlung der Schwangeren zu vermeiden, um keine Wehen auszulösen oder das energetische System zu überfordern.
Die tonisierende Technik wird sanft ausgeführt. Die Nadeln werden längere Zeit be-

lassen. Der Einstich erfolgt während einer Exspiration. Nadelstimulationen werden an der liegenden Nadel möglichst nicht durchgeführt. Die Intervalle sind für die einzelnen Therapiesitzungen länger.

Bei Dü 3 beschweren sich viele unserer Patienten. Er ist bei richtiger Technik und richtiger Stichtiefe von bis zu einem Cun meist schmerzhaft. Man soll daher den Patienten etwas ablenken und eine heftige „schnaubende" Exspiration verlangen, während man die Nadel beherzt in den Punkt sticht.

Am Arm verlaufen die Yin-Leitbahnen vom Thorax zur Hand. Man soll sich zur besseren Veranschaulichung den Menschen mit erhobenen Armen vorstellen, wie er sich zwischen dem Yang des Himmels (Vater) und dem Yin der Erde (Mutter) ausrichtet. Dann sind alle aufsteigenden Leitbahnen Yin-Leitbahnen. Sie bringen die Energie der Erde mit sich, und alle absteigenden Leitbahnen sind Yang-Leitbahnen, die die Energie des Himmels von oben mitbringen.

Allein die Dickdarm-Leitbahn kreuzt von allen Leitbahnen die Mittellinie und verläuft dann auf der anderen Körperhälfte. Von den außerordentlichen Leitbahnen erreichen einige zwar auch die Mittellinie des Körpers, aber sie wird nicht überschritten.

Bei den außerordentlichen Leitbahnen ist Du Mai mit Yang Qiao Mai und Ren Mai mit Yin Qiao Mai gekoppelt. Damit verwendet man den Begriff der Kopplung in den außerordentlichen Leitbahnen anders als bei den Hauptleitbahnen, wo immer eine Außen-innen-Verbindung gemeint ist, also eine Yin- und Yang-Kopplung. Bei den außerordentlichen Leitbahnen bedeutet die Kopplung den Zusammenschluss von zwei außerordentlichen Leitbahnen, die gemeinsam eine gleiche Körperregion versorgen. Sie stehen dabei immer beide in der gleichen Kategorie von Yin oder beide im Yang.

LG 1 und KG 15 sind die Luo-Punkte dieser beiden Leitbahnen. Keine der außerordentlichen sonstigen Leitbahnen hat noch einen Luo-Punkt. Die Yuan-Punkte gibt es nicht für die außerordentlichen Leitbahnen, also auch keine transversalen Luo-Gefäße. Allerdings haben auch die Leitbahnen funktionelle Yin-Yang-Zusammenhänge, die sich aus den reziproken Lokalisationen ergeben: In einem

funktionellen Zusammenhang steht Ren Mai mit Du Mai, Chong Mai mit Dai Mai, Yin Wei Mai mit Yang Wei Mai und Yin Qiao Mai mit Yang Qiao Mai. Für diese Beziehung ist bisher kein spezielles Fachwort geprägt worden. Die entsprechenden Schlüsselpunkte befinden sich auf der Yin- und Yang-Seite immer in etwa auf der gleichen Höhe der Extremitäten in der Nähe der Fuß- oder Handgelenke.

Mi 21 ist der große Luo-Punkt. Von hier aus zweigen Sekundärgefäße ab, die zu allen Leitbahnen Verbindung haben, besonders zur Herz-Leitbahn. Hier endet der erste Umlauf.

519 ■ Die Punkte des lateralen Astes auf der Blasen-Leitbahn wirken besonders gut auf die psychosomatische Komponente eines Krankheitsgeschehens ein. Einzelne Punkte des lateralen Blasen-Leitbahnastes bewirken auch eine gute Muskelentspannung in der Region, z. B. erreicht der Punkt Bl 54 den M. piriformis, der Punkt Bl 43 (Gao Huang) wirkt auf die paravertebralen BWS-Muskeln, die teilweise bei Verspannungen Facettengelenksblockaden der Brustwirbel verursachen. Insgesamt haben die Punkte der Blasen-Leitbahn auf dem Rücken auch gute segmental energetisch verbessernde Wirkungen.

520 ■ c

Rötung ist zumeist ein Zeichen für Hitze. Die Topografie der Zunge weist an der Zungenspitze auf den Herzfunktionskreis hin. Daher gibt eine gerötete Zungenspitze Hinweise auf eine Hitze-Erkrankung in der Herz-Leitbahn.

521 ■ c

Hitze- und Kälte-Symptome werden an der Zunge an der Farbe des Zungenkörpers und des Belages erkannt. Der Belag auf der Zunge wird den Fülle- oder den Schwäche-Symptomen zugeordnet. Viel Belag spricht für eine Fülle-Symptomatik. Die Farbe des Zungebelages zeigt deutlich auch Hitze- oder Kälte-Störungen an. So weist der weiße Belag auf eine Kälte-Störung hin, der gelbe Belag tritt bei Hitze-Störungen auf. Fülle-Symptome treten meist plötzlich auf. Je mehr Fülle-Symptome ein Patient aufweist, desto mehr spricht man auch vom Vorhandensein pathogener Faktoren. Meist reagiert der Zungenbelag schnell auf äußere pathogene Faktoren.

522 ▪ c
Ehepartner-Leitbahnen sind durch ihre Position der Pulstaststellen definiert. Alle 12 Hauptleitbahnen lassen sich zwischen Lu 7 und Lu 9 an beiden Handgelenken, einmal oberflächlich für Yang, einmal tief für Yin, in ihrem energetischen Zustand beurteilen. Es werden immer die Paare als Ehepartner bezeichnet, die links und rechts am Handgelenk an den gleichen Taststellen liegen. So sind die Magen- und die Gallenblasen-Leitbahn z. B. als Ehepartner zu sehen. Hieraus leitet sich die Ehepartner-Regel ab. Man kann bei Fülle-Zuständen einer Leitbahn auch einen energetischen Ausgleich herbeiführen, indem der Ehepartner tonisiert wird, um einen Gegenpol zur Fülle darzustellen. Man sticht zum Tonisieren dabei den Tonisierungspunkt und/ oder den Luo-Punkt.

523 ▪ a – B, b – A, c – D, d – E, e – C

524 ▪ Es ist eine individuelle Maßeinheit. 10 Fen sind 1 Cun.

525 ▪ Der Mund gehört zum Element Erde mit den Funktionskreisen von Magen und Milz. Besonders die Lippen repräsentieren den Zustand der Milz. Bei einer Milz-Schwäche, wie sie z. B. beim klimakterischen Syndrom vorkommen kann, finden wir nicht selten steilgestellte Falten an den Lippen. Die Erde ist das Element der Mitte mit großem Einfluss auch auf die Abwehrfunktionen. Daher werden auch die häufigen Symptome mit Lippenbläschen als Herpes labialis bei abwehrgeschwächten Patienten erklärbar.

526 ▪ Es sind immer die Alarmpunkte einer jeden Hauptleitbahn. Sie liegen alle auf der Vorderseite des Rumpfes. Alarmpunkte werden immer dann spontan- oder druckschmerzhaft, wenn in der dazugehörigen Leitbahn eine energetische Störung auftritt. Das gilt ebenso bei Fülle- als auch bei Schwäche-Symptomen. Unterschiedlich ist, dass die Alarmpunkte sowohl z. T. auf der eigenen Leitbahn liegen (trifft zu für die Leitbahnen von Gallenblase, Leber und Lunge), als auch auf dem Konzeptionsgefäß verteilt sind (trifft zu für die Leitbahnen von Blase, Dünndarm, 3 Erwärmer,

Magen sowie für Herz und Perikard) oder sich auf anderen Hauptleitbahnen befinden (trifft zu für die Leitbahnen von Dickdarm, Milz und Niere).

527 ▪ Man nennt die Zustimmungspunkte auch Shu-Punkte oder Back-Shu-Punkte.
Bl 13 ist Zustimmungspunkt der Lungen-Leitbahn.
Bl 14 ist Zustimmungspunkt der Perikard-Leitbahn.
Bl 15 ist Zustimmungspunkt der Herz-Leitbahn.
Bl 17 ist Zustimmungspunkt des Zwerchfells (kein antiker Shu-Punkt).
Bl 18 ist Zustimmungspunkt der Leber-Leitbahn.
Bl 19 ist Zustimmungspunkt der Gallenblasen-Leitbahn.
Bl 20 ist Zustimmungspunkt der Milz-Leitbahn.
Bl 21 ist Zustimmungspunkt der Magen-Leitbahn.
Bl 22 ist Zustimmungspunkt der 3 Erwärmer-Leitbahn.
Bl 23 ist Zustimmungspunkt der Nieren-Leitbahn.
Bl 25 ist Zustimmungspunkt der Dickdarm-Leitbahn.
Bl 27 ist Zustimmungspunkt der Dünndarm-Leitbahn.
Bl 28 ist Zustimmungspunkt der Blasen-Leitbahn.
Zwar gibt es keine Zwerchfell-Leitbahn, aber Bl 17 als Zustimmungspunkt wird mit dazu gerechnet. Der Punkt bewirkt die Verbesserung der Atemverschieblichkeit des Diaphragmas. Das führt auch zu einer Verbesserung der Lungenfunktion. Beim Asthmatiker ist dieser Punkt besonders hilfreich.

528 ▪ Lu 1 ist Alarmpunkt für die Lungen-Leitbahn.
KG 17 ist Alarmpunkt für die Perikard-Leitbahn.
KG 14 ist Alarmpunkt für die Herz-Leitbahn.
Le 14 ist Alarmpunkt für die Leber-Leitbahn.
Gb 24 ist Alarmpunkt für die Gallenblasen-Leitbahn.
Le 13 ist Alarmpunkt für die Milz-Leitbahn.
KG 12 ist Alarmpunkt für die Magen-Leitbahn.
KG 5 ist Alarmpunkt für die 3Erwärmer-Leitbahn.

Gb 25 ist Alarmpunkt für die Nieren-Leitbahn.

Ma 25 ist Alarmpunkt für die Dickdarm-Leitbahn.

KG 4 ist Alarmpunkt für die Dünndarm-Leitbahn.

KG 3 ist Alarmpunkt für die Blasen-Leitbahn.

529 ■ Es sind die Unteren Einflussreichen Punkte, auch He-Punkte genannt. Sie existieren nur für die Yang-Leitbahnen. Bei den unteren, am Bein verlaufenden Yang-Leitbahnen sind sie identisch mit den Ho-Punkten, d. h. mit dem fünften antiken Punkt. Für die Leitbahnen des Dickdarms ist der Untere Einflussreiche Punkt bei Ma 37, für die Dünndarm-Leitbahn bei Ma 39 und für die 3 Erwärmer-Leitbahn bei Bl 39 zu finden. Rebellisches Qi ist in einer Yang-Leitbahn die nach oben läufige, also gegenläufige Fließrichtung. Es macht sich z. B. durch Übelkeit und Brechreiz bemerkbar. Die feuchte Hitze findet man etwa bei Entzündungen der Schleimhäute, die den Yang-Leitbahnen zugeordnet werden.

530 ■ 3–5 Uhr morgens. Oppositionspartner der Lungen-Leitbahn ist nach der Organuhr die Blasen-Leitbahn. Sie hat ihre Minimalzeit zwischen 3 und 5 Uhr morgens, während die Lunge zu dieser Zeit ihre Maximalzeit hat. Wiederkehrende Symptome eines Patienten, die immer wieder zu dieser Zeit auftreten, können entweder auf eine Schwäche in der Lungen-Leitbahn oder auf eine Fülle in der Blasen-Leitbahn hinweisen.

531 ■ Die Leber-Leitbahn. Die chinesische Organuhr beschreibt die Maximalzeiten der einzelnen Funktionskreise. Dabei beginnt der Tagesrhythmus morgens zwischen 3 und 5 Uhr Uhr mit der Maximalzeit der Lunge. In der Folge der 12 Hauptleitbahnen nach den Umläufen wechselt alle 2 Stunden die Nachfolgeleitbahn in ihre Maximalzeit. Die Dickdarm-Leitbahn hat somit ihre Maximalzeit von 5–7 Uhr, die Magen-Leitbahn von 7–9 Uhr usw. Kurz vor und auch innerhalb der Maximalzeit ist eine Leitbahn gut ansprechbar für die Tonisierung. Die Organuhr wird daher therapeutisch genutzt, aber auch v. a. diagnostisch. Symptome einer energetischen Schwäche-Störung zeigen sich immer wieder zur gleichen Zeit während der Maximalzeit

der entsprechenden Leitbahn. Die energetische Fülle-Störung zeigt sich dementsprechend zur Minimalzeit einer Leitbahn. Die Minimalzeit ist zur Maximalzeit zeitlich um genau 12 Stunden verschoben. In unseren europäischen Bereichen kommt es nicht selten vor, dass die Organuhr insgesamt um bis zu maximal zwei Stunden verschoben ist. Dann beginnt die Maximalzeit der Lunge erst um 5 Uhr. Uhrzeitstabile Symptome sind z. B. gewisse unklare Schmerzen, Übelkeit, Unruhe oder ein Formtief.

Die sich auf der Organuhr diametral gegenüberliegenden Leitbahnen bezeichnet man nach der Organuhr als Oppositionspartner. Sie dienen dem reziproken energetischen Ausgleich bei z. B. Fülle-Störungen einer Leitbahn. Ist z. B. die Blasen-Leitbahn rechts in Fülle bei einem Pseudoradikulärsyndrom von S 1, das nach rechts segmentüberschreitend ausstrahlt, so kann auch der Luo-Punkt der Lungen-Leitbahn homolateral gestochen die Fülle ableiten. Lungen- und Blasen-Leitbahn sind nach der Organuhr Oppositionspartner. Diese Regel ist nicht die erste Wahl der Therapie, sondern wird erst benutzt, wenn andere Regeln versagt haben. Sticht man den Luo-Punkt des Oppositionspartners nach der Organuhr hingegen auf der Gegenseite, so spricht man von der „grande piqûre". Diese ist eine relativ selten angewandte Methode, obwohl sie sich in der Praxis sehr bewährt hat.

532 ■ a, c, e, g, i, k, m, o sind dem Yang zuzuordnen, alle anderen Antworten dem Yin. Man kann diese Begriffe immer nur paarweise bewerten und einordnen.

533 ■ b und c
Sowohl die Fülle-Symptome im Yang als auch die Schwäche-Symptome des Yin gehen mit einer Yang- oder Pseudo-Yang-Symptomatik einher. Das beinhaltet auch die Hitze-Symptome. Bei allen Hitze-Symptomen ist die Moxibustion kontraindiziert.

534 ■ c und f
Der Kopf wird von den Hauptleitbahnen im äußeren Verlauf nur von Yang-Leitbahnen versorgt. Jede Yang-Hauptleitbahn hat entweder ihren Anfangs- oder ihren Endpunkt am Kopf. Die Versorgung mit Yin-Energie erfolgt durch die inneren Äste der Yin-Leitbah-

nen und durch außerordentliche Leitbahnen. So öffnet sich z. B. die Leber am höchsten Punkt des Kopfes an LG 20 (Bai Hui).

Der Ting-Punkt der Nieren-Leitbahn liegt unter dem Fuß, somit an keinem Nagelwinkel.

Yang-Fülle weist Hitze-Symptome auf, damit ist die Moxibustion kontraindiziert.

Jede Leitbahn bezieht einen Teil ihrer Energie aus der Erbenergie. Man sagt, jede Leitbahn hat somit ihre Wurzel in der Niere. Diese beherbergt die Erb- oder Ursprungsenergie.

Fieber ist immer eine Kontraindikation zur Moxibustion.

Akute Schmerzen sind geradezu die beste Indikation für die Akupunktur. Mit Fernpunkten und auch besonders mit Topografiepunkten werden auch die meisten starken Schmerzen gut gelindert.

535 ▪ Der Alterungsprozess wird durch ausreichende Nieren-Yin-Energie verlangsamt. Bei diesem Patienten scheint der Funktionskreis der Niere gestört zu sein. Die Niere gehört zur Wandlungsphase Wasser, dieser sind die Zähne und die Knochen als die am stärksten mineralisierten Gewebe (Körperhartsubstanzen) des Körpers zugeordnet. Natürliches Wasser ist zum überwiegenden Teil Salzwasser und enthält die meisten Mineralsalze. Daher sind die Zähne und die Knochen bei Funktionsstörungen der Niere gefährdet. Die Niere öffnet sich im Ohr, also das dazugehörige Sinnesorgan Ohr ist vom Nierenfunktionskreis abhängig. Ebenso wird die Kälte der Wandlungsphase Wasser zugeordnet. Therapieziel mus es hier sein, die verfügbare Nierenenergie zu verbessern. Ein Patient mit Yin-Schwäche leidet unter Substanzverlust. Daher hat er nur wenig Reserven, die bei einer Akupunktur mobilisiert werden können. Es wird empfohlen, nur wenige Nadeln zu verwenden. Die Moxibustion ist indiziert. Die Nieren-Yin-Schwäche kann als Pseudo-Yang auch Hitze-Symptome hinterlassen. Dann ist die Moxibustion kontraindiziert. Hier allerdings ist die Kälte unangenehm, daher liegt kein Hitze-Symptom vor. Als Punktekombinationen kommen vor: die Shu-Mu-Technik der Niere mit Bl 23 und Gb 25, die Yuan-Shu-Technik mit Ni 3 und Gb 25 und die Tonisierung mit Ni 7. Sie wird verstärkt durch den Yuan-Punkt Ni 3.

536 ▪ b, Kälte verlangsamt

537 ▪ d

Schlaflosigkeit und Nachtschweiß sind Schwäche-Symptome. Verstopfung ist ein Hitze-Symptom. Für den Dickdarm kann es auch als Fülle-Symptom gewertet werden. Konzentrierter und spärlicher Urin ist ein Hitze-Symptom, Hitze trocknet die Ausscheidungen aus. Schneller Puls spricht für Hitze, schwach zu tastender Puls ist ein Schwäche-Zeichen. Die Rötung der Zunge ist ein Hitze-Symptom, der fehlende Belag ist ein Schwäche-Symptom. Das Hitzegefühl ist ebenfalls ein Symptom für Hitze-Erkrankungen. Wenn es den größten Teil des Körpers betrifft, so wäre es ein Symptom der Fülle. In diesem Fall aber ist das Symptom nur auf die Hände und auf die Fußsohlen begrenzt, daher ist das als Schwäche-Zeichen zu werten. Wenn Kälte verbessert, dann liegt eine Hitze-Erkrankung vor. Dieses Symptomenbild wird als Hitze-Schwäche bezeichnet. Man nennt es auch Pseudo-Yang-Störung. Dabei kommt es nur deshalb zu Störungen, die dem Yang ähneln, weil es an Yin-Kräften mangelt.

538 ▪ Nein. Einige Patienten bevorzugen es, bei einer Akupunktur auch sitzen zu dürfen. Man sollte den Patienten immer dann liegen lassen, wenn er sich dadurch besser entspannen kann und die Entspannung dabei auch erwünscht ist. Patienten mit niedrigem Blutdruck sollen liegen, weil die Verletzungsgefahren bei auftretenden Kreislaufreaktionen sonst größer sind. Patienten mit Dauernadeln dürfen nach einer Weile sogar mit den applizierten Nadeln herumlaufen.

539 ▪ Das ist sogar ausdrücklich erwünscht. Um die Nebenwirkungen der Akupunktur zu minimieren, ist es günstig, dass der Patient während oder nach der Akupunktursitzung viel trinkt. Wasser oder Tee kommen dafür in Frage. Ungünstiger wäre wegen der möglichen Nebenwirkungen Kaffee.

540 ▪ Um etwa zwei Stunden.

541 ▪ Ja. Bei der Moxibustion von Ni 1 kommt es oft zu guten energetischen Verbesserungen bei geschwächten Patienten. Zwar ist dieser Punkt der Sedierungpunkt der Leitbahn, und

für Sedierungspunkte ist die Moxibustion eher selten, aber bei Ni 1 bewirkt diese Wärmezufuhr günstige Beeinflussung der allgemeinen Erschöpfungszustände, wie sie beim Nieren-Qi-Mangel und beim Nieren-Yang-Mangel vorkommen. Wenn ein Patient ständig über kalte Hände und Füße klagt, so können schon wenige Sitzungen mit Moxa an Ni 1 dies weitgehend lindern.

542 ▪ Nein. Die außerordentlichen Leitbahnen sind nicht in der Organuhr vertreten. Sie haben daher weder eine Minimalzeit noch eine Maximalzeit.

543 ▪ Nein. Bei der Pulsdiagnostik wird der Zustand der 12 Hauptleitbahnen an den Stellen Lu 7, Lu 8 und Lu 9 jeweils im oberflächlichen und auch im tiefen Aspekt beurteilt.

544 ▪ Für die Störungen der Yin-Funktionskreise ist die Yuan-Shu-Technik als Grundprogramm geeignet. Dabei wird der Yuan-Punkt mit dem Zustimmungspunkt kombiniert. Bei Yang-Funktionskreisstörungen bewährt sich als Grundprogramm die He-Mu-Technik. Dabei wird der Untere Einflussreiche Punkt mit dem Alarmpunkt kombiniert.

545 ▪ c
Di 4 führt zu Endorphinausschüttung, kann also den Blutdruck absenken. Für den Patienten mit niedrigem Blutdruck kann das zu einem Problem werden. Leider wirkt er nicht generell stark Blutdruck senkend, beim Hypertoniker meist nicht intensiv genug.
Ma 36 hat eher roborierende Wirkungen, OP 13 ist der Nebennierenpunkt auf dem Tragus. Auch dieser wirkt über die Katecholamine eher stimulierend und nicht blutdrucksenkend.

546 ▪ Die Perikard-Leitbahn hat 9 Punkte, die 3 Erwärmer-Leitbahn hat 23 Punkte, die Gallenblasen-Leitbahn hat 44 Punkte, die Leber-Leitbahn hat 14 Punkte.

547 ▪ Ja. Für alle Akupunkturverfahren mit Nadeln ist dieses alterierte Hautgebiet nicht zugelassen, mit Ausnahme der Laserakupunktur, denn dabei wird keine Haut verletzt.

548 ▪ Ni 1. Die Nadeltechnik kann an diesem Punkt zu viel Energie verloren gehen lassen, denn es ist der Sedierungspunkt. Er liegt unter dem Fuß und hat somit als einziger Punkt die direkte Berührung mit der Erde. Man sticht ihn bei Notfällen, da er auch eine Adrenalinausschüttung bewirkt, sowie bei Harnverhalt und bei Nieren-Kolik-Schmerzen. Die Moxibustion an Ni 1 ist energetisch tonisierend und roborierend.

549 ▪ Bei akuten Störungen wird der Patient z. B. täglich, in einigen Fällen sogar mehrmals täglich akupunktiert. Bei chronischem Krankheitsgeschehen werden längere Intervalle bevorzugt, z. B. eine bis maximal zwei Sitzungen pro Woche.

550 ▪ a und b
Bei Aversion gegen Kälte ist schon genug Kälte im Körper. Hitze beschleunigt, also sind langsame Bewegungen ein Kälte-Zeichen.

551 ▪ c

552 ▪ d
Diese drei Nadeln ergeben das Nasendreieck. Sie sind bei akuten und auch bei chronischen Nasen- und Nasennebenhöhlenerkrankungen meist schnell wirksam.

553 ▪ a, c und e

554 ▪ b und c
Das Auslösen eines De-Qi-Gefühls ist nicht an allen Punkten immer erreichbar. Manchmal darf der Patient auch nur sehr vorsichtig genadelt werden, und man vermeidet eine zu kräfte Stimulation. Zur Tonisierung wird die Nadel in die Leitbahnfließrichtung gestochen. Schwache Patienten können auch Hitze-Symptome haben. Dabei ist die Moxibustion dann kontraindiziert.

555 ▪ a und b
Die Dickdarm- und die Magen-Leitbahn sind Achsenpartner. Dadurch stellen sie die Verbindung von oben nach unten dar. Das ist eine Polarität. Der energetische Ausgleich über die Luo-Punkte muss dann homolateral erfolgen, das ist wirksamer.
Nur die chemisch definierten Psychopharmaka blockieren die Akupunkturwirkung.
Die Öffnungen an den Sinnesorganen beschreiben für die einzelnen Elemente (hier v. a. für die Yin-Leitbahnen) die Zuordnungen. Die Nase wird vom Metall, also von der

Lungen-Leitbahn beeinflusst, die Lippen von der Erde, also von der Milz-Leitbahn.

556 ▪ b

Ni 3 ist der Yuan-Punkt. Er verstärkt die tonisierende Wirkung von Ni 7, das ist eine übliche Kombination. Der Meisterpunkt der Schulter ist Ma 38.

557 ▪ a, c e, und g

558 ▪ a

Je akuter der Schmerz auftritt, umso ferner soll der Reizort für die Akupuntur liegen. Topografische Punkte z. B. bei der Ohrakupunktur oder der Handakupunktur sind immer Fernpunkte. Hin und wieder gibt es Ausnahmen zu dieser Regel. So kann man auch bei akuten Nasennebenhöhlenerkrankungen die Punkte Di 20 und PaM 3 und PaM 4 stechen, bei Kopfschmerzen werden ebenfalls z. T. Nahpunkte gestochen, sowie bei Baucherkrankungen, besonders bei Kindern.

559 ▪ a, b und c

Die tonisierende Technik bedient sich sanfter Nadelstimulation, denn damit werden geschwächte Patienten behandelt. Der geschwächte Patient verträgt nur eine geringe Reizstärke.

560 ▪ b

Hitze heißt Re, Kälte heißt Han, innen heißt Li, außen heißt Biao, Leere heißt Xu, Fülle heißt Shi, zusammen mit Yin und Yang sind das die acht diagnostischen Leitprinzipien, das Ba Gang.

561 ▪ Ja. Bei kleinen Kindern ist die Pulszahl pro Atemzug etwa sieben. Je älter ein Mensch wird, umso langsamer wird der Puls in Bezug auf seine Atmung.

562 ▪ Das sind die Pulstaststellen: Cun ist bei Lu 9, Guan ist bei Lu 8 und Chi ist bei Lu 7 zu finden. Im oberflächlichen Aspekt werden die Yang-Pulse beurteilt, im tiefen Aspekt die Yin-Pulse.

563 ▪ a

Meist ist diese leichte Müdigkeit oder auch die verzögerte Reaktionszeit des Patienten nur bis zu etwa 30 Minuten nach der Akupunktur zu beobachten. Im Allgemeinen reicht es, den Patienten vorher aufzuklären, ihn darauf hinzuweisen, dass er auch nur

dann am Straßenverkehr teilnehmen soll, wenn er sich wieder fit fühlt. Fahrpausen sind anzuraten, falls der Patient auch später noch eine Beeinträchtigung verspürt. Diese Befindlichkeitsstörungen lassen sich durch vermehrtes Trinken von z. B. klarem Wasser vermindern.

Fall 31: Therapieresistenz

564 ▪ Das sind die außerordentlichen Leitbahnen. Sie finden erfolgreichen Einsatz besonders bei mittig auftretenden Schmerzen, bei Therapieresistenz und bei Li-Komponenten, den inneren Faktoren wie Organbeteiligung und psychische Komponenten. Alle diese Bedingungen liegen bei diesem Kollegen vor.

565 ▪ b und/oder c und/oder d sind möglich

Antwort a ist nicht richtig, da in dieser Kombination die Schlüsselpunkte von zwei miteinander gekoppelten außerordentlichen Leitbahnen dabei sind. Dü 3 schließt Du Mai auf (Lenkergefäß), Bl 62 schließt Yang Qiao Mai auf. Daher sind die Kombinationen mit nur einem dieser beiden Punkte weiterhin möglich.

Antwort e ist nicht richtig, da immer Fernpunkte gestochen werden sollen, besonders bei Rückenschmerzen. Nur Lokalpunkte zu stechen ist bei akuten Schmerzen kontraindiziert.

566 ▪ Lu 7

567 ▪ 1. Kopplung: Pe 6 schaltet Yin Wei Mai ein, Mi 4 schaltet Chong Mai ein.
2. Kopplung: Dü 3 schaltet Du Mai ein, Bl 62 schaltet Yang Qiao Mai ein.
3. Kopplung: 3E 5 schaltet Yang Wei Mai ein, Gb 41 schaltet Dai Mai ein.
4. Kopplung: Lu 7 schaltet Ren Mai ein, Ni 6 schaltet Yin Qiao Mai ein.

568 ▪ Bei gleichzeitiger Verwendung beider Kardinalpunkte für gekoppelte außerordentliche Leitbahnen wird sehr viel energetische Wirkung erzielt. Das heißt meistens auch, dass sich schneller ein Therapieerfolg einstellt. Allerdings sollte man dieselbe Punktekombination danach nicht so bald wiederholen, der Organismus wird sonst energetisch ausgelaugt und erschöpft. Bei Patienten mit kräftiger Natur und Fülle-Symptomatik sollte man etwa eine Woche warten, bei geschwächten Patienten soll etwa ein Monat gewartet werden. Zwischenzeitlich dürfen durchaus weitere Akupunktursitzungen erfolgen, bei denen andere Punkte gestochen werden.

569 ■ g

Die außerordentlichen Leitbahnen sind „gleichgeschlechtlich" gekoppelt. Diese Paare versorgen immer gemeinsam eine bestimmte Körperregion. Das Lenkergefäß versorgt mit Yang Qiao Mai das hintere (dorsale) Längsdrittel des Körpers mit Reserveenergie. Es kann sowohl eine Fülle in dieser Region abgefangen als auch eine Schwäche ausgeglichen werden.

570 ■ Der Kardinalpunkt für Du Mai (Lenkergefäß) ist Dü 3. Er liegt auf der Spitze der Hautfalte, die an der ulnaren Handkante beim Faustschluss entsteht.

571 ■ Ren Mai und Yin Qiao Mai. Die außerordentlichen Leitbahnen stellen für jeweils eine Körperregion Reserveenergie bereit. Sie können auch bei Fülle-Zuständen ableitend wirken.

572 ■ Ren Mai und Du Mai. Dies sind die einzigen außerordentlichen Leitbahnen, die auch eigene Akupunkturpunkte haben. Alle sechs anderen außerordentlichen Leitbahnen teilen sich mit den Hauptleitbahnen die Punkte und werden erst energetisch durchflossen, wenn im System der Hauptleitbahnen zu viel oder zu wenig Energie zur Verfügung steht. Die außerordentlichen Leitbahnen können dann immer Energie abgeben oder aufnehmen.

573 ■ Ren Mai ist allen Yin-Leitbahnen übergeordnet, Du Mai den Yang-Leitbahnen.

574 ■ Ren Mai und Du Mai. Sie verlaufen jeweils in der Medianlinie des Körpers. Du Mai verläuft in der hinteren Medianlinie, Ren Mai vorn. Alle außerordentlichen Leitbahnen werden definitionsgemäß von unten nach oben gezählt, so auch Du Mai. Allerdings ist seine Fließrichtung wahrscheinlich von oben nach unten.

575 ■ Chong Mai. Diese Leitbahn verläuft in der Urogenitalregion und benutzt die Punkte Ma 30, KG 1 und Ni 11 bis Ni 21.

576 ■ Nein. Diese beiden Leitbahnen sind sowieso ständig energetisch durchströmt. Sie haben außerdem eigene Punkte. Wenn eine dieser Leitbahnpunkte gestochen wird, so ist die gesamte Leitbahn auch gleichzeitig aktiv.

577 ■ Sie werden alle aufwärts von unten nach oben gezählt. Bei den außerordentlichen Yang-Leitbahnen ist es noch fraglich, ob sie nicht ebenso wie alle anderen Yang-Leitbahnen auch von oben nach unten fließen. Für Du Mai wird das so schon postuliert. Er wird in der Leitbahnmassage in Fließrichtung tonisierend von oben nach unten massiert.

578 ■ Dai Mai (Gürtelgefäß). Diese außerordentliche Leitbahn verläuft oberhalb der Crista iliaca. Man schließt sie mit Gb 41 auf.

579 ■ Diese Art von Kopfschmerz hat Holz- d. h. Wind-Charakter. Bei Therapieresistenz oder bei beidseitigen Schmerzen oder bei psychosomatischen Komponenten bei einer Krankheit bewähren sich die außerordentlichen Leitbahnen mit ihren Schlüsselpunkten. Zu Holz passt Dai Mai, sein Schlüsselpunkt ist Gb 41. Die mit Dai Mai gekoppelte Leitbahn ist Yang Wei Mai. Sie wird mit dem Punkt 3E 5 aufgeschlossen. Wenn man gekoppelte außerordentliche Leitbahnen gleichzeitig öffnet, so soll man das nicht so oft wiederholen, denn dies bewirkt einen großen energetischen Einfluss. Der Patient wird dadurch ausgelaugt und kann mit Erschöpfungssymptomen reagieren. Man wartet zwischen 7 und 30 Tagen.

580 ■ Das ist der Schlüsselpunkt Mi 4. Er liegt etwas distal vom proximalen Köpfchen des Metatarsale I am inneren Fußrand.

581 ■ Yang Wei Mai. Diese außerordentliche Leitbahn verläuft in etwa im Dermatom von L 5 und wird geöffnet von 3E 5. Tatsächlich erzielt man dabei schon mit nur diesen beiden Nadeln gute Wirkung.

582 ■ Yang Qiao Mai. Die außerordentliche Leitbahn verläuft in etwa im Dermatom von S 1 und wird von Bl 62 geöffnet.

583 ■ Yang Qiao Mai und Yin Qiao Mai nennt man auch Fersengefäße. Sie werden von Ni 6 und von Bl 62 geöffnet, diese beiden Akupunkturpunkte liegen unter den Malleoli.

584 ▪ Yang Wei Mai

585 ▪ Du Mai und Yang Qiao Mai

586 ▪ Alle Symptome sind Indikationen für Yin Wei Mai.

587 ▪ Yin Wei Mai. Er wird durch Pe 6 aufgeschlossen. Dabei werden die Punkte ständig elektrisch stimuliert, zuerst mit etwa 100 Hertz, dann mit tieferen Frequenzen. Die Anästhesie ist dabei allerdings deutlich weniger ausgeprägt, als wir das mit modernen anästhetischen Methoden gewohnt sind.

588 ▪ 3E 5. Er liegt 2 Cun proximal der dorsalen Handgelenksfalte.

589 ▪ Nur einmal in der Woche, bei geschwächten Patienten nur einmal im Monat. Sie führen zu großen energetischen Verschiebungen.

590 ▪ Yin Qiao Mai und Yang Qiao Mai. Sie werden mit Ni 6 und Bl 62 aufgeschlossen. Diese Schlüsselpunkte liegen unter den Malleoli.

591 ▪ Sie werden ebenso wie sonst auch belassen: etwa 10 Minuten bis etwa (max.) 30 Minuten. Mo-Punkte sind die Schlüsselpunkte der außerordentlichen Leitbahnen. Man nennt sie auch Kardinalpunkte.

592 ▪ Ja, das kann passieren. Meist ist das nur vorübergehend. Die meisten Nebenwirkungen nach oder bei der Akupunkturtherapie lassen sich minimieren, wenn der Patient ausreichend trinkt. Wasser ist dazu am besten geeignet. Wir bieten kohlensäurefreies demineralisiertes Quellwasser an, um die Ausscheidungsprozesse zu verbessern.

593 ▪ c
Nur zwei der außerordentlichen Leitbahnen haben auch Luo-Punkte: Ren Mai bei KG 15 und Du Mai bei LG 1. Sonst gibt es keine Yuan- oder Luo-Punkte auf diesen Leitbahnen. Jede außerordentliche Leitbahn hat einen Schlüsselpunkt, der sie einschaltet. Man nennt diese Punkte auch Kardinalpunkte oder Mo-Punkte. Alle anderen Punkte kommen bei den außerordentlichen Leitbahnen nicht vor. Die Regel der Mitternachts-Leitbahnen bezieht sich auf die Oppositions-Leitbahn nach der Organuhr. In der Organuhr kommen die außerordentlichen Leitbahnen gar nicht vor, sie haben keine zirkadiane Rhythmik.

594 ▪ Kardinalpunkte sind die Schlüsselpunkte. Mi 4 als Schlüsselpunkt für Chong Mai liegt etwas distal vom proximalen Gelenk des Metatarsale I. Etwas distal vom proximalen Gelenk der Metatarsalia 4 und 5 liegt Gb 41, der Schlüsselpunkt für Dai Mai.

595 ▪ Pe 6 als Schlüsselpunkt für Yin Wei Mai liegt auf der inneren Unterarmseite etwa 2 Cun proximal der volaren Handgelenksbeugefalte. Auf der Außenseite des Unterarmes liegt spiegelbildlich dazu der 3E 5 als Schlüsselpunkt für Yang Wei Mai. Er liegt 2 Cun proximal der dorsalen Handgelenksbeugefalte.

596 ▪ Ni 6 als Kardinal- (Schlüsselpunkt) oder Einschaltpunkt für die außerordentliche Leitbahn Yin Qiao Mai liegt unter dem Malleolus internus. Unter dem Malleolus externus liegt der Schlüsselpunkt Bl 62, er schließt Yang Qiao Mai auf.

Fall 32: Akute Hüftschmerzen

597 ▪ Dafür ist der Dü 6 der allerbeste Punkt. Es ist der Akutpunkt der Dünndarm-Leitbahn. Als Akutpunkt passt er gut zu der Symptomatik des Patienten. Die Dünndarm-Leitbahn passt auch deshalb gut, weil sie die Achse mit der Blasen-Leitbahn bildet, die bei S 1 betroffen ist, so wie auch der Schmerzcharakter des Patienten verläuft und die Zuordnung des Hüftbandes.

598 ▪ Gb 39 wird als Meisterpunkt des Knochenmarks bezeichnet. Er befindet sich 3 Cun proximal der erhabensten Stelle des Malleolus lateralis. Seine Indikationen sind zahlreich. Versuchsweise soll er bei Erkrankungen des Knochenmarkes somit auch des Blutbildes eingesetzt werden. Hier muss sicher die Grenze der Akupunktur beachtet werden. Allerdings haben wir in unserer Praxis spektakuläre Erfolge bei Leukämie-Patienten erreichen können, sowie auch komplettes Therapieversagen. Gb 39 ist auch Gruppen-Luo-Punkt der drei Yang-Leitbahnen der unteren Extremität.

599 ▪ Xi-Cleft-Punkte werden auch Xi-Punkte oder Spalt-Punkte genannt. Sie eignen sich zur Therapie von akuten Organerkrankungen. Xi-Punkte sind meist gut tastbar und bei

akuten Organerkrankungen auch druckempfindlich.

600 ■ a) Bl 17 wird auch Zustimmungspunkt des Zwerchfells genannt. Er liegt 1,5 Cun lateral der Mittellinie auf der Höhe der Unterkante vom Dornfortsatz des 7. Brustwirbels.
b) Lu 9 liegt am radialen Ende der Handgelenksbeugefalte über der A. radialis oder radial davon.
c) Bl 40 liegt in der Mitte der Kniekehle zwischen den beiden Grübchen.

601 ■ c

602 ■ d

603 ■ i

604 ■ a

605 ■ b

606 ■ k

607 ■ k

608 ■ j

609 ■ h

610 ■ n

611 ■ n

612 ■ e

613 ■ f

614 ■ g

615 ■ p

616 ■ o

617 ■ l

618 ■ r

619 ■ m

620 ■ q

621 ■ a, b, c, d und f
Bl 31 ist der Meisterpunkt des Klimakteriums und Bl 40 ist der Meisterpunkt der Haut.

Fall 33: Holz-Typ

622 ■ Ja. Als Typ kann man diesen Menschen vor der Operation dem Holz zuordnen. Die Fülle in diesem System hat ihm wahrscheinlich auch die Gallenblasenbeschwerden beschert. Nach der Operation ist ein Eingriff im Funktionskreis der Gallenblase zu einem energetischen Verlust geworden. Die Schwächung des Funktionskreises führt zu dem Verlust der Holz-Eigenschaften, wie Jugendlichkeit, Dynamik und Spannung. Wahrscheinlich ist bei diesem Menschen im Bereich der Operationswunden ein Störfeld zu finden. Es lohnt hier der Versuch, ein Störfeld zu suchen und eventuell neuraltherapeutisch zu behandeln.

623 ■ Das ist mit allen genannten Kriterien der Wasser-Typ. Dazu gehört die Kälte.

624 ■ Wind

625 ■ 1,5 Cun

626 ■ Das ist das De-Qi-Gefühl.

627 ■ a
Beide Leitbahnen gehören zur Wandlungsphase Erde. Dieser zugeordnet ist die Feuchtigkeit. Schleimansammlung wird als vermehrte Feuchtigkeit in der TCM angesehen. Ma 40 ist der Luo-Punkt der Magen-Leitbahn, Mi 3 ist der Yuan-Punkt der Milz-Leitbahn. Durch diese Punktekombination wird das transversale Luo-Gefäß zwischen Magen und Milz geöffnet. Dadurch kann es zum energetischen Ausgleich von Fülle und Schwäche innerhalb dieser Leitbahnen kommen.

628 ■ Dabei erreicht man alle Zustimmungspunkte der Hauptleitbahnen. Diese Schröpfmethode bewirkt daher auch sehr viel: Alle Leitbahnen werden energetisch verbessert.

629 ■ Die Dünndarm-Leitbahn. Sie gehört zu den sechs Leitbahnen der oberen Extremität. Oben und unten werden in der Polarität so zugeordnet, dass oben eher dem Yang entspricht. Die Dünndarm-Leitbahn gehört zu den drei oberen Yang-Leitbahnen, die auf der Außenseite des Armes verlaufen. Innerhalb der drei oberen äußeren Leitbahnen ist die Dünndarm-Leitbahn die am weitesten hinten gelegene. Sie gehört zum zweiten Umlauf, dieser verläuft am weitesten dorsal.

Hinten gehört im Vergleich zu vorn eher dem Yang an. Somit sind von den drei Qualitäten oben, außen und hinten bei der Dünndarm-Leitbahn alle Kriterien erfüllt, sodass sie von der Lokalisation her den größten Yang-Aspekt hat.

630 ■ Man kann zu jeder Jahreszeit akupunktieren.

631 ■ Für die Moxibustion. Die Nadelung ist an diesem Punkt verboten, es ist der Bauchnabel.

632 ■ Bl 19 wird tangential horizontal gestochen von lateral nach medial, um die Gefahr des Pneumothorax zu umgehen. Bl 19 ist der Zustimmungspunkt der Gallenblase. Er liegt 1,5 Cun lateral vom Dornfortsatz von Th 10.

633 ■ a) Di 4
    b) Mi 10
    c) Lu 5

634 ■ Es kann sein, dass der Patient nicht genügend Reserven hat, um seine energetischen Dysbalancen auszugleichen.
Bei strukturellen Schäden, die nicht nur funktioneller Art sind, wird die Akupunktur auch meistens versagen, so kann man durch die Akupunktur z. B. nie eine Arthrose heilen, wohl kann man allerdings den Arthroseschmerz meist deutlich lindern, das reicht dem Patienten in aller Regel aus.
Blockaden können eine Unfähigkeit des Patienten hinterlassen, auf Akupunkturreize anzusprechen, diese Blockaden können z. B. innerhalb einiger Gelenke lokalisiert sein, z. B. an den Facettengelenken der Wirbel oder auch an den sternokostalen Übergängen. Blockaden können psychisch bedingt sein oder auch mikrobiologisch. Oft reagieren solche Patienten, die unter einer Darmmykose leiden, nicht auf Akupunktur.
Bei kalten Füßen des Patienten spricht die Akupunktur vermindert an, ebenso z. T., wenn der Patient noch Metalle am Körper trägt, das gilt besonders für Ketten und für jede Art von Uhren, egal, ob mit Lederarmband oder anderem Armband, Quarzuhr oder mechanische Uhr. Ohrringe und Ringe stören meist nicht oder nur wenig.
Wenn ein Patient sehr durstig ist, wirkt die Akupunktur auch teilweise vermindert, oder wenn er in seinem Körper Kreuzungen in der Körperhaltung erzeugt, also wenn er z. B. die Beine übereinander schlägt, die Arme verschränkt oder wenn der Patient sehr gekrümmt auf einem Hocker oder Stuhl sitzt. Die beste Haltung ist die entspannte Rückenlage auf einer Liege.
Die Akupunkturwirkung kann durch einige Allopathika ebenfalls vermindert sein.

635 ■ Man kann Kinder vom ersten Lebenstag an akupunktieren. Man sollte nur darauf achten, das Kind nicht zu traumatisieren. Für Kinder ist die Laserakupunktur als schmerzfreie Alternative geeignet, sowie z. T. die Elektroakupunktur im schwachen Strombereich ohne Nadeln. Ebenfalls ist die Applikation von Samenkörnern oder anderen, auch metallenen Kügelchen eine gute Möglichkeit, bei Kindern die Akupunkturpunkte zu reizen. Erfahrungsgemäß sprechen Kinder darauf besonders gut an. Viele Indikationen, so z. B. auch Bauchschmerzen, lassen sich mit der Moxatherapie an Akupunkturpunkten gut behandeln, sofern keine Hitze-Symptome vorliegen.

636 ■ a, b und d
Nabelmoxa hilft bei allen unspezifischen Baucherkrankungen, es sei denn, es liegen Kontraindikationen zur Moxibustion vor.
Die Gallenblasen-Leitbahn und die 3 Erwärmer-Leitbahn sind durch eine Achse (Shao-Yang-Achse) verbunden. Daher werden die Fernpunkte z. B. auf diesem Achsenpartner ausgewählt.
Phytopharmaka werden in aller Regel nicht nur die Akupunkturwirkung nicht stören, sondern diese meist sogar günstig beeinflussen. Die blockierende Wirkung geht von Psychopharmaka aus.
Eine kurze Nadelverweildauer zwischen 10 und 20 Minuten wirkt sedierend. Zwischendurch werden die Nadeln nochmals kräftig stimuliert durch Hebe-Senk-Technik oder durch die Roll-Dreh-Technik. Eine längere Nadelverweildauer wirkt tonisierend. Dabei bleiben die Nadeln möglichst ungestört für etwa 20–30 Minuten liegen. Die Gefahr des Pneumothorax muss beachtet werden. Kommt es durch Akupunktur zu einem Pneumothorax, so ist das ein Kunstfehler, keine Nebenwirkung.

637 ■ a, b, d und e

Die dem Yang zugeordneten Organe nennt man auch Fu-Organe. Damit sind die Hohlraumorgane gemeint.

638 ■ a und b

Alle Ohrpunkte sind topografische Punkte eines Mikrosystems und daher immer Fernpunkte für die Körperregionen. Ohrpunkte werden in der Regel als topografische Punkte bevorzugt homolateral gestochen, für die energetischen Punkte der z. B. französischen Schule oder nach Bahr wird die dominante Seite festgestellt und die Punkte je nach den entsprechenden Angaben (durch Empirie festgestellt) einer Seite zugeordnet. Paul Nogier aus Lyon gilt als Begründer der Ohrakupunktur in Europa. RAC steht für reflex auriculo cardiaque, d. h. es besteht ein Reflex zwischen der Ohrmuschel und der Herzfrequenz. Ein indizierter Punkt kann somit durch das Berühren z. B. mit einer Akupunkturnadel geortet werden. Dieser kleine Reiz löst schon dieses Phänomen aus.

639 ■ a und d

Die Fu-Organe sind die Hohlraumorgane. Sie werden den Yang-Leitbahnen zugerechnet. Die Zang-Organe sind die parenchymatösen Organe. Sie werden den Yin-Leitbahnen zugerechnet.

640 ■ a

Moxibustion ist eine Zufuhr von Wärme.

641 ■ Das ist das Nei King, das Buch des „Gelben Kaisers". Hoang Ti wird als der „Gelbe Kaiser" bezeichnet. Er stellt Fragen an seine sechs Ratgeber. Die Antworten sind in 81 Kapiteln in 24 Büchern festgehalten.

642 ■ a

Tatsächlich reichen die Wurzeln der TCM also schon fast 5000 Jahre zurück.

643 ■ Das sind die Himmelsfensterpunkte. Sie werden akupunktiert, wenn die Energie nicht nach oben steigen kann. Zum Beispiel wird Di 16 bei Sprachstörungen, Ma 9 bei heftigen Kopfschmerzen oder 3 E 16 bei Seh- oder Hörstörungen genadelt.

644 ■ Zur Inspektion gehört auch die Zungendiagnostik, zur Palpation gehört auch die Pulsdiagnostik.

645 ■ Die Zungenfarbe ist zunächst wichtig für die Beurteilung der Aspekte von Hitze oder Kälte nach dem Ba Gang. Der Belag gibt hingegen zunächst Auskunft über die Fülle- oder Schwäche-Aspekte nach dem Ba Gang:
– rote Zunge: Hitze-Zeichen,
– blasse Zunge: Kälte-Zeichen,
– viel Belag: Fülle-Zeichen,
– wenig Belag: Schwäche-Zeichen.

646 ■ – Die Pulsfrequenz gibt Auskunft über das Temperaturverhalten: Schneller Puls ist ein Hitze-Zeichen, langsamer Puls ist ein Kälte-Zeichen.
– Die Frequenz ist in Relation zur Atmung zu sehen. Normal sind 4–5 Schläge pro Atemzug (Ein- und Ausatmung zusammen).
– Die Pulsamplitude gibt Auskunft über die Kraft: kräftiger Puls – Fülle-Zeichen, schwacher Puls – Schwäche-Zeichen.

647 ■ a und d

648 ■ Lunge und/oder Blase. Um diese Zeit findet man die Maximalzeit der Lunge sowie die Minimalzeit der Blase. Beide Leitbahnen passen zum Krankheitsbild. Die Lungen-Leitbahn erzeugt ausstrahlende Schmerzen über ihre zugeordneten Segmente auf der BWS. Die Blasen-Leitbahn ist regional genau dort mit ihren zwei Ästen auf dem Rücken vertreten. Bei einer Beteiligung der Lungen-Leitbahn spricht das wegen der Organbeteiligung für eine Li-Komponente, bei der Blasen-Leitbahn wegen der regionalen Leitbahnausstrahlung außen für eine Biao-Komponente.

649 ■ Das spricht für die Leitbahnen des Wasser, für Blase und Niere.

650 ■ Das ist ein Schwäche-Zeichen.

651 ■ Das ist ein Hitze-Zeichen.

652 ■ Diese Abkürzung steht für „Traditionelle Orientalische Medizin". Durch diesen Begriff soll ausgedrückt werden, dass viele Methoden der Akupunktur auch durch andere asiatische Länder als nur durch China beeinflusst wurden und werden.

653 ■ Die koreanische Handakupunktur (Sooji chim) wurde erst zu Beginn der zweiten Hälfte des letzten Jahrhunderts entdeckt.

654 ■ Keine. Topografische Punkte gelten immer als Fernpunkte. Auch wenn ein sehr nahegelegener Punkt ausgewählt wird, z. B. ein Punkt für das äußere Ohr in der Ohrakupunktur, so bezeichnet man den Punkt im Mikrosystem als Fernpunkt. In einer Topografie kommt es nicht auf den tatsächlichen Abstand zur erkrankten Region an, sondern es reicht die Tatsache, dass vom Makrosystem, in dem sich die Erkrankung abspielt, auf ein Mikrosystem einer Topografie gewechselt wird.

655 ■ Der Puls wird eher langsam und schwach zu tasten sein. Der langsame Puls ist ein Kälte-Zeichen, das dem Yin entspricht, da das Yang eine Schwäche zeigt. Man spricht hier vom Pseudo-Yin, allerdings auch mit Yin-Zeichen der Kälte. Der energetische Mangel als Krankheitsursache im Sinne der TCM führt zu schwach tastbarem Puls. In der Pulsdiagnostik wird ein Puls dann als langsamer Puls bezeichnet, wenn pro Atemzug weniger als vier Pulsschläge zählbar sind. Als schnell wird ein Puls bezeichnet, wenn mehr als fünf Schläge pro Atemzug vorliegen. Damit ist die Pulsfrequenz eine relative und keine absolute Größe.

656 ■ Die Zunge wird eine als Yin-Zeichen eher blasse Grundfarbe aufweisen (Pseudo-Yin bei Yang-Mangel), der Zungenbelag ist als Zeichen der Schwäche spärlich bis fehlend.

657 ■ Shen ist der Geist eines Menschen. In unserer Kultur könnte man diesen Begriff als z. B. „Beseelung" vielleicht leichter verstehen. Der Geist sitzt im Herzen, er spiegelt sich in den Augen wider. Störungen in der Herz-Leitbahn führen daher zu Störungen des Geistes mit der Folge von Unruhe oder Schlafstörungen

658 ■ b
Kiwi gilt als erfrischende Frucht mit kühlendem Charakter.

659 ■ a
Die Milz mit der Wandlungsphase Erde stellt das Zentrum dar. Sie soll alles zusammenhalten. Also ist auch im geistigen Sinne der Zusammenhalt, die Fähigkeit zur Konzentration, eine Aufgabe der Milz.

660 ■ c
Somit ist seine polare Orientierung zwischen Himmel und Erde immer in einem ausgewogenen Gleichgewicht zu halten, damit alle Funktionen erhalten bleiben.

661 ■ b
Die Aktivität im Yang-Anteil der Herz-Leitbahn erzeugt den Schweiß. Die Lunge verteilt das Wasser auf der Körperoberfläche.

662 ■ a
Schneller Wechsel der Symptome, plötzliches Auftreten der Symptome sowie das Zittern sind Wind-Symptome.

663 ■ e
Die blasse Zunge ist ein Kälte-Zeichen, ebenso die Kälteempfindung und die kalten Extremitäten. Kälte wird der Wandlungsphase Wasser zugeschrieben.

664 ■ c
Feuchtigkeit, die sich im Gewebe ansammelt, wird dem Element Erde zugeordnet. Die aufgedunsene Zunge beobachten wir v. a. bei Mangel an Milz-Energie. Die Milz gehört zur Wandlungsphase Erde. Die Milz als Zentrum, das alles zusammenhalten soll, hat hier die deutlichste Störung.

665 ■ b
Schneller Puls und rote Zungengrundfarbe sind Hitze-Zeichen, auch der Zungenbelag, der gelblich bis bräunlich sein kann.

666 ■ d
Trockenheit im Herbst zu Beginn der Heizperiode in den Häusern wird dem Metall zugeordnet. Die Vertreter der Funktionskreise der Lunge und des Dickdarmes regieren die Haut und die Schleimhäute als dazugehöriges Gewebe.

667 ■ Ja. Starker Körpergeruch ist ein Hitze-Zeichen.

668 ■ Ma 36 ist sowohl der Erdenpunkt der Erden-Leitbahn (Ben-Punkt) als auch der Untere Einflussreiche Punkt. Ma 36 harmonisiert die Magen-Energie und kräftigt auch die Milz.

669 ■ b
Fülle-Störungen sind meist eher im Anfangsstadium einer Erkrankung zu finden. Die

Fülle-Symptomatik reagiert auf Druck mit Verschlechterung. Auch energetische Stauung führt zu Fülle-Symptomatik.

Fall 34: Schlafstörungen

670 ▪ Es könnte mit den Druckstellen in den Schuhen zusammenhängen. Unter den Knöcheln liegen die Punkte Bl 62 außen und Ni 6 innen. Genau diese Kombination von Akupunkturpunkten gleicht Yin- und Yang-Dysbalancen aus, wie sie immer auch bei Schlafstörungen vorliegen. Beide Punkte öffnen außerordentliche Leitbahnen, Bl 62 Yang Qiao Mai, Ni 6 Yin Qiao Mai. Zum Teil reicht es bei Schlafstörungen, diese beiden Punkte zu massieren. Das ist in diesem Fall durch den Druck im Schuhwerk geschehen.

671 ▪ b

672 ▪ a

673 ▪ d
Der Sedierungspunkt wird durch den Yuan-Punkt (Quellpunkt) verstärkt.

674 ▪ e

675 ▪ c
Tonisierungspunkt und Yuan-Punkt, letzterer verstärkt den Tonisierungspunkt.

676 ▪ f

677 ▪ g

678 ▪ h

679 ▪ i
Lungen-Leitbahn und Blasen-Leitbahn sind Oppositionspartner. Man sticht nach der Organuhr den Luo-Punkt des Oppositionspartners auf der Gegenseite für die Technik der „grande piqûre".

680 ▪ Das ist die Shu-Mu-Technik der Niere. Bl 23 ist der Shu-Punkt und Gb 25 ist der Mu-Punkt.

681 ▪ d
Es sind sedierende Punkte. Alle Punkte haben beruhigende Wirkung.

682 ▪ Lu 7 mit Di 4, also von der Lungen-Leitbahn der Luo-Punkt und von der Dickdarm-Leit-

bahn der Yuan-Punkt. Dieses „Kurzschließen" der beiden Leitbahnen ist immer weitaus schneller wirksam als die Kombination von Lu 9 mit Di 6, also der Luo-Punkt der Dickdarm Leitbahn mit dem Yuan-Punkt der Lungen-Leitbahn. Das ist ein Erfahrungswert.

683 ▪ c

Fall 35: Ohrmuscheldeformität

684 ▪ Die Schulter. Die Punkte OP 65 und OP 64 sind die Punkte für Schulter und Schultergelenk.

685 ▪ Ja. Eine Reflexstelle kann in beiden Richtungen Beziehungen zu der entsprechenden Körperregion haben. Störungen, Entzündungen, Reizungen, Deformitäten oder auch Traumen können die Ursache für Störungen in dem dazugehörigen Gebiet sein. Aber auch Erkrankungen an Körperstellen können eine Reflexzone verändern.

686 ▪ b
Mitte des vorigen Jahrhunderts erkannte P. Nogier aus Lyon die Zusammenhänge dieser Topografie.

687 ▪ a

688 ▪ c

689 ▪ Ja. Sie sind Punkte eines Mikrosystems. So ist der Ohrpunkt am Ohr direkt ein Fernpunkt, obwohl er mitten im Ort des Geschehens liegt, auch der Handpunkt an der Hand ist ein Fernpunkt.

690 ▪ f
Alle angegebenen Punkte bewirken Schmerzlinderung:
– OP 12 ist der obere Tragusgipfel,
– OP 13 ist der Punkt der Nebenniere,
– OP 95 ist die Niere, wirkt auch auf die Nebenniere und somit auch auf die Kortisonausschüttung,
– OP 55 ist der Ohr-Shen-Men, das Tor der Götter,
– OP 78 ist der Punkt der Ohrspitze, auch als Allergiepunkt bezeichnet.

691 ▪ a
Auf dem Crus inferior der Anthelix ist der untere Bereich der Wirbelsäule zu finden,

die Scapha ist der vegetative Bereich und auch die Repräsentationszone des Armes. In der Fossa triangularis sind verschiedene Akupunkturpunkte, wie der Ohr-Shen-Men, der Uteruspunkt oder u. a. auch ein blutdrucksenkender Punkt, OP 59. Auf dem Tragus sind u. a. der Hungerpunkt, OP 18, der Durstpunkt, OP 17, oder der Punkt für die äußere Nase, OP 14.

Die Punkte des Beines sind
– OP 47 = Ferse,
– OP 48 = Knöchel,
– OP 49 = Kniegelenk,
– OP 50 = Hüftgelenk.

692 ■ c

Die Punkte des Armes sind
– OP 62 = Finger,
– OP 63 = Schlüsselbein,
– OP 64 = Schultergelenk,
– OP 65 = Schulter,
– OP 66 = Ellbogen,
– OP 67 = Handgelenk.

693 ■ e

Es ist OP 18.

694 ■ Diese Abkürzung kommt aus dem Französischen: „reflex auriculo cardiaque" heißt Reflex zwischen Ohr und Herz. Damit wird beschrieben, dass ein aktiver Ohrakupunkturpunkt bei Reizung eine reflektorische Veränderung des Herzschlages bewirken kann. Nur indizierte Ohrakupunkturpunkte sind aktiv. Die Reizung wird schon durch die Berührung ausgelöst, daher verwendet man den RAC zur Suche und Verifizierung von indizierten Ohrakupunkturpunkten. Der RAC kann sich auch auf weitere Personen ausdehnen, die mehr oder weniger dicht in der Nähe sind. Dieses Phänomen ist durch das elektromagnetische Feld eines menschlichen Organismus erklärbar. Manche sagen Aura dazu. Elektrizität erzeugt Magnetismus. Die Bioelektrizität eines Menschen entsteht durch die nervale Reiz-Regulations-Steuerung im Körper. Als gemeinsame Abstrahlung nach außen entsteht um jeden Menschen ein biomagnetisches Feld. Dieses wird zwar mit zunehmender Entfernung immer geringer, rein theoretisch aber wird es niemals Null sein. Bei Menschengruppen beeinflussen und verbinden sich die einzelnen

magnetischen Felder. Durch den Reiz eines Akupunkturpunktes (gilt auch für die indizierten Körperakupunkturpunkte oder für andere Topografien) wird eine Störung ausgelöst, die den Biomagnetismus geringfügig verändert. Die meisten Menschen reagieren durch eine kleine Veränderung des Herzschlages darauf. Man spricht vom positiven RAC, wenn die Frequenz schneller wird, also etwa ein Herzschlag (selten mehr) schneller einsetzt, oder wenn der nächste Herzschlag kräftiger ist. Kontrolliert wird das z. B. an der Pulsation der A. radialis. Man spricht vom negativen RAC, wenn der Herzschlag langsamer oder weniger kräftig ist, also die Pulsamplitude oder die Frequenz geringer wird. Durch die vorangegangenen Erklärungen wird verständlich, dass sich der RAC überträgt. Sehr geübte oder sehr sensible Menschen können daher die Veränderung des RAC vom Patienten am eigenen Puls nachvollziehen.

695 ■ b

696 ■ Die topografische Darstellung von Körperregionen ist im Ohr homolateral. Nur in sehr seltenen Fällen hat man von der Gegenseite größeren Einfluss auf eine Körperregion.

697 ■ Alle Auffälligkeiten werden beachtet, das können Hautschuppungen sein oder eine grobporige Haut an einigen Stellen. Man beachtet Rötungen oder andere Verfärbungen. An knorpelhaltigen Stellen können teilweise Kerben zu sehen oder zu spüren sein oder Hautfalten. Diese Besonderheiten sind oft dem entsprechenden Reflexorgan zuzuordnen. Die Größe der Ohren wird beachtet. Große Ohren stehen für viel Vitalität. Die Form wird angesehen, zum Beispiel weist eine sehr weit offene Helix darauf hin, dass dieser Patient leicht verletzbar sein kann. Blässe ist ein Kälte-Zeichen, rote Ohren sind ein Hitze-Zeichen.

698 ■ Am Ohr gibt es keinen Akupunkturpunkt, der generell immer und bei jedem auffindbar ist. Nur pathologische Punkte sind zu finden, daher kann das Ausmessen eines Ohres mit einem elektrischen Widerstandsmessgerät auch zur Diagnosefindung genutzt werden. Allerdings ist der Nullpunkt am Ohr bei den meisten Patienten mit einem Elektroakupunkturpunkt-Suchgerät auffindbar.

699 ■ Im Bereich des Antitragus liegen auf der Außenseite und auch auf der Innenseite viele analgetisch wirksame Punkte. Diese werden bei der Siebtechnik allesamt gereizt. Man spricht auch von „Sticheltechnik" am Antitragus. Dazu benutzt man eine Kanüle, z. B. die gelbe mit Größe 1. Das Kanülenauge wird wie ein Messerchen benutzt. Man stichelt 200- bis 300-mal über dem Areal des Antitragus leicht in die Haut, es wird nach und nach ein klein wenig Blut austreten. Wenn konfluierend etwa ein Tropfen Blut insgesamt ausgetreten ist, so kann man aufhören, der Blutstropfen soll am Ohr eintrocken, möglichst nicht abwischen, es sei denn, es wird zu viel und die Kleidung könnte blutig werden. Diese Technik ist sehr gut analgetisch wirksam, wenn sie auch selbst eine „Rosskur" ist. Nicht jeder Patient ist davon zunächst nur begeistert.

700 ■ Hier ist die Reflexzone der Wirbelsäule zu finden.

701 ■ a
Mit einem tangentialen Stich kann man die dicht nebeneinanderliegenden Punkte sozusagen „auffädeln". Der beeinflusste Wirbelsäulenbereich lässt sich somit besser abgrenzen. Der Knorpel sollte wegen der Gefahr der Perichondritis nicht durchstochen werden.

702 ■ Die Kontraindikationen bei der Technik der Ohrakupunktur decken sich weitgehend mit denen der anderen Akupunkturtechniken. Diese sind:
– Bei Psychosen liegt eine absolute Kontraindikation vor. Dazu gehören die endogene Manie, die endogene Depression (mittlerweile wird kontrovers diskutiert, ob es die überhaupt gibt), die Zyklothymie und die Schizophrenie.
– Die Ablehnung der Akupunktur ist eine absolute Kontraindikation. Den Patienten mit Akupunktur zu überrumpeln, verbietet sich von selbst.
– Alterierte Haut in dem Gebiet, das durchstochen werden soll, ist für diese Stelle eine absolute Kontraindikation für die Nadelakupunktur. Es kann dennoch eventuell

eine Laserakupunktur oder Elektroakupunktur durchgeführt werden.
– Manche Medikamente behindern die Akupunkturwirkungen. Daher macht es wenig Sinn, dann gleichzeitig zu akupunktieren. Zu diesen Medikamenten gehört z. B. das Kortison. Meist ist die Akupunkturwirkung bei bis zu 10 mg pro Tag einer Kortisondosis nur eingeschränkt. Antibiotika können die Akupunkturwirkungen einschränken, ebenso Chemotherapeutika, Antidepressiva (nicht bei pflanzlichem Ursprung) und Betablocker.
– Patienten mit mikrobiologischer Dysbalance im Darm oder sogar mit Mykosen sind teilweise für die Akupunkturwirkung blockiert.
– Wirbelsäulenblockaden und Störfelder können die Erfolge beeinträchtigen.
– Eine Schwangerschaft ist keine generelle Kontraindikation, kann man doch gerade durch Akupunktur sogar einige schwangerschaftsbedingte Symptome gut therapieren, z. B. Hyperemesis gravidarum oder auch die Rückenschmerzen, die manche Schwangere bekommen. In der Schwangerschaft sollte man möglichst nur sanfte Techniken verwenden, also keine Sedierung mit starker Stimulation der Nadel. Über dem „Babybauch" darf nur sehr vorsichtig genadelt werden, wenn es überhaupt nicht zu vermeiden ist. Punkte, die den Blutdruck senken können, sind bei Frauen zu vermeiden, die schon unter niedrigem Blutdruck leiden, weil die Plazentadurchblutung unter zu niedrigem Blutdruck leiden kann.
– Bei manchen Erkrankungen macht es keinen Sinn, diese mit Akupunktur zu behandeln: z. B. Krankheiten, die den Patienten schon so sehr ausgelaugt haben, dass er keine Selbstheilungskräfte mehr übrig hat. Die Akupunktur benötigt die Reserven des Patienten.

703 ■ An Stellen am Ohr, wo sich Knorpel befindet, sind Dauernadeln gefährlich. Wenn sich eine Entzündung am Knorpel bildet, besteht die Gefahr einer Perichondritis, das kann ein deformiertes Ohr (Blumenkohlohr) hinterlassen.

704 ■ Das ist auch ein Fernpunkt, wie jeder andere topografische Punkt. Das Ohr ist ein Mikro-

system, daher ist es nicht regional einzuordnen, sondern übergeordnet.

Fall 36: Kopfnarbe

705 ■ Ja. Die betroffene Region nennt man C-Linie im System der Basispunkte nach Yamamoto. Dieses Areal repräsentiert die obere Extremität. So ist der Schulterschmerz durchaus als Störfeldreaktion auf diese Narbe anzusehen. Oft wird in solchen Fällen nach einer neuraltherapeutischen Narbenentstörung die Schmerzkomponente gut beherrschbar. Dazu kann man z. B. Procain subkutan oder intrakutan in die Narbe injizieren.

706 ■ a

707 ■ b

708 ■ c

709 ■ d

710 ■ e

711 ■ c
Der Sinnesorganpunkt für das Ohr befindet sich etwa diagonal nach medial unter der C-Linie.

712 ■ a
Normalerweise wird in der topografischen Akupunktur die Seite auch behandelt, auf der die Störung lokalisiert ist.

713 ■ a, b, c und d
Die Schädelakupunktur ist prinzipiell mit jeder anderen Art der Akupunktur kombinierbar.

714 ■ b
Yamamoto hat seine seitlich am Schädel gefundenen Punkte, die den Leitbahnen und Funktionskreisen entsprechen, Ypsilon-Punkte genannt.

Fall 37: Zahnbehandlung

715 ■ Das ist das Element Erde mit den Leitbahnen von Magen und Milz. Das gilt im Oberkiefer für den 6. und 7. Zahn, im Unterkiefer für den 4. und 5. Zahn.

716 ■ Eine Milz-Qi-Schwäche. Diese führt zu heftigen Durchfällen. Die Milz soll normalerweise alle Körperfunktionen an Ort und Stelle halten. Wenn die Milzenergie geschwächt wird, so kommt es zu diesen Symptomen.

717 ■ Die Zähne können den Leitbahnen zugeordnet werden, und auch der Retromolarraum repräsentiert nochmals alle Hauptleitbahnen.

718 ■ a

719 ■ b

720 ■ c

721 ■ d

722 ■ e

723 ■ c

724 ■ d

725 ■ d, auch e ist eine mögliche richtige Antwort
Die Mundakupunkturpunkte sind für Dauernadeln und Kügelchen ungeeignet, da man kein Pflaster auf der Mundschleimhaut applizieren kann. Auch die Moxibustion wird nicht angewendet. Sehr unproblematisch ist hingegen die submuköse Injektion eines Neuraltherapeutikums oder auch der Zusatz von Homöopathika. Diese Form der Reizung eines Akupunkturpunktes hat den Vorteil, dass die Wirkung sogar noch prolongiert ist. Eine Wiederholung ist erst nach einigen Tagen nötig. Laserapplikation für Mundakupunkturpunkte ist möglich. Sie wird bei Kindern bevorzugt. Die Wirkung ist meist gut, hält aber gegenüber der Injektion von Neuraltherapeutika weniger lang an.

726 ■ a, b, c, d und e
Alle fünf Funktionskreise entsprechend den fünf Wandlungsphasen sind im Retromolargebiet repräsentiert. Man findet die Zonen sowohl im Ober- als auch im Unterkiefer. Auch hier wird die Injektion submukös mit einem Neuraltherapeutikum durchgeführt.

Gesetzliche Regelungen in einer Akupunkturpraxis

727 ▪ Das Abwurfgefäß muss wasserdicht sein, es muss verschließbar und undurchsichtig sein.

728 ▪ b und d

Akupunkturnadeln gehören zum Spitzmüll einer Praxis. Sie werden nach dem Gebrauch entsorgt. In einem entsprechenden Gefäß dürfen die Nadeln im Hausmüll entsorgt werden, sie zählen nicht zum infektiösen Material. Die Entsorgungsgefäße müssen wasserdicht, verschließbar und undurchsichtig sein. Eine entsprechende leere alte Infusionsflasche erfüllt also bereits die Bedingungen. Im Handel gibt es Entsorgungsboxen.
Wiederverwendbare Nadeln sind möglichst zu vermeiden. Wenn sie erneut benutzt werden sollen, ist nach der Desinfektion die Reinigung und dann die Sterilisation vorgeschrieben. Da eine Akupunkturnadel schon bei der ersten Anwendung viel stumpfer wird, sollte man generell nie wiederverwendbare Nadeln benutzen. Der Aufwand der Desinfektions- und Sterilisationsmaßnahmen rechnet sich vom Aufwand in einer Praxis sowieso nicht. Das teuerste an der Akupunktur ist nicht die Nadel, sondern das Wissen des Therapeuten, wo diese hingehört.

729 ▪ a

Die Akupunktur wird gesetzlich wie ein operativer Eingriff behandelt. Es handelt sich um eine Körper eröffnende Maßnahme. Dafür ist die Desinfektion mit einem Hautdesinfektionsmittel gesetzlich vorgeschrie-

ben. Es gibt zu diesem Thema durchaus kontroverse Meinungen.

730 ▪ c und d

Am Ohr sollte man mit Dauernadeln sehr vorsichtig sein, besonders an Punkten, die über dem Knorpel liegen. Es besteht die Gefahr der Perichondritis. Das führt dann womöglich zu einem Blumenkohlohr und ist für den Patienten mehr als nur unangenehm. Die Desinfektion ist für alle Akupunkturmaßnahmen gesetzlich vorgeschrieben.
Der menschliche Körper ist ähnlich wie in einer embryonalen Form im Ohr widergespiegelt. Die Abbildung projiziert sich auf dem Kopf, daher sind die Punkte am Ohrläppchen für den Kopf zuständig.
OP 55 ist der Ohr-Shen-Men, das „Tor der Götter".

731 ▪ Das dürfen nur Ärzte, Heilpraktiker und Hebammen.

732 ▪ Ja. Die Aufklärungspflicht besteht, denn die Akupunktur wird juristisch als Körper öffnende medizinische Manipulation angesehen und ist daher gesetzlich wie ein operativer Eingriff zu handhaben. Die Aufklärung muss nicht schriftlich erfolgen, es reicht mündlich. Auch der Patient muss seine erfolgte Aufklärung nicht schriftlich beurkunden. Allerdings ist es ratsam, eine solche Unterschrift zu erbitten.

733 ▪ Psychosen gelten als absolute Kontraindikation. Es besteht die Gefahr, einen Schub auszulösen, daher sollte man für jedwede Indikation von der Akupunktur absehen, wenn der Patient eine Psychose hat.

Ihre stichhaltige Arbeitsgrundlage

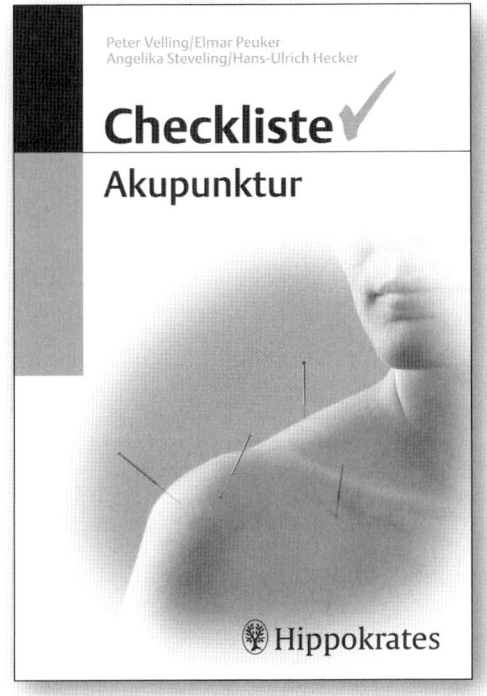

P. Velling, E. Peuker,
A. Steveling, H.-U. Hecker

Checkliste Akupunktur

2006, 291 S., 133 Abb., 29 Tab., geb. PVC
€ [D] 39,95 CHF 67,90
(Checkliste)
ISBN-10: 3-8304-5338-8
ISBN-13: 978-3-8304-5338-3

Akupunktur auf den Punkt gebracht: geeignet zum Einsteigen, Nachschlagen oder Wiederholen bietet diese Checkliste alles, was für Praxis und Prüfung relevant ist. Das komplette Wissen einschließlich Behandlungskonzepten gibt Ihnen die Sicherheit, die Sie im Umgang mit Ihren Patienten brauchen. Die Checkliste orientiert sich am Kursbuch der Bundesärztekammer.

MVS Medizinverlage Stuttgart GmbH & Co. KG
Oswald Hesse Str. 50 · 70469 Stuttgart
Tel. 0711-8931-906 · Fax: 0711-8931-901
www.hippokrates.de · kundenservice@thieme.de

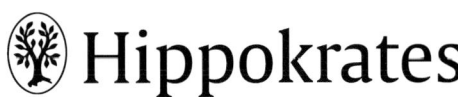

Das Basisbuch für den Akupunktur-Anfänger

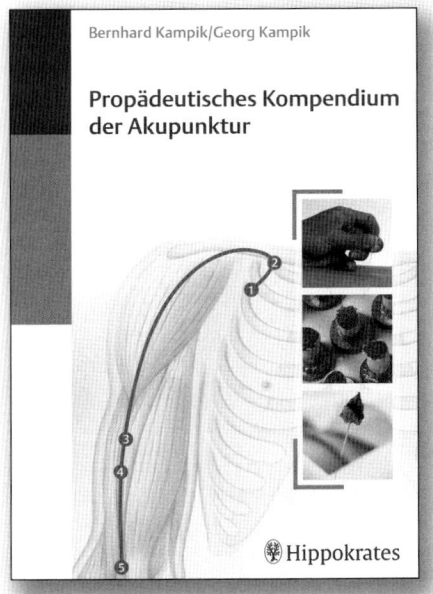

B. Kampik, G. Kampik

Propädeutisches Kompendium der Akupunktur

2005, 186 S., 58 Abb., kt.
€ [D] 39,95 CHF 67,90
ISBN-10: 3-8304-5275-6
ISBN-13: 978-3-8304-5275-1

Der ideale Einstieg: Schnell und sicher das Basiswissen der Akupunktur erlernen. Zugeschnitten auf den Akupunkturanfänger bietet das Kompendium einen Überblick über

– die wichtigsten Grundlagen,
– die Leitbahnen und Akupunkturpunkte im Einzelnen,
– die Therapie nach bewährten Behandlungsprinzipien.

Es folgt den Grundsätzen

- Übersicht,
- klare Strukturierung,
- Konzentration,
- Sicherheit.

Ausgewählte Übungsfälle (Störungen am Bewegungsapparat, Erkrankungen innerer Organe) ermöglichen Ihnen, das gewonnene Wissen zu prüfen.

MVS Medizinverlage Stuttgart GmbH & Co. KG
Oswald Hesse Str. 50 · 70469 Stuttgart
Tel. 0711-8931-906 · Fax: 0711-8931-901
www.hippokrates.de · kundenservice@thieme.de

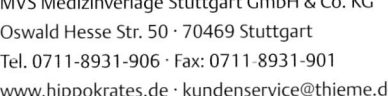

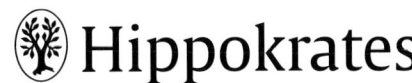

Hippokrates